Kohlhammer

Rat + Hilfe

Fundiertes Wissen für Betroffene, Eltern und Angehörige – Medizinische und psychologische Ratgeber bei Kohlhammer

Eine Übersicht aller lieferbaren und im Buchhandel angekündigten Bände der Reihe finden Sie unter:

https://shop.kohlhammer.de/horizonte.html

Ewald Becherer
Adolf E. Schindler
(Hrsg.)

Endometriose

Ganzheitlich verstehen und behandeln – Ein Ratgeber

4., erweiterte und überarbeitete Auflage

Verlag W. Kohlhammer

Abb. 1.1 und Abb. 1.2 illustriert von Irina Kart

4., erweiterte und überarbeitete Auflage 2023

Gesamtherstellung: W. Kohlhammer GmbH, Stuttgart

Print:
ISBN 978-3-17-040668-1

E-Book-Formate:
pdf: ISBN 978-3-17-040669-8
epub: ISBN 978-3-17-040670-4

Ein Wort zuvor

Die Endometriose ist eine rätselhafte Erkrankung, deren Ursache bis heute unbekannt ist. Sie zeigt vielfältige Erscheinungsformen und Verläufe. Gerade bei einer so vielschichtigen und oft chronischen Erkrankung ist es notwendig, ein individuell gestaltetes Therapiekonzept zu entwickeln.

In diesem Ratgeber haben wir für Sie ein einzigartig breites Spektrum der verschiedensten Sichtweisen und Behandlungsmöglichkeiten Ihrer Erkrankung zusammengeführt. Dabei war uns besonders wichtig, eine solide Brücke zu bauen zwischen der sogenannten Schulmedizin und den zahlreichen ergänzenden und alternativen Diagnose- und Therapieverfahren, die heute bei Endometriose erfolgreich eingesetzt werden können. Denn durch eine sorgfältige Auswahl und Kombination verschiedener Behandlungselemente und ein individuell auf die einzelne Patientin zugeschnittenes Therapiekonzept lassen sich unserer Erfahrung nach die besten Behandlungserfolge erzielen. Dieses Buch ist unser Plädoyer für eine ganzheitliche, am Wohlbefinden von Körper, Geist und Seele orientierte Medizin.

Das außergewöhnliche Projekt eines solch umfangreichen Ratgebers konnten wir nur durch die engagierte Mitarbeit der einzelnen Autorinnen und Autoren verwirklichen, bei denen wir uns ganz herzlichen bedanken. Wir haben diese 4. Auflage erneut überarbeitet und ergänzt.

Mit diesem Buch möchten wir Sie darin unterstützen, Ihre eigene Erkrankung zu verstehen und eigene Behandlungswege zu finden, die Sie aus dem passiven und oft hilflosen Erdulden dieser Erkrankung herausführen. Die vielfältigen Informationen erlauben Ihnen, Ihre persönlichen Behandlungsziele zu definieren und aufbauend auf diesen individuell einzelne Therapieoptionen auszuwählen oder integrativ zu verbinden. Unser Anliegen ist es, Ihre Eigenkompetenz und Ihre Gesundheit zu stärken.

Die Autoren des Buches haben für personenbezogene Bezeichnungen wahlweise die feminine oder auch die maskuline Form verwendet – gemeint sind jeweils alle Geschlechtsformen (weiblich, männlich, divers), sofern nicht anders angegeben.

Titisee-Neustadt und Essen, im Herbst 2022
Dr. med. Ewald Becherer und Prof. Dr. med. Adolf E. Schindler

Die Herausgeber

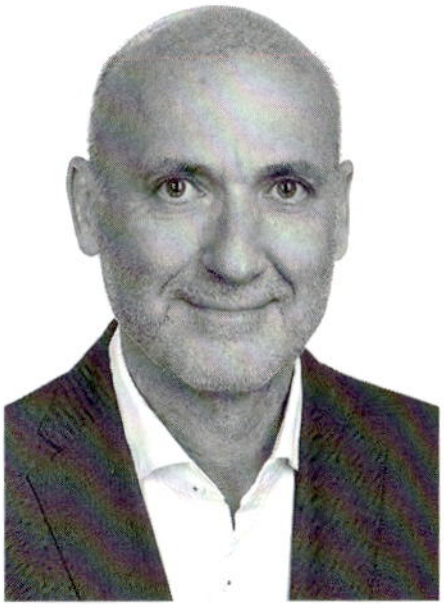

Dr. med. Ewald Becherer
Facharzt für Frauenheilkunde und Geburtshilfe, Homöopathie, Naturheilverfahren
Praxis für Frauenheilkunde
Hauptstraße 30, 79822 Titisee-Neustadt
Telefon 07651–3000
E-Mail: mail@dr-becherer.de
www.dr-becherer.de

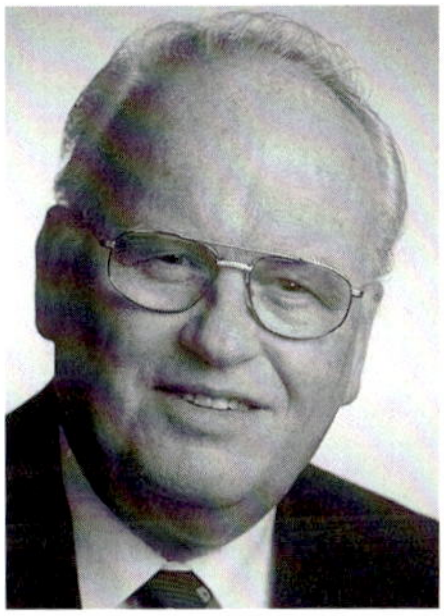

Prof. Dr. Dr. h. c. Adolf E. Schindler
Facharzt für Frauenheilkunde und Geburtshilfe
Ehemaliger Direktor des Zentrums für Frauenheilkunde des Universitätsklinikums Essen
Direktor des Instituts für Medizinische Forschung und Fortbildung
Hufelandstraße 55, 45147 Essen
E-Mail: adolf.schindler@uni-due.de

Unter Mitarbeit von
Dr. sc. hum. Karin Henke-Wendt
Diplom-Biologin und Wissenschaftsjournalistin
www.biomedpress.de
Wir bedanken uns für die wertvolle redaktionelle Unterstützung.

Zuschriften, Kritik und Anregungen sind uns willkommen.
Bitte richten Sie diese an Dr. med. Ewald Becherer: mail@dr-becherer.de

Inhalt

Verzeichnis der Autorinnen und Autoren

Dr. med. Ewald Becherer
Facharzt für Frauenheilkunde und Geburtshilfe, Homöopathie, Naturheilverfahren
Praxis für Frauenheilkunde
Hauptstraße 30, 79822 Titisee-Neustadt
www.dr-becherer.de

Heike Born
Diplom-Psychologin
Praxis für psychologische Psychotherapie
Bahnhofstraße 27–33, 65185 Wiesbaden
www.born-psychotherapie.de

Dr. med. Kai Born
Facharzt für Psychosomatische Medizin und Psychotherapie
Praxis für psychologische Psychotherapie
Bahnhofstraße 27–33, 65185 Wiesbaden
www.born-psychotherapie.de

Dr. med. Ute Bullemer
Fachärztin für Gynäkologie und Geburtshilfe, Homöopathie, Psychotherapie
Lindwurmstraße 10, 80337 München

Dr. med. Claus-Peter Cornelius
Facharzt für Frauenheilkunde und Geburtshilfe, Physikalische Therapie und Balneologie, Sozialmedizin, Rehabilitationswesen

Rehabilitationsklinik für Orthopädie und Gynäkologie, Chefarzt Gynäkologie
Kurpromenade 3, 06905 Bad Schmiedeberg
www.eisenmoorbad.de

Dr. med. Corinna Diehl
Fachärztin für Psychosomatische Medizin und Psychotherapie, Ärztliches Qualitätsmanagement, Suchtmedizinische Grundversorgung
Kontakt über: mail@dr-becherer.de

Dr. med. Roswitha Engel-Széchényi
Fachärztin für Frauenheilkunde und Geburtshilfe, Psychotherapie, Sexualmedizin, Paartherapie
Stephanstraße 33, 70173 Stuttgart
www.engel-gyn.de

Joachim Faulstich
Autor und Regisseur wissenschaftlicher Fernsehdokumentationen, Buchautor
Kanalweg 1B, 61118 Bad Vilbel
www.joachim-faulstich.de

Heide Fischer
Ärztin
Otto-Wels-Str. 2, 79102 Freiburg
www.frauen-naturheilkunde.de

Prof. Dr. med. Ingrid Gerhard
Fachärztin für Frauenheilkunde und Geburtshilfe, Naturheilverfahren, Umweltmedizin
Albert Überle Straße 11, 69120 Heidelberg
www.netzwerk-frauengesundheit.com

Angelika Koppe
Gründerin der Methode Wildwuchs
Löwenbrucher Weg 8

12307 Berlin – Lichtenrade
www.methode-wildwuchs.com

Dr. med. Christina Kreiner
Fachärztin für Innere Medizin, Fachärztin für Arbeitsmedizin, Sozialmedizin, Notfallmedizin, Naturheilverfahren
Kontakt über: mail@dr-becherer.de

Dr. med. Johannes Latzel
Facharzt für Allgemeinmedizin, MBSR-Lehrer
Hartkirchweg 69b, 79111 Freiburg
www.tanzmitderstille.de

Hanne Marquardt
Heilpraktikerin, Begründerin der Reflexzonentherapie am Fuß
Ausbildungszentrum Hanne-Marquardt-Fußreflex
Prof.-Domagk-Weg 15, 78126 Königsfeld-Burgberg
www.fussreflex.de, www.verlaghannemarquardt.de

Prof. Dr. med. Karsten Münstedt
Facharzt für Gynäkologie und Geburtshilfe, Spezielle Operative Gynäkologie, Schwerpunkt Geburtshilfe und Perinatalmedizin, Schwerpunkt gynäkologische Onkologie
Chefarzt der Frauenklinik Offenburg
Ebertplatz 12, 77654 Offenburg
www.ortenau-klinikum.de

Prof. apl. Dr. med. Dr. rer. nat. Mechthild Neises-Rudolf
Fachärztin für Frauenheilkunde und Geburtshilfe, Zusatzbezeichnung Psychotherapie
apl. Professorin der Medizinischen Hochschule Hannover
Privatpraxis für Psychotherapie in Aachen
Lemierser Berg 119, 52074 Aachen
www.mechthild-neises.de

Dr. med. Christiane Niehues
Fachärztin für Frauenheilkunde und Geburtshilfe, Sozialmedizin
Deutsche Rentenversicherung Bund
Hohenzollerndamm 46/47, 10704 Berlin
www.deutsche-rentenversicherung.de

Privatdozentin Dr. med. Roxana Popovici
Fachärztin für Frauenheilkunde und Geburtshilfe, Schwerpunkt gynäkologische Endokrinologie und Reproduktionsmedizin kiz) kinderwunsch im zentrum
Bayerstraße 3, 80335 München
www.kiiz.de

Peter Ringeisen D.O.
Physiotherapeut, Osteopath, Heilpraktiker
Perimedikum Ringeisen
Münsterer Straße 9, 65618 Niederselters/Taunus
www.perimedikum-ringeisen.de

Prof. Dr. Dr. h. c. Adolf E. Schindler
Facharzt für Frauenheilkunde und Geburtshilfe
Direktor des Instituts für Medizinische Forschung und Fortbildung
Universitätsklinikum Essen
Hufelandstraße 55, 45122 Essen
www.endometriose-sef.de

Dr. med. Annemarie Schweizer-Arau
Ärztin für Psychotherapie, Traditionell Chinesische Medizin, Homöopathie
Herrnstraße 7, 86911 Dießen am Ammersee
www.sart.de

Dr. med. Petra Schwinn
Fachärztin für Anästhesiologie, Spezielle Schmerztherapie
Oberärztin der Tagesklinik für Schmerztherapie
Krankenhaus GmbH Landkreis Weilheim-Schongau

Marie-Eberth-Str. 6, 86956 Schongau
www.meinkrankenhaus2030.de/gv/medizin/schmerz/tagesklinik-fuer-schmerztherapie/

Thomas Ternes
Diplom-Psychologe, Hypnotherapeut, Heilpraktiker
Praxis für Hypnose, Psychosomatik und Ganzheitliche Medizin
Goetheallee 25, 22765 Hamburg
www.praxis-ternes.de

Prof. Dr. med. Dr. h.c. Hans-Rudolf Tinneberg
Facharzt für Gynäkologie und Geburtshilfe, MIC III, Schwerpunkte Endokrinologie und Reproduktionsmedizin, Weiterbildung Spezielle Operative Gynäkologie
ehemaliger Direktor der Frauenklinik der Justus-Liebig-Universität in Gießen
Endometriosezentrum am Krankenhaus Nordwest
Steinbacher Hohl 2–26, 60488 Frankfurt
www.krankenhaus-nordwest.de/geburt/chefarzt-und-team

Prof. Dr. med. Uwe Andreas Ulrich
Facharzt für Gynäkologie und Geburtshilfe
Schwerpunkt: Gynäkologische Onkologie
Chefarzt der Klinik für Gynäkologie und Geburtshilfe, Martin Luther Krankenhaus, Johannesstift Diakonie
Caspar-Theyß-Straße 27–31, 14193 Berlin
www.pgdiakonie.de/martin-luther-krankenhaus/

Dr. med. Stefan Weinschenk
Facharzt für Frauenheilkunde und Geburtshilfe, Naturheilverfahren
Zentrum für gynäkologische Schmerzerkrankungen
Universitäts-Frauenklinik Heidelberg
Im Neuenheimer Feld 440
69120 Heidelberg
www.biogyn.de

Dr. med. Patrick Willimann
FMH Anästhesiologie, FA FMH Interventionelle Schmerztherapie SSIPM, EDPM European
Diploma of Pain Management ESRA
Ärztlicher Leiter der SchmerzMedizinLuzern, Praxis und Tagesklinik
Kreuzbuchstrasse 44, CH-6006 Luzern (Schweiz)
www.schmerzmedizinluzern.ch

Birgit Zart
Heilpraktikerin
Mozartallee 10, 14612 Falkensee
www.kinderwunschhilfe.de, www.die-fruchtbarkeitsmassage.de

1 Die Darstellung der Erkrankung

Prof. Dr. med. Uwe Andreas Ulrich

Definition

Unter »Endometriose« versteht man das Vorkommen von gebärmutterschleimhautähnlichem Gewebe außerhalb der Gebärmutterhöhle. Der Terminus wird aus dem Griechischen hergeleitet (innen: *endo-*, ενδον und Gebärmutter: *metra*, μητρα). Dieses gebärmutterschleimhautähnliche Gewebe befindet sich sozusagen an »falscher Stelle«, denn nur innerhalb der Gebärmutterhöhle könnte es der ihm zugedachten Aufgabe nachkommen, dem frühen Embryo die Einnistung zu ermöglichen.

Bevor wir uns detailliert mit der Endometriose beschäftigen, erscheint es für das Verständnis der Abläufe von Vorteil, einen Abriss der Anatomie und Funktion der weiblichen Beckenorgane zu geben.

Die Anatomie des weiblichen Beckens

Die Organe im weiblichen Becken gehen eine enge räumliche Beziehung ein, weshalb organspezifische gynäkologische Erkrankungen nicht selten die Nachbarorgane in Mitleidenschaft ziehen (▸ Abb. 1.1). Zentral im Becken sitzt die Gebärmutter, davor – eng anliegend – die Blase und hinter jener der Enddarm. Genau dort, zwischen Enddarm und Hinterwand des Gebärmutterhalses, befindet sich die tiefste Stelle des Bauchraumes, der sog. *Douglas'sche Raum.* Die Gebärmutter hat eine birnenähnliche Form, wobei der dickere Teil dem Gebärmutterkörper und der schlanke Teil dem Gebärmutterhals entspricht. Sie ist mit verschiedenen Bändern im Becken befestigt. Je zwei Bänder geben Halt in Richtung Kreuzbein sowie in Richtung Leistenkanal. Der Gebärmutterkörper beherbergt die Gebärmutterhöhle, die innen mit der Gebärmutterschleimhaut (*Endometrium*) ausgekleidet ist. Diese Schleimhaut besteht aus zwei Schichten: Einer oberflächlichen (*Functionalis*), die während der Blutung verloren geht, und einer tieferen (*Basalis*), aus der sich die neue Schleimhaut speist. Die Gebärmutterwand besteht zum größten Teil aus Muskulatur, wodurch sie die Fähigkeit hat, sich zusammenzuziehen, und ist außen, wie alle Genitalorgane im Becken, mit Bauchfell überzogen. Dieses Bauchfell bedeckt auch die Beckenwände und einen großen Teil des Enddarmes. Es handelt sich dabei um eine hauchdünne Gewebeschicht.

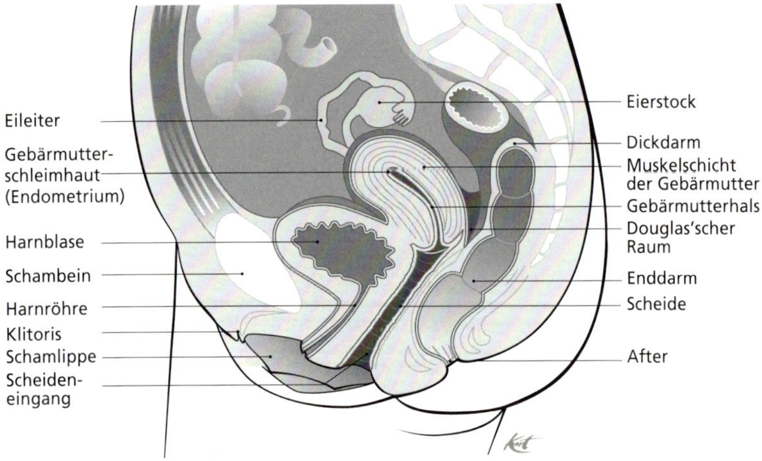

Abb. 1.1: Die weiblichen Geschlechtsorgane

Der Gebärmutterhals mündet in die Scheide; über ihn fließt das Menstrualblut aus dem Gebärmutterkörper nach außen. Die Scheidenhinterwand und die Vorderwand des tieferen Enddarms sind eng miteinander verbunden, sie werden nur durch eine schmale, feine Bindegewebeschicht getrennt, dem *Septum rectovaginale.* Bei der Ausbreitung der Endometriose spielt diese Schicht eine besondere Rolle.

Zu beiden Seiten der Gebärmutter befinden sich je ein Eierstock (lat.: *ovarium*) und ein Eileiter (lat.: *tuba uterina*). Der Eileiter stellt sich als eine schlanke, etwa 0,5 cm messende Röhre dar, die in der Gebärmutterhöhle entspringt und am Ende trichterförmig erweitert ist, um damit die gesprungene Eizelle aus dem Eierstock auffangen zu können. Die Vereinigung von Eizelle und Spermium findet im Eileiter statt, und die befruchtete Eizelle – bzw. der frühe Embryo – wandert im Eileiter in die Gebärmutterhöhle, um sich dort einzunisten. Mit der Gebärmutter und dem jeweiligen Eileiter innig verbunden stellen sich die Eierstöcke als weißliche ellipsoide Gebilde von 2,5–4 cm Größe dar. Sie erfüllen eine Doppelfunktion: Zum einen stellen sie die Eizellen für die Fortpflanzung bereit, zum anderen produzieren sie als Drüse die weiblichen Sexualhormone (die Östrogene und das Progesteron – das Gelbkörperhormon).

Entlang der Beckenwände und unterhalb des Bauchfells verlaufen wichtige Nerven und Blutgefäße. Um sie herum finden sich Lymphknoten und – sozusagen als »Kitt« – lockeres Bindegewebe.

Der menstruelle Zyklus

Das Reproduktionssystem der Frau unterliegt einem etwa vierwöchentlichen Zyklus, der nach außen durch die Regelblutung erkennbar wird. Aber sie ist, wenn man so will, nur der sichtbare Ausdruck einer Reihe von Ereignissen im Körper, die mit faszinierender Präzision ablaufen.

Im Eierstock reift mit jedem neuen Zyklus ein Eibläschen (*Follikel*) heran, welches eine Eizelle enthält. Östrogene werden parallel in wachsender Menge gebildet. Die Schleimhaut der Gebärmutter baut sich unter diesem Einfluss auf, d. h. sie nimmt an Dicke zu. Kommt es in der Zyklusmitte nach dem Eisprung zur Befruchtung und anschließend zu einer Schwangerschaft, erfährt der Körper der Frau das durch sehr frühe Signale aus dem Schwangerschaftsprodukt. Eines dieser Signale ist das sogenannte Choriongonadotropin (HCG), das seinerseits den Gelbkörper, der sich nach dem Eisprung aus dem geplatzten Eibläschen entwickelt hat, anfeuert, große Mengen an Östrogenen und Gelbkörperhormon zu produzieren. Beide Hormone sind für die Einnistung des Embryos und den Erhalt der jungen Schwangerschaft unerlässlich.

Bleibt eine Befruchtung aus, entsteht ebenfalls ein Gelbkörper, allerdings nur für etwa zwei Wochen. In dieser Phase wird vom Gelbkörper viel Gelbkörperhormon (*Gestagen*) gebildet, das die zweite Zyklushälfte dominiert und die unter dem Östrogeneinfluss aufgebaute Gebärmutterschleimhaut umwandelt (in der Fachsprache *Transformation*). Die Hormonproduktion des Gelbkörpers erlischt, die Blutung setzt ein und ein neuer Zyklus beginnt. Unter dem Einfluss von Östrogenen nimmt die Gebärmutterschleimhaut also an Stärke zu und wird andererseits durch das Gelbkörperhormon in spezifischer Weise umgewandelt. Überwiegt im Zyklus der Östrogeneinfluss – z. B., wenn kein Eisprung eintritt, und sich deshalb kein Gelbkörper bildet, können die Menstruationsblutungen durch die hoch aufgebaute Schleimhaut verzögert und stärker sein. Wenn die Gelbkörperhormonwirkung dominierte, wäre die Gebärmutterschleimhaut schmaler. Daran wollen wir uns bei der Erläuterung der Endometriose erinnern.

Nun ist die Feder für dieses präzise Uhrwerk aber nicht, wie man denken könnte, im Eierstock allein zu vermuten, sondern vor allem im Gehirn und der Hirnanhangsdrüse. Im Gehirn befindet sich eine Struktur (*Hypothalamus*), die wie ein Pulsgeber arbeitet und damit, um in unserem Bild zu bleiben, die Uhr aufzieht. Die gesendeten Impulse bewirken in der anatomisch unmittelbar benachbarten Hirnanhangsdrüse die Ausschüttung von Hormonen, die ihrerseits den Eierstock zur Produktion seiner Hormone anregen. Wir sehen, dass das Ganze wie eine Übertragungskette funktioniert. Als Übertragungsmedien wirken jeweils Hormone. Für die Übermittlung des anregenden Pulses vom Hypothalamus zur Hirnanhangsdrüse steht das sog. Freisetzungshormon (englisch: *gonadotropin-releasing hormone*, GnRH) bereit, das nur lokal in einen eigenen kleinen Blutkreislauf gegeben wird, der praktisch an der Hirnanhangsdrüse endet. Dieses GnRH wird für uns noch einmal interessant werden, wenn wir in Kapitel 3 die medikamentöse Behandlung der Endometriose besprechen.

Die Hormone der Hirnanhangsdrüse werden, wie bei den Hormondrüsen allgemein üblich, direkt in die Blutbahn ausgeschüttet und gelangen so zu den Eierstöcken. Es handelt sich um das Follikelstimulierende

Hormon (FSH), das den Follikel reifen lässt, und das Luteinisierende Hormon (LH), welches den Eisprung unmittelbar auslöst.

Die einzelnen Hormonstationen sind wie ein Regelkreis aufeinander abgestimmt. Wenn sich wenig Östrogen im Blut befindet, wird das mit einem feinen Fühlersystem vom Hypothalamus registriert und es erfolgt als Reaktion die erhöhte Abgabe von GnRH. Dies bewirkt in der Folge wiederum die vermehrte Ausschüttung von FSH aus der Hirnanhangsdrüse. Ist eine ausreichende Östrogenproduktion erreicht, werden die Stimulationshormone zurückgenommen. In der Fachsprache wird das als eine Rückkopplung bezeichnet (engl.: *feedback*). Vielleicht kann man sich dieses Hormondrüsensystem in einem weiteren Bild wie ein Orchester denken. Stellen Sie sich vor, jeder Musiker (hier: die unterschiedlichen Drüsen) spielt so schnell oder langsam, wie es ihm gefällt. Man kann sich vorstellen, was dabei herauskommt. Ohne den Dirigenten, der den Takt angibt, würde das Musikstück (hier: der menstruelle Zyklus) wohl nicht gemeistert werden. Der Hypothalamus wäre damit so etwas wie der Dirigent des Hormonsystems. Ganz ähnlich funktioniert das übrigens auch für die Schilddrüse und die Nebennierenrinde.

Damit die Hormone an dem jeweiligen Gewebe (also z. B. das FSH am Eierstock und die Östrogene an der Gebärmutterschleimhaut) ihre Wirkung entfalten können, sind spezielle Andockstellen notwendig, die man als *Rezeptoren* bezeichnet. Mit diesen Rezeptoren verbinden sich die Hormone, damit sie ihre Botschaft überbringen können. Man hat diesen Zusammenhang oft mit einem Schloss und dem dazu passenden Schlüssel verglichen, wobei der Rezeptor dabei das Schloss und das Hormon der Schlüssel wäre. Ein Medikament, das ein Hormon ersetzen oder zumindest nachahmen soll, ist dann quasi ein »nachgefertigter« oder »Generalschlüssel«. Wenn er nicht passt, kann das Schloss nicht aufgeschlossen und somit die Botschaft nicht überbracht werden.

Die Menge an Rezeptoren im jeweiligen Gewebe ist von Individuum zu Individuum durchaus unterschiedlich und modifiziert die Wirkung von körpereigenen Hormonen oder hormonellen Medikamenten noch einmal auf dieser Ebene. Das erklärt, warum ein und dieselbe Hormonmenge bei verschiedenen Menschen unterschiedlich starke Effekte hervorrufen kann und warum Medikamente häufig individuell dosiert werden müssen.

Das Geschehen bei der Endometriose

Das Endometriosegewebe unterliegt ähnlich wie die eigentliche Gebärmutterschleimhaut – nur eben außerhalb der Gebärmutterhöhle – den beschriebenen hormonellen Veränderungen während des weiblichen Menstruationszyklus: Es baut sich zyklisch auf und geht mit Einsetzen der Regelblutung ab. Das Blut kann sich jedoch nicht nach außen entleeren und es staut sich an der entsprechenden Stelle. Als Folge können Entzündungen, Verwachsungen und Narben entstehen. Man kann sich gut vorstellen, dass solche Vorgänge im Körper der Frau auch in der Lage sind, unterschiedlich starke Beschwerden zu verursachen.

Die Endometrioseherde vermögen ein unterschiedliches Aussehen anzunehmen. In ihrer typischen Form unterscheidet man sog. aktive Herde, die oft rot oder weißlich (d. h. nicht pigmentiert) sind, von weniger aktiven, bräunlich-schwärzlichen Herden. Aktive Endometrioseherde zeichnen sich durch einen höheren Gehalt an Entzündungszellen und eine üppigere Ausstattung mit Blutgefäßen aus und stellen wohl die Frühformen einer Endometriose dar. Weniger aktive Herde können spater auch in reizlose Narben übergehen. Östrogene stimulieren vorhandenes Endometriosegewebe in den meisten Fällen. Vielleicht erklärt eine variable Verteilung der Östrogenrezeptoren am Endometriosegewebe (s. o.) ein unterschiedliches Ansprechen auf eine hormonelle Therapie.

In der Sprechstunde hört man nicht selten die Frage, ob eine Endometriose bösartig werden kann. Das ist prinzipiell möglich, zur Beruhigung muss man hierzu aber ganz klar sagen, dass die Entartung einer Endometriose (z. B. im Eierstock oder im Gewebe zwischen Darm und Scheide) eine Rarität ist, die auch ein Spezialist nur eher selten zu sehen bekommt. Die Entstehung von Krebs der Gebärmutterschleimhaut an ihrem eigentlichen Platz, der Gebärmutterhöhle, ist im Vergleich dazu ungleich häufiger. Insofern wird eine Endometriose nicht entfernt, um einer Entartung vorzubeugen, wie man das gelegentlich hört. Gleichwohl ist Endometriosegewebe in der Lage, Organbarrieren zu überwinden und in Nachbargewebe- bzw. -organe hineinzuwachsen. Man nennt diesen Vorgang *Infiltration.*

Theorien zur Entstehung der Endometriose

Wie kommt es nun, dass sich Gebärmutterschleimhaut außerhalb der Gebärmutterhöhle ansiedelt, wo sie ja nicht hingehört? Zumindest konnte bisher hinter dem Phänomen Endometriose kein biologischer Sinn erkannt werden. Zwar gibt es einige Vorstellungen davon, aber bewiesen ist keine. Schon seit den zwanziger Jahren des letzten Jahrhunderts konkurrieren zwei Erklärungsmodelle: die Verschleppungstheorie und die Metaplasietheorie.

Die Verschleppungs- oder Transplantationstheorie basiert auf der Vorstellung, dass Menstrualblut über den Eileiter retrograd – also rückwärts – in die Bauchhöhle gelangt und dabei lebensfähige Gebärmutterschleimhautinseln mitnimmt, die sich dann unter gewissen Bedingungen im Bauchfell des Beckens einnisten. Diese Theorie vermag z. B. eine diffus ausgebreitete Bauchfellendometriose durchaus gut zu erklären oder auch die Manifestation in einer Kaiserschnitt- oder Dammschnittnarbe. Aber wie kommen nach dieser Vorstellung Herde in das Rippenfell (*Pleura*)? Außerdem tritt die retrograde Menstruation bei vielen Frauen auf, ohne dass sich eine Endometriose entwickelt. Wahrscheinlich ist hierfür eine besondere Bereitschaft des »Wirtsgewebes« notwendig.

Als Metaplasie bezeichnet man den Ersatz eines reifen Gewebes durch ein anderes. Bei der Endometriose bedeutete dies, dass sich z. B. aus ortsständigem Bauchfell Gebärmutterschleimhaut bildet. Aber dieser Metaplasie müsste sinnvollerweise ein Reiz oder Signal vorausgehen, der das Bauchfell veranlasste, so etwas zu tun. Ein solcher Reiz konnte bisher nicht identifiziert werden.

Einige Wissenschaftler halten eine Synthese aus beiden Theorien für besser geeignet, die Endometrioseentstehung zu interpretieren, andere wiederum favorisieren Störungen des Immunsystems als notwendige Voraussetzung für die Einnistung der Herde. Auch die Verbreitung von Gebärmutterschleimhautfragmenten über Blut- und Lymphbahnen – ganz ähnlich wie bei bösartigen Geschwülsten – wird diskutiert.

Bei der Menstruation wird nur die oberflächliche Schleimhautschicht (*Functionalis*) abgestoßen, nicht die tiefere Schicht (*Basalis*). In einer aktuellen Anschauung wird postuliert, dass für die Entstehung einer Endometriose allerdings die Basalis in die Bauchhöhle verschleppt werden müsse, da nur sie das Potenzial besitze, neue Schleimhaut aufzubauen. Bei Frauen mit Endometriose komme es bereits sehr früh im Zyklus – noch während der Menstruation – zu außergewöhnlich starken retrograden Kontraktionswellen im Uterus, die sonst biologisch nur zum Transport der Spermien in den Eileiter während der fruchtbaren Phase (Zyklusmitte) sinnvoll wären. Mit diesen retrograden Wellen gelange dann auch Basalis in den Bauchraum. Hier ergibt sich die Frage, warum diese außergewöhnlichen Kontraktionen der Gebärmutter, die dann später eine Endometriose zur Folge haben sollen, auftreten. Haben Frauen mit Endometriose häufig solche Kontraktionen oder führen letztere zu Endometriose? Eine vom Becken weit entfernte Endometriose lässt sich mit dieser Theorie ebenfalls nicht begründen.

Fasst man die bisherigen Forschungsergebnisse zusammen, ergibt sich – bei aller Unsicherheit – vielleicht folgendes Bild: Tatsächlich scheinen die genannten besonderen Kontraktionen der Gebärmutter gewissermaßen den Anstoß zu geben, in dessen Folge über eine Gewebsschädigung in einer besonderen Schicht zwischen Gebärmutterschleimhaut und -muskulatur Stammzellen in den Bauchraum gelangen, mit dem Potenzial, sich dort oder auch in der Gebärmuttermuskulatur selbst (*Adenomyose*) einnisten zu können. Wahrscheinlich sind genetische, möglicherweise auch epigenetische Veränderungen dabei eine Voraussetzung – also eine gewisse Veranlagung. Unterhalten wird der Krankheitsprozess, vor allem mit den Folgen der chronischen Schmerzen, durch immunologische und entzündliche Vorgänge, die in den letzten Jahren immer mehr in den Fokus der Forscher gerückt sind. Schließlich müssen die Östrogene genannt werden, ohne die sich eine Endometriose, von Ausnahmen abgesehen, nicht entwickeln kann. Sie entstehen in hohen Konzentrationen am Ort der Herde (sog. *lokale Hyperöstrogenisierung*) und befeuern den Krankheitsprozess.

Abschließend muss ehrlicherweise eingestanden werden, dass die Ursache für die Entwicklung einer Endometriose trotz vieler Deutungsversuche wissenschaftlich noch nicht geklärt ist.

Die zuletzt beschriebene Theorie vor Augen, wollen wir das Problem der Endometriose-assoziierten Schmerzen streifen, denn vor allem diese lassen die Erkrankung für die Betroffenen zum Problem werden. Durch die begleitenden entzündlichen Reaktionen an den Endometrioseherden können vor Ort befindliche Nervenendigungen im Bauchfell oder an Organen (z. B. Darm und Blase) chronisch – vor allem auch zyklisch – gereizt werden. Ein Endometriosebefall an den Organen selbst führt zunächst zum sog. viszeralen-, d. h. Eingeweideschmerz. Letztlich resultiert aber häufig eine ständige Schmerzleitung zum Gehirn, die zur Ausbildung eines Schmerzgedächtnisses führen kann. Das mag eine Erklärung dafür sein, warum selbst die komplette Entfernung eines schmerzverursachenden Gewebebezirkes oder Organs nicht zwangsläufig in kompletter Schmerzfreiheit resultieren muss. Die chronische Aktivierung der Beckennerven mag auch in Störungen der Schmerzwahrnehmung resultieren sowie in einer diffusen Übertragung des Schmerzes auf die Muskulatur im Becken. Dieser sog. somatische Schmerz wird häufig als dumpf beschrieben und zum Teil von vegetativen Symptomen begleitet. Mit der Zeit führen die unterschiedlichen Schmerzen durch die Endometriose gern ein Eigenleben (Schmerzgedächtnis) und verlassen die Zyklizität, weshalb sie dann nicht selten durch eine hormonelle Therapie nicht mehr so gut zu beeinflussen sind.

Die Erscheinungsformen der Endometriose

Verschiedene Gewebe und Organe im Bauch können von Endometriose befallen werden. Das betrifft in abnehmender Häufigkeit das Bauchfell, die Eierstöcke, die Scheide, die Muskelschicht der Gebärmutterwand, den Raum zwischen Scheide und Enddarmvorderwand, den Darm selbst, den Wurmfortsatz (*Appendix*), die Harnblase, den Bauchnabel, das Zwerchfell und selten Gewebe außerhalb der Bauchhöhle. So finden sich auch Herde im Rippenfell (*Pleura*), in der Lunge oder in der Nasenschleimhaut. Wenn die Endometriose Symptome verursacht, kann aufgrund der Schmerzen zwar Rückschluss auf die zu vermutende anatomische Lokalisation gezogen werden, aber im Einzelfall treten die Beschwerden durch Nervenfortleitung auch an vom Herd recht entfernter Stelle auf.

Je nach ihrer Lokalisation (▶ Abb. 1.2) nimmt die Endometriose vielfältige Formen mit den unterschiedlichsten Beschwerden an. Die Erscheinungsformen treten oft gemischt auf. Am häufigsten ist die Endometriose des Bauchfells. Die Herde befinden sich dabei vor allem an den Beckenwänden neben dem Eierstock, in den Bändern, die von der Gebärmutter zum Kreuzbein ziehen, dem Bauchfellüberzug der Blase oder im sogenannten Douglas'schen Raum. Eine Endometriose des Bauchfells kann letztlich nur durch eine Bauchspiegelung (*Laparoskopie*) diagnostiziert werden, wobei man die Herde entfernt und anschließend der mikroskopischen Untersuchung zuführt.

Die Endometriose der Eierstöcke zeigt sich häufig in der Bildung von Zysten. Das sind flüssigkeitsgefüllte Hohlräume, die mit einer bestimmten Zellschicht ausgekleidet sind. In diesem Falle besteht die Zellschicht aus Endometriosegewebe. Weil nun das in den Zysten gestaute ältere Menstrualblut mit der Zeit eine bräunliche Farbe annimmt, werden diese Endometriosezysten (▶ Abb. 1.3) auch als »Schokoladenzysten« (▶ Abb. 1.4) bezeichnet. Sie können durch die wiederkehrenden Einblutungen bis zu zwölf Zentimeter groß werden.

Endometriose kann sich auch in tieferen Strukturen des kleinen Beckens, vor allem in der Trennschicht zwischen Scheide und Enddarm oder im oberen Gewölbe der Scheide, befinden. Der Enddarm und andere Strukturen wie z. B. der Harnleiter oder die Blase können dabei von der Endometriose durchsetzt werden. Man nennt sie dann *tiefe infiltrierende Endometriose* (TIE). Im fortgeschrittenen Stadium der TIE sind die Grenzen zwischen den Organen teilweise völlig aufgehoben, deren anatomische Integrität damit zerstört und ihre Funktion eingeschränkt oder sogar unmöglich. Darm und Harnleiter können dabei so verengt sein, dass der Transport von Stuhl und Urin nicht mehr regelrecht gewährleistet ist, was beim Harnleiter einen gefürchteten Harnaufstau in der Niere nach sich ziehen kann. Die Fortpflanzung ist durch eine solche Organdestruktion der Eierstöcke und Eileiter häufig kompromittiert. Auf diese schwere Form der Endometriose gehen wir im Kapitel zur Therapie (▶ Kap. 2) noch einmal ausführlich ein.

Bei der sog. *Adenomyose* infiltriert die Endometriose die Muskelschicht der Gebärmutterwand. Dies kann sich in äußerst heftigen Beschwerden vor und während der Regelblutung, in verstärkten Regelblutungen und un-

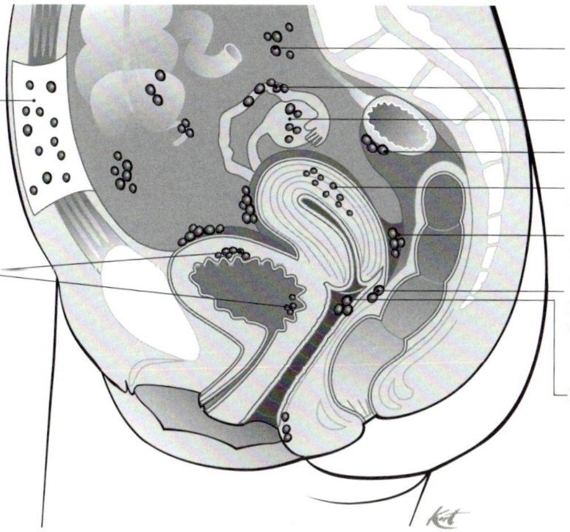

Abb. 1.2: Verschiedene Lokalisationen von Endometrioseherden

gewollter Kinderlosigkeit äußern. Allerdings findet man bei vielen Frauen, denen aus anderen Gründen die Gebärmutter entfernt wurde, zufällig eine Adenomyose anlässlich der mikroskopischen, pathologischen Untersuchung, sodass sich diese besondere Form der Endometriose dann in Abwesenheit von Beschwerden und ohne Sterilität als Befund – und nicht als Erkrankung – festhalten lässt.

Seltene Erscheinungsformen

Manchmal befindet sich Endometriose in der Nabelgrube, was durch dort lokalisierte zyklusabhängige Schmerzen, einen entsprechenden knotigen Befund oder durch Blutungen aus dem Nabel auffallen kann. Auch in alten Narben, z. B. nach einem Kaiserschnitt oder nach Dammschnitt im Zusammenhang mit einer Entbindung, kann sich Endometriose bilden. Gelegentlich sieht man sie bei der gynäkologischen Untersuchung am Gebärmutterhals.

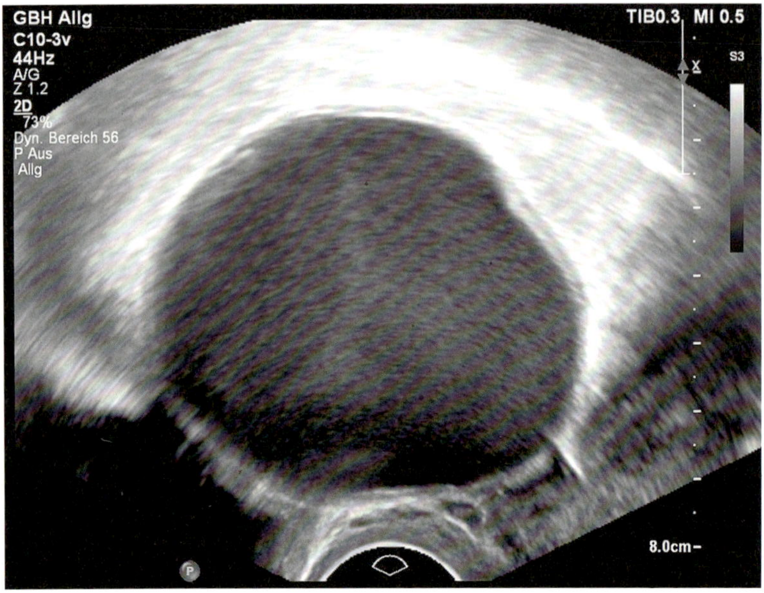

Abb. 1.3: Typischer Aspekt einer Endometriosezyste in der vaginalen Ultraschalluntersuchung

Typische Beschwerden bei Endometriose (Symptome)

Kardinalsymptom ist die schmerzhafte Regelblutung (*Dysmenorrhoe*). Die Blutung kann verstärkt oder verlängert sein. Daneben sind alle zyklusabhängigen Bauchschmerzen verdächtig auf eine Endometriose. Von vielen Patientinnen werden Schmerzen beim Geschlechtsverkehr (*Dyspareunie*) oder auch beim Stuhlgang (*Dyschezie*) angegeben. Das erscheint besonders verständlich, wenn das *Septum rectovaginale*, die zum Kreuzbein ziehenden Bänder oder die *Rektumvorderwand* infiltriert sind. Aber auch ohne diesen

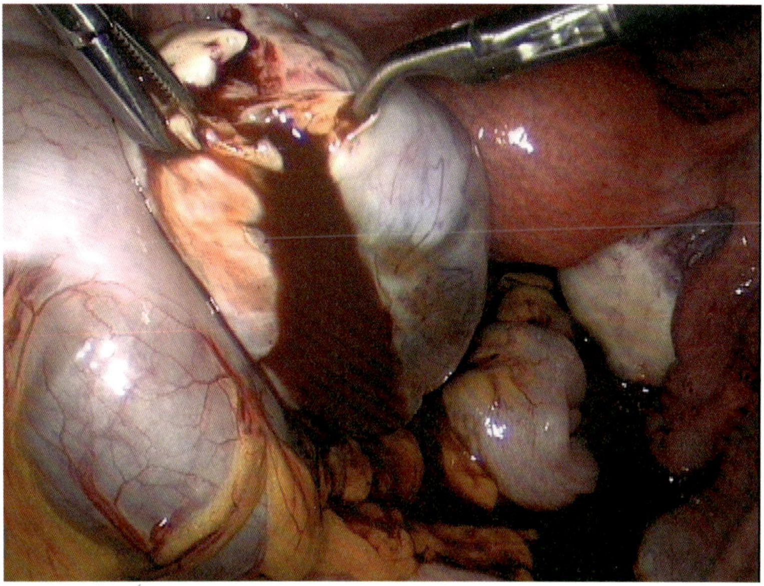

Abb. 1.4: Typisches Bild einer sog. Schokoladenzyste

Befall geben viele Frauen mit Bauchfellendometriose die genannten Beschwerden an.

Der Stuhlgang selbst ist bei Darmbefall u. U. unregelmäßig; auch die Konsistenz zwischen geformt und eher flüssig kann wechseln. Weiterhin finden sich Blähungen und schmerzhafte Darmkontraktionen (*Tenesmen*). Bei Blasenbefall kann das Wasserlassen schmerzhaft sein (*Dysurie*), daneben berichten viele Frauen mit Blasenendometriose über häufigeren Harndrang. Zyklische Blutbeimengungen zum Stuhl oder Urin sind auf eine Endometriose verdächtig, bei Darmendometriose aber viel seltener als angenommen. Bei Manifestationen im Nabel oder am Zwerchfell können die Beschwerden streng lokalisiert, aber auch ganz untypisch sein. Die Stärke der Schmerzen ist bei der Endometriose so unterschiedlich wie die Variabilität der Erkrankung selbst. Neben den Schmerzen sind viele Frauen mit Endometriose von ungewollter Kinderlosigkeit (*Sterilität*) betroffen.

Tiefer Befall entlang oder in der Nähe von Nervenstrukturen (*Plexus sacralis*) löst im Einzelfall Schmerzsensationen aus, die wegen des Ausstrahlens in den Oberschenkel, das Kreuzbein und die Wirbelsäule an eine orthopädische Ursache denken lassen und gelegentlich lange Zeit dafür gehalten werden. Überhaupt hält sich die Endometriose gern in der Umgebung von Nerven auf (oder es sprossen kleine Nerven in die Herde ein?), was vielleicht das häufigste Endometriosesymptom – den Schmerz – plausibel erscheinen lässt.

Der Verlauf der Endometriose

Der Verlauf der symptomatischen Endometriose ist von Fall zu Fall verschieden. Sie wird meistens schleichend beginnen und selten akut. Wir wissen viel zu wenig über den genauen zeitlichen Verlauf, denn wenn die Erkrankung anlässlich einer Bauchspiegelung festgestellt wird, gehen ja oft viele Jahre mit entsprechenden Beschwerden voraus, und retrospektiv ist es unmöglich, den Beginn der Erkrankung zu datieren. Die Endometriose ist bei der einen Patientin bereits im Pubertätsalter präsent – sie berichtet dann, dass die Schmerzen seit der ersten Periodenblutung (*Menarche*) bestanden (sog. *primäre Dysmenorrhoe*), eine andere Betroffene bekommt die Symptome vielleicht erst nach der Geburt des zweiten Kindes im Alter von über 30 Jahren.

Nicht nur zwischen einzelnen Betroffenen ist der Verlauf der Erkrankung sehr variabel, auch bei derselben Patientin sind unterschiedliche Phasen nicht selten. In der Wahrnehmung vieler Frauen ist die Endometriose zwangsläufig ein schicksalhaftes, chronisches Übel – und leider trifft diese Charakteristik oft zu. Aber es gibt Pausen und auch die spontane Besserung der Symptome. Vielen Patientinnen kann glücklicherweise eine anhaltende symptomarme und auch -freie Zeit unter entsprechender medikamentöser Behandlung ermöglicht werden, obwohl die Herde noch vorhanden sind. Der Charakter der Beschwerden ändert sich gelegentlich mit der Zeit; die anfangs meistens vorhandene Zyklizität kann einer zyklusunabhängigen Symptomatik als Ausdruck der Chronifizierung der

Schmerzen weichen. In dieser Situation sind endometriosespezifische Therapieansätze u. U. nicht mehr so wirkungsvoll.

Insgesamt muss bei bis zu zwei Dritteln aller Betroffenen mit dem Wiederauftreten der Endometriose trotz Operation und medikamentöser Therapie gerechnet werden. Ob die Endometriose tatsächlich immer eine progressive, d. h. fortschreitende Erkrankung ist, wird kontrovers diskutiert, wobei nur wenige Experten diese Fragestellung wissenschaftlich untersucht haben. In einer italienischen Studie wurden vor einigen Jahren Patientinnen mit TIE lediglich beobachtet. Es kam in nur knapp 10 % zu einem Fortschreiten der Endometriose. Unabhängig davon gehört die symptomatische Endometriose zu den chronischen Erkrankungen. Viele Frauen müssen über Jahre mit ihrer Endometriose leben.

Bisher haben wir bewusst von der symptomatischen Endometriose gesprochen. Man schätzt aber, dass etwa die Hälfte der Frauen mit Endometriosebefall keine Beschwerden aufweist (ein solcher Befall kann z. B. als Zufallsbefund anlässlich einer anderer Gründe wegen durchgeführten Laparoskopie festgestellt werden). Wir haben für diese Beobachtung keine wissenschaftliche Erklärung. Es gibt auch keine Beziehung zwischen dem Ausmaß der Endometriose und der Stärke der Beschwerden. Eine Frau mit fortgeschrittener TIE, vielleicht sogar mit Darmbefall, ist u. U. völlig beschwerdefrei, während bei einer anderen Patientin mit nur wenigen kleinen Herden im Bauchfell eine schwere Symptomatik bestehen kann. Das berührt die für das Verständnis der Endometriose zentrale Frage, wann von einer Erkrankung im Wortsinn und wann eher von einem Befund gesprochen werden sollte. Für die Therapie – insbesondere, wenn eine Operation ansteht – ist die Beantwortung dieser Frage essenziell.

Die Diagnostik der Endometriose

Richtungsweisend ist zunächst einmal die genaue Erhebung der Krankengeschichte. Unter Umständen kann dabei ein Schmerztagebuch hilfreich sein. Die Art der Schmerzen und die Situationen, in denen sie auftreten, sollten genau analysiert werden. Als nächstes kann die gynäkologische Untersuchung wichtige Hinweise geben. Eine Endometriose in der Scheide – dann meistens im hinteren Scheidengewölbe – ist häufig sichtbar, Verhärtungen zwischen Gebärmutter, Scheide und Darm können getastet werden, und auch Schmerzen während der Untersuchung, z. B. beim Bewegen der Gebärmutter, können wichtige Hinweise liefern. Für den erfahrenen Arzt sind das Gespräch mit der Patientin und die körperliche vaginale und rektale Tastuntersuchung die entscheidenden diagnostischen Schritte insbesondere bei der Abklärung der schweren, tief infiltrierenden Endometriose vor der Laparoskopie. Alle anderen diagnostischen Maßnahmen, von der Kernspintomografie bis zur Darmspiegelung, treten dahinter zurück.

Bei der Diagnostik gynäkologischer Erkrankungen wird in der Regel eine Ultraschalluntersuchung mit einer speziellen vaginalen Sonde durchgeführt. Die häufigste Form der Endometriose – der Befall des Bauchfells – ist bei der Ultraschalluntersuchung allerdings nicht sichtbar. Endometriosezysten des Eierstocks lassen sich dagegen fast immer gut durch eine Ultraschalluntersuchung nachweisen, denn sie bieten ein typisches Erscheinungsbild, jedoch kommen auch andere Arten von Zysten oder selten auch Tumoren infrage. Deshalb kann die Verdachtsdiagnose nur durch eine Bauchspiegelung bestätigt werden. Auch eine Adenomyose lässt sich bei entsprechender Ausprägung im Ultraschall darstellen. Die Kernspintomografie liefert dafür ebenfalls gute Bilder. Dennoch ist es bei der Adenomyose in der Regel so, dass die definitive Diagnose sich nur an einer entfernten Gebärmutter bestätigen lässt. Zwar kann im Einzelfall durch Gewebeproben aus der Gebärmutter im Rahmen einer Bauchspiegelung die Adenomyose nachgewiesen werden, sollten dabei jedoch keine Endometrioseherde zur Darstellung kommen, ist der Befall an anderer Stelle nicht ausgeschlossen.

Abgesehen von schon bei der Untersuchung sichtbarer Endometriose im Scheidengewölbe oder im Nabel gilt die Bauchspiegelung (*Laparoskopie*) mit Gewebeprobe als die bisher einzige zuverlässige Methode für die Feststellung einer Endometriose. Beweisend ist letztlich der mikroskopische Befund. Aber natürlich ist zu bedenken, dass die Bauchspiegelung einen operativen Eingriff in Vollnarkose bedeutet, der immer auch mit Risiken behaftet ist. Während die Experten im deutschsprachigen Raum die Laparoskopie mit Gewebeentnahme zur Sicherung der Diagnose aktuell noch als Goldstandard beibehalten, hat die entsprechende Arbeitsgruppe der European Society of Human Reproduction and Embryology (ESHRE) dagegen in ihrer Leitlinie die Forderung nach einer Bauchspiegelung nicht mehr erhoben und die Diagnosestellung nach gründlicher gynäkologischer Untersuchung unter Einschluss der Ultraschalltechnik als zunächst gleichwertig erachtet (Leitlinien der Deutschen, Österreichischen und Schweizerischen Gesellschaften für Gynäkologie und Geburtshilfe [DGGG, ÖGGG, SGGG] und der ESHRE, ESHRE Leitlinie: https://www.eshre.eu/Guidelines-and-Legal/Guidelines/Endometriosis-guideline.aspx; Deutschsprachige Leitlinie [DGGG, ÖGGG, SGGG]: https://www.awmf.org/leitlinien/detail/ll/015–045.html). Bei der Laparoskopie wird in Narkose zunächst durch einen kleinen Schnitt eine spezielle Kanüle in die Nabelgrube eingeführt und darüber Kohlendioxid in den Bauch geleitet, um die Bauchdecken anzuheben. Anschließend wird durch den Nabelzugang eine Gerätehülse und durch diese eine Optik mit einer Kamera in den Bauchraum gebracht. Der Operateur verfolgt das Geschehen auf einem Monitor (praktisch wie bei einer Direktübertragung). Dadurch können das Bauchfell, die Gebärmutter, die Eileiter und Eierstöcke, der Darm und alle weiteren im Bauchraum sichtbaren Strukturen genau betrachtet werden. Man hat weiterhin die Möglichkeit, auffällige Herde mit feinen Instrumenten über weitere kleine Hautschnitte im Unterbauch zu entfernen und zur feingeweblichen (*histologischen*) Begutachtung einzuschicken. Dieser mikroskopische Nachweis ist nicht zuletzt auch zur Abgrenzung von möglichen anderen Erkrankungen zu fordern, denn nicht jeder Endometrioseverdacht bestätigt sich. Umgekehrt gibt es auch Veränderungen des Bauchfells, die zunächst nicht typisch für eine Endometriose sind, sich unter dem Mikroskop dann aber doch als eine solche erweisen.

Mit dieser laparoskopischen Technik sind auch umfangreiche Operationen möglich. Insbesondere die Endometriosechirurgie hat von dieser Operationsmöglichkeit profitiert. Idealerweise schließt sich der laparoskopischen Diagnosestellung in derselben Narkose die operative Entfernung der Herde an. Besteht bei der Frau Kinderwunsch, kann man die laparoskopische Untersuchung bzw. Operation mit der Abklärung des Gebärmutterinnenraumes durch eine *Hysteroskopie* sowie die Prüfung der

Eileiter auf Durchgängigkeit mit einem Farbstoff (sog. »Blauprobe«) verbinden.

Bislang steht noch keine Blutuntersuchung zur Verfügung, mit der eine Endometriose nachgewiesen oder die Ausdehnung der Erkrankung abgeschätzt werden könnte. Einige Forschergruppen arbeiten intensiv an der Entwicklung eines dafür geeigneten Tests, der die Bauchspiegelung zur Diagnostik (nicht zur Therapie) zunächst überflüssig machen könnte.

Andere mögliche Erkrankungen, die bei Unterbauchbeschwerden zu berücksichtigen sind

Nicht alle Unterbauchbeschwerden bei Frauen sind durch eine Endometriose bedingt. Insofern gilt es, alle erhobenen Befunde kritisch zu werten und auch andere Ursachen mit in das Kalkül zu ziehen. Wir hatten schon erwähnt, dass bei im Ultraschall auffälligen Zysten auch andere Erkrankungen infrage kommen. Gerade bei jungen Frauen sind Zysten festzuhalten, die im Lauf des Menstruationszyklus entstehen und sich spontan wieder zurückbilden (sog. *funktionelle Zysten*). Auch gut- und bösartige Unterbauchtumoren, die von den Eierstöcken ausgehen, sind im Einzelfall Ursache für Unterbauchschmerzen.

Bei akuten Unterbauchbeschwerden muss vor allem an entzündliche Veränderungen der Eileiter und Eierstöcke gedacht werden. Daneben sollten je nach Situation Verwachsungen (z. B. nach vorausgegangenen Operationen), eine Eileiterschwangerschaft, eine Entzündung des Wurmfortsatzes des Blinddarmes und weitere nicht-gynäkologische Ursachen Berücksichtigung finden. Im Zweifel muss eine Bauchspiegelung zur Klärung durchgeführt werden.

Bei chronischen Beschwerden, die hauptsächlich die Darm- oder Blasenfunktion betreffen, können eine Reihe von Erkrankungen vorliegen, die der Abklärung bedürfen, z. B. Darmerkrankungen wie Morbus Crohn,

Colitis ulcerosa oder das Reizdarmsyndrom, chronische Blasenentzündungen, Nahrungsmittelunverträglichkeiten (z. B. Lactoseintoleranz) u. a.

Auch psychosomatische Ursachen kommen für chronische Unterbauchschmerzen nicht selten infrage. So können sich seelische Konflikte wie Partnerschaftsprobleme oder unerfüllter Kinderwunsch durchaus in Unterbauchbeschwerden und -schmerzen äußern. Deshalb ist bei der Abklärung solcher Beschwerden im Einzelfall die Konsultation bei einem Urologen, Chirurgen, Gastroenterologen und auch psychosomatisch geschulten Ärzten hilfreich.

Eine Betrachtung chronischer Unterbauchbeschwerden – das gilt auch für die Endometriose – aus nur einem Blickwinkel wird der komplexen Situation, in der sich die Frau häufig befindet, nicht gerecht. Arzt und Patientin werden gemeinsam zu einer befriedigenden Lösung des Problems finden, wenn sie eine umfassende Betrachtungsweise zulassen, die alle Aspekte – körperliche wie seelische – berücksichtigt.

Die Häufigkeit der Endometriose

Endometriose ist häufig. Gleichwohl ist es kaum möglich, verlässliche Zahlen anzugeben. Die hier aufgeführten Daten reflektieren die Spannbreite der Ergebnisse aus mehreren Studien. Jene divergieren schon aufgrund der jeweils untersuchten Population, ob eben Frauen ohne Symptome, solche mit Symptomen und/oder unerfülltem Kinderwunsch oder ob z. B. ausschließlich Adoleszentinnen mit schmerzhaften Regelblutungen untersucht wurden. Die Ergebnisse unterscheiden sich weiterhin je nach zugrunde liegendem Schweregrad der Erkrankung.

Subtile, oft kaum wahrnehmbare Endometrioseherde lassen sich bei asymptomatischen Frauen in bis zu 40 % finden, die Zahl steigt bei Frauen mit Schmerzen oder Unfruchtbarkeit auf 60 %. Schaut man nach eindeutigen, sog. typischen Endometrioseläsionen wird man bei Frauen ohne Symptome in 2–5 % fündig, bei Schmerzen und Infertilität können es 40–

70 % sein. Bei jungen Mädchen mit Dysmenorrhoe lässt sich in bis zu zwei Dritteln eine Endometriose nachweisen.

Als Hinweis auf einen möglichen genetischen Hintergrund lässt sich durchaus eine familiäre Häufung beobachten. Das bedeutet, eine Frau, deren Mutter oder Schwester an Endometriose leidet, besitzt ein höheres Risiko für das Auftreten der Erkrankung, verglichen mit der Allgemeinbevölkerung. Ein Gendefekt (Mutation), dem man dies zuordnen könnte, ist allerdings noch nicht identifiziert worden.

Zwischen dem Auftreten der Symptome und dem Nachweis einer Endometriose vergehen in Deutschland und Österreich im Durchschnitt zehn Jahre. Dies liegt zum einen wohl an der Vielfalt der möglichen Symptome, zum anderen vielleicht an der Tatsache, dass letztlich eine verlässliche Diagnose nur über eine Bauchspiegelung zu stellen ist, sicher aber auch daran, dass zu oft nicht an eine Endometriose gedacht wird.

Schweregradeinteilung für die Endometriose

Um eine Einteilung der Endometriose in Stadien unterschiedlicher Schweregrade zu ermöglichen, wurden verschiedene Klassifikationssysteme erarbeitet. Diese finden sich in Arztbriefen oder Operationsberichten. Man beschreibt damit die Ausdehnung der vorhandenen Herde, nicht das Ausmaß der Beschwerden. Eine ältere Einteilung unterscheidet Endometriose im Becken (*Endometriosis genitalis externa*) von Endometriose in der Gebärmutterwand (*Endometriosis genitalis interna, Adenomyosis*) und Endometriose außerhalb der Geschlechtsorgane (*Endometriosis extragenitalis*). Neuere Klassifikationen berücksichtigen auch die Anzahl und Größe sowie Lokalisation der einzelnen Herde (revidierte Klassifikation der American Society for Reproductive Medicine, rASRM-Score). Die rASRM-Klassifikation hat sich vor allem in der reproduktionsmedizinischen Forschung durchgesetzt, allerdings wird die TIE dadurch nicht abgebildet. Für die konkrete Therapieentscheidung ist ein rASRM-Zahlenwert wenig hilfreich. Deshalb wurde durch die Stiftung Endometrioseforschung eine

Schweregradeinteilung erarbeitet, mit der die Ausdehnung der Endometriose von wenigen Herden im Bauchfell bis zu einer TIE nachvollziehbar erfasst werden kann (#ENZIAN).

2 Die operative Therapie der Endometriose

Prof. Dr. med. Uwe Andreas Ulrich

Einführung

Wenn die Ursache einer Erkrankung unbekannt ist, wie dies für die Endometriose noch gilt, kann man therapeutisch nicht bei jener ansetzen. Gleichwohl gibt es auch für die Behandlung der Endometriose wissenschaftlich ausgewertete Erkenntnisse und Erfahrungen, welche therapeutischen Verfahren sich bewährt haben und welche nicht.

Die Behandlung einer Endometriose ist angezeigt,

- wenn sie Beschwerden – vor allem Schmerzen – verursacht,
- wenn sie befallene Organe in ihrer anatomischen Integrität und Funktion beeinträchtigt,
- oder wenn sie mit ungewollter Kinderlosigkeit verbunden ist.

Wenn anlässlich einer aus anderen Gründen durchgeführten Operation zufällig Endometrioseherde gefunden werden und keiner der drei o. g. Gründe vorliegt, muss nicht behandelt werden. In diesem Falle liegt eine asymptomatische Endometriose vor, die nach der Diagnosestellung zunächst keiner weiteren Therapie bedarf.

Für die Behandlung der symptomatischen Endometriose stehen mehrere therapeutische Möglichkeiten zur Verfügung: eine Operation, medikamentöse Behandlungen und nicht zuletzt Hilfe bei der Bewältigung der psychischen, emotionalen, körperlichen und eventuell auch sozialen Folgen dieses oft chronischen Leidens. Viele Betroffene benötigen im Verlaufe der Erkrankung mehrere Operationen und mehrere medikamentöse Behandlungen. Oft müssen verschiedene Therapieformen kombiniert werden – nacheinander oder simultan. Medikamentöse, operative und komplementäre Behandlungen der Endometriose gehen Hand in Hand; sie konkurrieren nicht, sondern ergänzen sich. Da bei der Endometriose nicht immer ein eindeutiger Zusammenhang zwischen bestimmten Befunden und den Symptomen der Patientin (z. B. den Schmerzen) besteht, sollten immer auch andere Erkrankungsmöglichkeiten (*Differenzialdiagnosen*) berücksichtigt werden. Die Endometriose entzieht sich der einseitigen Betrachtung und Beeinflussung.

Viele Experten sind sich derzeit darin einig, dass die Operation bei Endometriose die primäre Behandlung der Wahl ist. Das muss in Zukunft nicht so bleiben, wenn neue Medikamente entwickelt werden, die eine spezifische Wirkung auf Endometriosegewebe entfalten.

Eine Überlegung sei noch angestellt: Um eine bestimmte Behandlung zum Standard erheben zu können, sollte sie ihre Effektivität in Studien – verglichen mit einer anderen oder auch keiner Therapie – bewiesen haben. Bei der Endometriose sind vergleichsweise wenige solcher kontrollierten Studien durchgeführt worden, sodass hier vielleicht noch stärker als bei anderen Erkrankungen die persönliche Erfahrung des behandelnden Arztes eine wichtige Grundlage für die therapeutische Entscheidung ist. Dies mag erklären, warum manche Patientin zu ein und demselben Problem recht unterschiedliche Lösungsvorschläge hört, wenn sie mehrere Ärzte konsultiert.

Mit diesen einleitenden Worten möchten wir um Verständnis für die Komplexität der Behandlung der Endometriose und die Schwierigkeit einer wirklich guten, abgewogenen Entscheidung vor einer Therapie bitten. So gut wie nie ist dabei Eile geboten. Vor einer geplanten Operation müssen das Krankheitsbild und die Lebensumstände der Patientin insgesamt (z. B., ob Kinderwunsch besteht) Berücksichtigung finden – und nicht nur der körperliche Befund.

Viele Betroffene interessiert begreiflicherweise der Stand der Forschung. Im Augenblick ist leider nicht abzusehen, dass schon in den nächsten Jahren eine Operation oder die Gabe der derzeit verwendeten Medikamente durch eine aktuelle Entwicklung abgelöst werden. Zuversichtlich darf stimmen, dass inzwischen Ärzte verschiedener Fachgebiete ohne Berührungsängste gemeinsam an dem Ziel arbeiten, die gesundheitlichen

Folgen der Endometriose für die betroffenen Frauen zu lindern, worum sich die zertifizierten Endometriosezentren in besonderem Maße bemühen.

Die Operation steht idealerweise am Anfang der Behandlung, denn um zu einer exakten Diagnose zu gelangen, wird man bei den allermeisten Frauen, die entsprechende Beschwerden aufweisen, eine Bauchspiegelung mit feingeweblicher Sicherung durchführen. Wir haben in Kapitel 1 gleichwohl darauf hingewiesen, dass die Experten der ESHRE in ihrer aktuellen Leitlinie diese Forderung relativiert haben, und natürlich gibt es ohnehin Ausnahmen, wenn z. B. andere schwerwiegende Erkrankungen vorliegen, die eine Operation vielleicht nicht ratsam erscheinen lassen, oder wenn die Patientin keinen Eingriff wünscht. Im Rahmen dieser zunächst zur Krankheitserkennung beabsichtigten Bauchspiegelung kann auch die primäre operative Therapie erfolgen. Findet man allerdings einen unerwartet ausgedehnten Befund (z. B. am Darm oder der Harnblase) – eine solche Möglichkeit sollte der Operateur vorher mit der Patientin besprechen – hat es sich für manche Betroffene bewährt, hierüber erst einmal zu schlafen und die Sache mit dem behandelnden Arzt und einer vertrauten Person gut abzuwägen, bevor man einen ausgedehnten Eingriff unternimmt.

Natürlich können sich Frauen mit Endometriose nicht ständig operativen Eingriffen unterziehen. Wer viel mit betroffenen Frauen spricht, wird den Eindruck gewinnen, dass zu oft operiert wird. Insbesondere beim Rückfall der Erkrankung muss der erneute Eingriff sehr sorgfältig überlegt werden. Mit der Anzahl der Eingriffe steigt auch die Rate an potenziellen Verwachsungen und durch die Operationen selbst bedingten Reizungen und Schmerzzuständen.

In den meisten Kliniken wird für Endometrioseoperationen der laparoskopischen Technik der Vorzug gegeben. Bei der tief infiltrierenden Endometriose können im Einzelfall der Bauchschnitt oder der vaginale Zugang – oder eine Kombination verschiedener Methoden – das angemessene Verfahren sein. Man sollte die Frage des operativen Zugangs nicht weltanschaulich diskutieren, denn sowohl die Laparoskopie als auch der Bauchschnitt haben ihre Vor- und Nachteile. Auch die chirurgische Schule des Operateurs spielt bei dieser Entscheidung eine Rolle. Gleichwohl steht die Laparoskopie im Zentrum der operativen Endometriosetherapie. Vergleicht man die Bauchspiegelung mit der offenen Operation, sind bei letzterer mehr Nachblutungen zu verzeichnen. Dazu kommt insgesamt ein größeres Gewebetrauma mit der Folge einer erhöhten Neigung zu Verwachsungen, und letztlich ist die Rekonvaleszenz (die Erholungsphase nach der Operation) länger. Wiederholungseingriffe – und sie betreffen die Mehrzahl der Endometriosepatientinnen – sind verständlicherweise bei einem erneuten Bauchschnitt problematischer. Dennoch wird jeder überzeugte endoskopische Operateur einräumen, dass ihm der Tastsinn bei der Beurteilung der Organe und Operationsgebiete fehlt; hierbei ist der Bauchschnitt überlegen. Bei anders nicht zu beherrschenden Schwierigkeiten während der Operation oder bei Komplikationen kann zu jeder Phase des Eingriffs problemlos von der Laparoskopie auf den Bauchschnitt umgestiegen werden. In der Zusammenschau des Für und Wider, wird man bei der heutigen Entwicklung der chirurgischen Technik die laparoskopische Operation favorisieren.

Bei der operativen Therapie der Endometriose befinden sich Patientin und Operateur gleichermaßen in der Klemme: Mit Blick auf die Erkrankung selbst und auf die Beschwerden der betroffenen Frau wäre die komplette Entfernung der Herde das Beste. Folglich ist es das therapeutische Ziel, die Endometriose auf chirurgischem Wege vollständig zu eliminieren. Allerdings handelt es sich um Frauen im reproduktiven Alter, bei denen sich die Entfernung der inneren Fortpflanzungsorgane zunächst verbietet. Insofern muss bei ausgedehntem Befall und TIE ein guter Kompromiss gefunden werden, mit dem das eigentlich Unmögliche zu versuchen ist: größte Effektivität beim Entfernen der Endometriose bei gleichzeitiger Schonung der Fortpflanzungsorgane (Gebärmutter, Eierstöcke und Eileiter). Diesen Kompromiss zu einem bestmöglichen zu machen ist das zentrale Problem bei der chirurgischen Therapie der Endometriose.

Die spezielle chirurgische Therapie der Endometriose

Herde im Bauchfell

Herde im Bauchfell (▶ Abb. 2.1) lassen sich in aller Regel im Rahmen einer Bauchspiegelung ohne größere Probleme entfernen. Dies kann durch Ausschneiden mit einer feinen endoskopischen Schere, Abtragen durch Laser (das ist ein hochenergetisches Licht) oder Zerstören durch Hitze (über elektrischen Strom) geschehen. Welche Technik auch immer eingesetzt wird: Entscheidend ist, dass die Herde möglichst vollständig entfernt werden. Das Ausschneiden mit der Schere hat aus unserer Sicht den Vorteil, dass hitze- bzw. strombedingte Schädigungen z. B. des Harnleiters weniger wahrscheinlich sind, da es nicht unproblematisch ist, Herde, die an der Beckenwand tiefer reichen als zunächst eingeschätzt, durch Hitze allein komplett zu zerstören. Bei Frauen mit Kinderwunsch wird durch die Entfernung dieser Herde die Fruchtbarkeit verbessert, vorausgesetzt, dass die Eierstöcke und Eileiter unauffällig sind. Eine nachfolgende Behandlung mit einem GnRHa verringert zwar die Wahrscheinlichkeit eines raschen Rückfalls der Bauchfellendometriose, verbessert aber nicht die Fruchtbarkeit.

Endometriosezysten

Endometriosezysten des Eierstocks sollten im Rahmen der Primärbehandlung laparoskopisch ausgeschält werden (▶ Abb. 2.2). Die Zerstörung der Zysten durch Hitze (*thermische Destruktion*) allein ist nicht so effektiv. Mit letzterem Verfahren ist die Gefahr des Wiederauftretens größer, da einfach zu viel Endometriosezystengewebe zurückbleibt. Unzureichend ist auch das alleinige Absaugen der Endometriosezysten; hierbei würde nur der »Schokoladeninhalt«, also das alte Blut, entfernt, die Zystenwand und damit das eigentliche Endometriosegewebe jedoch belassen. Bereits im nächsten Zyklus begänne die Zystenbildung von vorn. Nicht zuletzt dient das Ausschälen der Zyste dem feingeweblichen (histologischen) Nachweis,

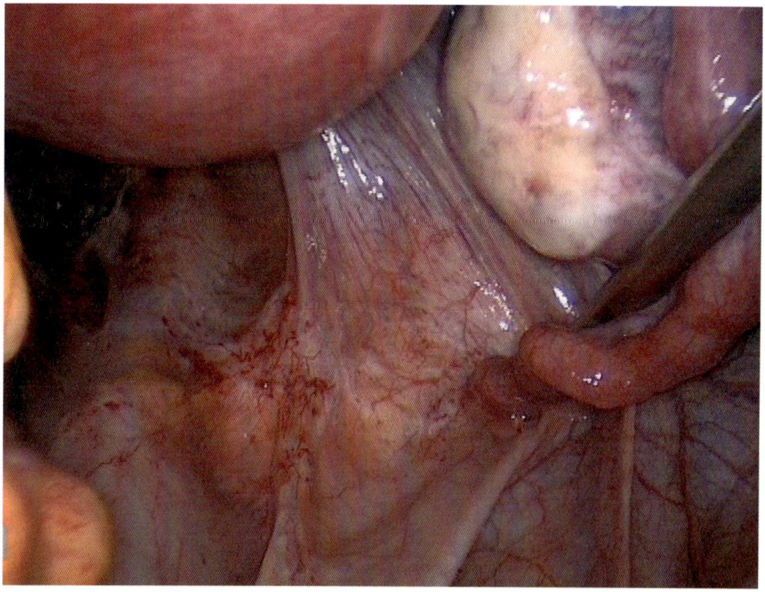

Abb. 2.1: Endometriose des Bauchfells der rechten Beckenwand zwischen Harnleiter und Rektum

dass tatsächlich Endometriose und nicht ein anderer Eierstocktumor vorgelegen hat, womit potenzielle Bösartigkeit sicher ausgeschlossen werden kann. Liegt kein Kinderwunsch vor, kann nach der Operation, um die Wahrscheinlichkeit eines Rückfalls zu verringern, eine geeignete Pille (d. h. eine Einphasenpille) ohne Pause gegeben werden, allerdings wird diese Auffassung nicht von allen Experten geteilt.

Bei Kinderwunsch verbessert die Entfernung einer Endometriosezyste die Fruchtbarkeit, wenn eine spontane Schwangerschaft angestrebt wird. Ist dagegen eine künstliche Befruchtung vorgesehen, wird man die Schwangerschaftswahrscheinlichkeit kaum beeinflussen. Durch das Ausschälen der Endometriosezyste kann die reproduktive Reserve des Eierstocks eingeschränkt werden. Eine gewisse chirurgische Zurückhaltung ist insofern geboten, wenn dringender Kinderwunsch besteht und sich Endometriosezysten auf beiden Seiten wiederholt gebildet haben. Das erneute gründliche Ausschälen der Endometriosezyste ist dann u. U. mit der

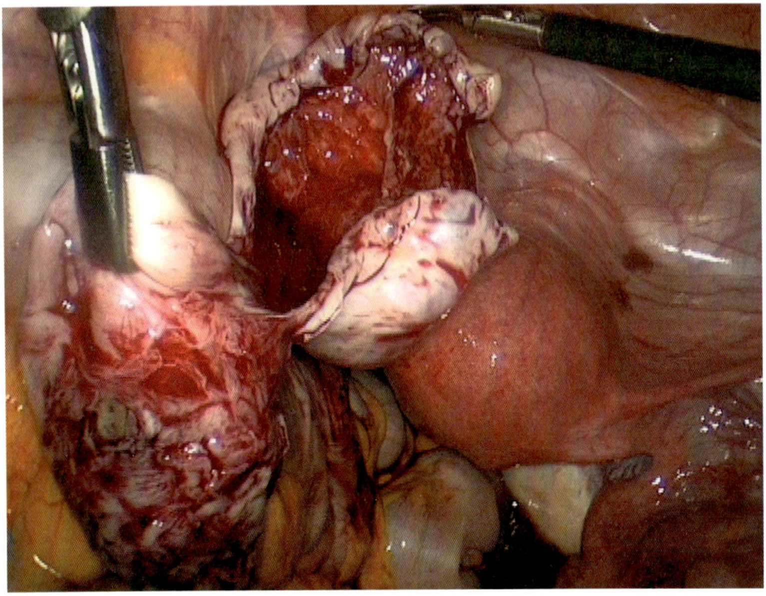

Abb. 2.2: Ausschälen einer Endometriosezyste

ungewollten Preisgabe von Follikeln und damit Eizellen verbunden. Die Entscheidung für einen solchen Eingriff und seine Durchführung gehören in die Hände eines Erfahrenen.

Adenomyose

Die Adenomyose, d. h., der Endometriosebefall der Gebärmuttermuskulatur, kann isoliert oder auch im Zusammenhang mit anderen Endometriosemanifestationen auftreten. Da nur die Untersuchung der entfernten Gebärmutter eine wirklich verlässliche Diagnose zulässt, muss man sich bei der Adenomyose in der Regel mit der Verdachtsdiagnose begnügen. Bei Kinderwunsch sind operative Maßnahmen nur im Ausnahmefall sinnvoll, z. B. das Ausschneiden unter Gebärmuttererhalt bei fokaler Adenomyose. Ist die Familienplanung abgeschlossen, darf die operative Entfernung der Gebärmutter als Therapie der Wahl gelten. Welche chirurgische Methode dabei zur Anwendung kommt, ist sekundär. Allerdings wird eine alleinige *vaginale* Gebärmutterentfernung nicht empfohlen, weil man dann potenziell im Bauch befindliche Endometrioseherde übersehen würde. Insofern sollte eine *vaginale* Gebärmutterentfernung bei Adenomyoseverdacht mit einer Bauchspiegelung kombiniert werden. Heute wird in vielen Kliniken die laparoskopische Entfernung des Gebärmutterkörpers unter Belassen des Gebärmutterhalses durchgeführt (LASH). Manche Ärzte raten bei Adenomyose davon ab, um keine Herde im Gebärmutterhals zurückzulassen. Nach unserer Erfahrung ist dieser Eingriff gleichwohl eine gute Option bei Adenomyose, wenn sich hinter dem Gebärmutterhals keine tief infiltrierende Endometriose befindet. Die meisten Frauen mit abgeschlossener Familienplanung sind mit der LASH – auch bei Adenomyose – sehr zufrieden. Soll die Gebärmutter erhalten bleiben, wird man eine therapeutische Amenorrhoe mit einem Gestagen induzieren oder eine gelbkörperhormonfreisetzende Spirale versuchen.

Die tief infiltrierende Endometriose (TIE)

Bei der tief infiltrierenden Endometriose (TIE) werden wir etwas länger verweilen, weil gerade hier große Unsicherheit besteht, und weil sich hier beispielhaft das Dilemma der Endometriose zeigt. Liegt eine TIE des Septum rectovaginale, des Darmes, der Harnblase oder des Harnleiters vor, erfordert die operative Entfernung eine besondere Erfahrung des Operateurs und eine besonders sorgfältige Vorbereitung (▸ Abb. 2.3). Einer solchen Operation sollte niemand von einem Tag zum anderen zustimmen.

Die meisten Formen der TIE kann der Arzt bei der körperlichen Untersuchung feststellen, dafür braucht es selten eine aufwendige apparative Diagnostik. Die Schilderungen der betroffenen Frau lassen oft den richtigen Verdacht schöpfen, und die tiefen Herde in der Scheide und im rektovaginalen Raum kann man fast immer sehen bzw. tasten. Natürlich ist eine Darmendometriose nur dann mit dem untersuchenden Finger zu fühlen, wenn sie ausreichend tief in Richtung Schließmuskel sitzt.

Mit der vaginalen oder rektalen Ultraschalluntersuchung lässt sich bei entsprechender Erfahrung ein tiefer Enddarmbefall gut darstellen. Auch eine Kernspintomografie liefert dafür gute Bilder, aber man wird sie in der Routine meistens für entbehrlich halten dürfen. Bei Verdacht auf Darm-

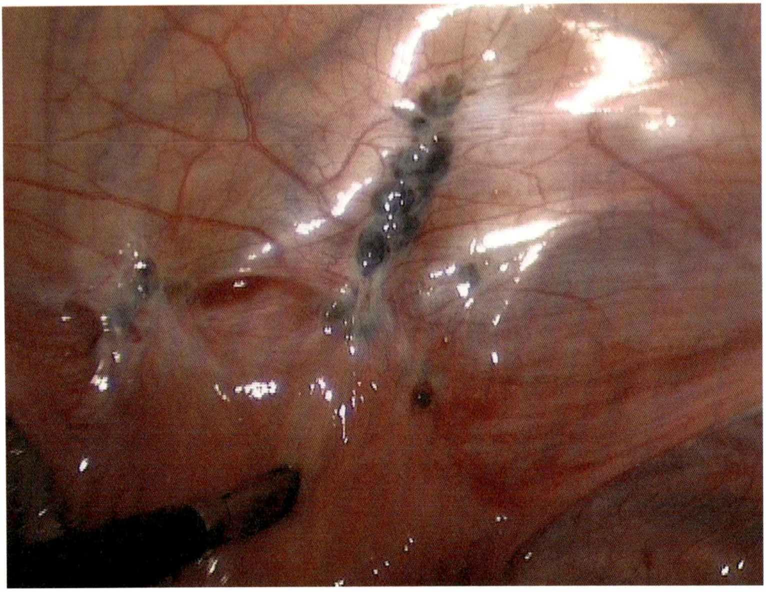

Abb. 2.3: Endometrioseinfiltration des Blasenbauchfells, die recht tief in das darunterliegende Gewebe reicht

befall wird zur Abklärung vor der Operation häufig eine Darmspiegelung (*Kolorektoskopie*) eingesetzt. Dazu ist anzumerken, dass ein Befall der Darmschleimhaut, den man also von innen während der Darmspiegelung sehen könnte, selten ist und somit ein unauffälliger rektoskopischer Befund einen Befall der Darmwand von außen keinesfalls ausschließt. Genau dort aber sitzt die Darmendometriose typischerweise. Die *Kolorektoskopie* ist dennoch wichtig bei Blutungen aus dem Darm zur Abgrenzung von anderen möglichen Darmerkrankungen. Dieses Symptom ist bei Darmendometriose nach unserer Erfahrung allerdings gar nicht so häufig (▶ Kap. 1).

Für die Abklärung einer Blasen- und Harnleiterendometriose wird man die Blase spiegeln und den Verlauf der Harnleiter u. U. mit einer Kontrastmitteluntersuchung darstellen. Durch die Ultraschalluntersuchung kann man einfach und schnell feststellen, ob die Nieren gestaut sind, was nicht übersehen werden darf, da sie, wenn dieser Zustand länger besteht, dauerhaft Schaden – bis zur Funktionslosigkeit – nehmen können.

Die Behandlung der Wahl bei TIE ist die Entfernung des erkrankten Gewebes im Gesunden; damit meint man, dass ein gesunder Gewebesaum den Herd umgibt. Das klingt einfach, ist es oft aber nicht, denn die Resektion stößt an ihre Grenzen, wenn die Genitalorgane erhalten werden müssen.

Der Befall der Scheide allein stellt in der Regel kein größeres chirurgisches Problem dar. Über den vaginalen Zugang lässt sich das befallene Areal herausschneiden, einige Operateure bevorzugen dafür den laparoskopischen Weg. Eine parallel durchgeführte Bauchspiegelung ist dabei in jedem Falle zu empfehlen, da man sonst nichts über eine potenzielle Ausdehnung im Bauchraum erfährt.

Sehr anspruchsvoll ist die Resektion der rektovaginalen Endometriose, insbesondere weil vorher nicht immer klar ist, ob auch ein Befall der Enddarmvorderwand besteht. Der Herd ist in der Regel nur Millimeter von der Rektumvorderwand entfernt oder dringt sogar in sie ein. Dann stellt sich die Frage der Entfernung dieses befallenen Rektumabschnitts.

Die Darmendometriose sitzt überwiegend im Rektum oder darüber im sog. Sigma (▶ Abb. 2.4). Höhere Darmabschnitte sind deutlich seltener betroffen, z. B. der übrige Dickdarm, der Blinddarmfortsatz (*Appendix*) oder der Dünndarm. In letzterem Falle finden sich die Herde dann meistens in der Nähe der Einmündung des Dünndarms in den Blinddarm. Die Operation der tiefen Darmendometriose ist umso schwieriger – und mit mehr Komplikationen behaftet – je näher der Befund an den Schließmuskel heranreicht. Wenn die Endometriose nur einen kleinen Bezirk des Darmes befällt, kann dieser ausgeschnitten und die Darmwand vernäht werden. Bei größerem Befund und immer, wenn eine relevante Einengung des Darmes resultiert, kommt man um die Resektion eines Segmentes wahrscheinlich nicht herum. Auch das kann in Kliniken mit entsprechender Erfahrung laparoskopisch erfolgen. Die Darmenden müssen nach dem Herausschneiden des befallenen Segmentes wieder vereinigt und die Kontinuität des Darmrohres somit wiederhergestellt werden.

Wenn die Blasenwand befallen ist, wird auch hier die Stelle entfernt und die Blase mit Nähten verschlossen. Die Harnleiter selbst sind selten infiltriert. Wenn das der Fall ist, erfolgt die Resektion des betreffenden Ab-

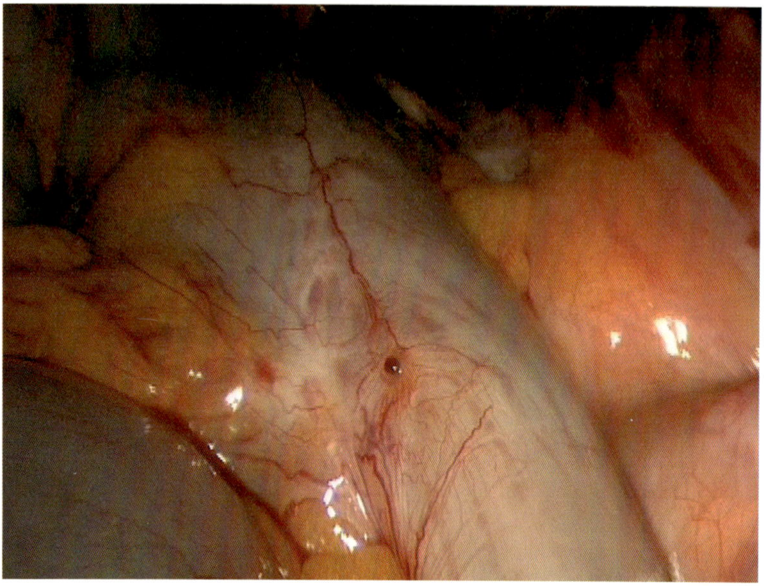

Abb. 2.4: Kleiner oberflächlicher Endometrioseherd im Dickdarm (Colon sigmoideum)

schnitts und die Vereinigung der Enden oder das Neueinpflanzen in die Harnblase (sog. Psoas-Hitch-Operation). Viel häufiger findet sich eine Ummauerung und damit Einengung des Harnleiters von außen. Diese muss beseitigt und die ungehinderte Peristaltik des Harnleiters dadurch wieder ermöglicht werden (*Dekompression durch Ureterolyse*) (▶ Abb. 2.5). Das Problem ist ein potenzieller Stau der Niere, der tückischerweise selten Beschwerden verursacht, weil sich die Veränderungen durch die Endometriose schleichend über eine lange Zeit entwickeln. Ein akuter Harnstau, z. B. weil bei einer Operation der Harnleiter in Bedrängnis geriet, bereitet dagegen heftige Beschwerden. Wenn die Niere über ein gewisses, durch das Organ toleriertes Maß hinaus gestaut wird, verliert sie ihre Funktion und muss dann entfernt werden. Dazu sollte es nach Möglichkeit nicht kommen. Ein Harnstau der Niere bei Endometriose – ob mit oder ohne Beschwerden – ist daher immer eine absolute Anzeige für eine Intervention.

Nach der Operation und auch bei Verzicht auf einen Eingriff bei TIE wird dringend zur Kontrolle der Nieren durch Ultraschall geraten.

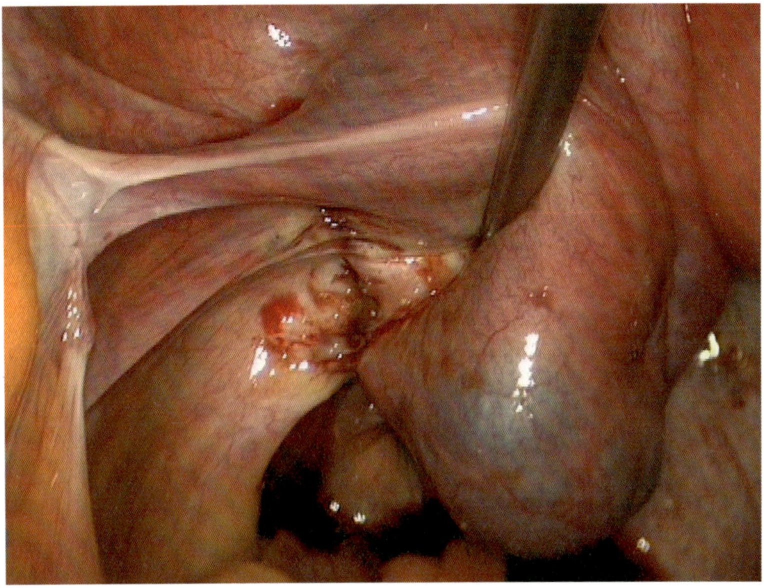

Abb. 2.5: Endometriose der linken Beckenwand (im Verlauf des Harnleiters) und des linken Eileiters

Komplikationen der Operation

Jeder operative Eingriff ist mit der Möglichkeit einer Komplikation behaftet. Bei einer ausgedehnten, schwierigen Operation ist die Wahrscheinlichkeit naturgemäß höher. Einfachere und in aller Regel gut zu beherrschende Komplikationen sind Nachblutungen und leichtere Wundinfektionen. Hierbei muss abgewogen werden, ob ein nochmaliger Eingriff angezeigt ist oder die Situation *konservativ*, d. h. ohne erneute

Operation, beherrscht werden kann. Nach Resektion einer Blasen- oder Darmendometriose ist trotz perfekter Technik nicht immer zu garantieren, dass die Wundenden gleich beim ersten Mal verheilen. Dann muss vor allem beim Darm häufig noch einmal operiert werden, und es kann sich ein vorübergehender künstlicher Darmausgang als notwendig erweisen, um die Heilung der Darmnaht zu erleichtern. Gelegentlich sollte man sich für einen solchen schützenden (*protektiven*) künstlichen Ausgang aufgrund des Operationsverlaufes schon beim ersten Eingriff entscheiden. Es gibt auch operative Schulen, in denen ein protektiver künstlicher Darmausgang bei tiefer Enddarmresektion immer angelegt wird. Dieser vorübergehende Darmausgang wird heute in der Regel schon nach wenigen Wochen zurückverlegt.

Tief im Becken ziehen feine Nerven zum Enddarm und zur Blase. Bei ausgedehnter Operation im Bereich des Enddarmes kann es zu Verletzungen dieser Nerven kommen – auch wenn jeder Operateur streng darauf achtet, dies zu vermeiden. Störungen der Blasenfunktion können dann die Folge sein.

Nur eine angemessen beratene und aufgeklärte Patientin kann gemeinsam mit dem Arzt zu einer guten Entscheidung kommen. Diese Entscheidung kann im Einzelfall auch heißen, nicht zu operieren. Hier stellt sich die Frage, wann man sich denn für einen solchen Eingriff entscheiden »muss«. Die Beantwortung ist auch für den erfahrenen Operateur nicht immer einfach. Denn wie will man das Für und Wider abwägen, wenn der Ausgang immer auch mit etwas Ungewissheit verbunden ist? Jede betroffene Patientin wünscht sich natürlich einen komplikationslosen Verlauf und anschließend wenigstens Beschwerdearmut (idealerweise Beschwerdefreiheit). Gleichwohl wird das kein seriöser Arzt versprechen. Niemand möchte sich freiwillig bei einer gutartigen Erkrankung z. B. einer Darmteilentfernung unterziehen. Niemand möchte einen künstlichen Darmausgang. Bei Darmbefall ist die Symptomatik entscheidend. Ist der Darm eingeengt und ist jeder Stuhlgang eine Qual, wird man sich für die Operation entscheiden. Ist der Geschlechtsverkehr ohne Schmerzen eigentlich nicht mehr möglich, wird man ebenfalls operieren. Natürlich kommt hier die individuelle Schmerzempfindlichkeit zum Tragen; was für eine Frau tolerabel ist, kann für eine andere unerträglich sein. Genauso ist es mit der Angst vor einer Operation. Manch eine entscheidet sich schneller dafür, die andere sucht eine Lösung ohne Eingriff so lange, bis es buchstäblich nicht mehr geht. Versuchen wir, es auf folgende vereinfachte Formel zu bringen: Wenn die Situation, in der sich die Frau durch die Erkrankung bereits befindet, nach gemeinsamer Einschätzung wahrscheinlich gravierender ist als die möglichen Komplikationen, und wenn über nichtoperative Alternativen ausführlich gesprochen wurde und diese ausgeschöpft sind, dann ist ein ausgedehnter operativer Eingriff bei TIE angezeigt. Wichtig ist eine professionelle Vorbereitung in einem Haus mit Ärzten, die über die notwendige Erfahrung verfügen.

Rückfall der Endometriose/chronische Schmerzen

Man darf nicht zu häufig operieren. Die Operation wird schwieriger, wenn schon mehrmals voroperiert wurde, weil sich das Gewebe mit jedem Eingriff verändert und die Schichten zwischen den Organen, die beim Operieren als Leitschienen fungieren, sich nicht mehr so gut darstellen lassen. Nach vielen Operationen im Becken ist auch die Irritation von Nerven mit neuen, durch nun diesen Eingriff verursachten Schmerzen zu bedenken. Gelegentlich findet man dann kein eigentliches Endometriosegewebe mehr, sondern verhärtetes Bindegewebe (*Fibrose*). Schmerz kann nicht »wegoperiert« werden. Wünschenswert wäre, primär eine adäquate Operation durchzuführen, bei der die Endometriose konsequent angegangen wird, anstatt viele halbherzig durchgeführte Eingriffe in Kauf zu nehmen, die allesamt nicht zum Ziel führen. Dann sollte man eher auf eine Operation verzichten.

Auch nach professionell durchgeführter Operation einer TIE mit Darmresektion treten bei einigen Patientinnen wieder Beschwerden auf, die auch durch o. g. Zusammenhänge bedingt sein können, d. h. eine vitale Endometriose muss gar nicht mehr vorhanden sein. Hierfür wird in ausgesuchten Einrichtungen nach operativen Lösungen durch Beeinflussung von schmerzleitenden Nerven gesucht. Die Nerven werden dabei aus endometriose- oder auch operationsbedingten Ummauerungen befreit, z. T.

werden Elektroden implantiert, über die Impulse an die Nerven gelangen (sog. *Neuromodulation*).

Eine erneute Operation verspricht immer dann einen Erfolg, wenn die vorherigen Operationen an dem bestehenden Problem eigentlich vorbeigingen; wenn z. B. eine Darmendometriose besteht, sie aber nie wirklich operiert wurde. Wenn jedoch ein ausgedehnter Eingriff in einer entsprechenden Einrichtung vorausgeht, raten wir eher zur Zurückhaltung, weil man die Situation dann einfach zu selten noch einmal deutlich verbessert.

Gelegentlich hört man die Meinung, dass die Entfernung der Gebärmutter sozusagen als »radikale« Maßnahme das Schmerzproblem in jedem Falle dauerhaft zu lösen geeignet ist. Dazu möchten wir anmerken, dass bei nicht »radikal« operierter, also zurückgelassener TIE auch die Gebärmutterentfernung keine »radikale« Maßnahme, sondern einen weiteren Kompromiss darstellt, der nicht zur Beschwerdefreiheit führen wird. Zurückgelassene Reste von Eierstockgewebe (*remnant ovary*) trotz vermeintlich kompletter Entfernung sind gelegentlich Ursache für ein Fortbestehen der Endometriose und damit der Beschwerden. Die Behandlung der Wahl ist die chirurgische Entfernung dieses Eierstockgewebes, ein Eingriff, der oft recht anspruchsvoll ist, weil es sich gut im Bauch zu verstecken vermag.

Hormonbehandlung vor und nach einer Operation

Eine Vorbehandlung mit GnRHa verbessert die Chancen einer erfolgreichen Operation nach bisherigem Kenntnisstand bei TIE nicht überzeugend und wir verzichten darauf. Aber es gibt Argumente dafür: Die Herde können sich verkleinern und die Operation so vielleicht erleichtert werden. Daneben wird eine verminderte Durchblutung durch die GnRHa erreicht, was sich in einem geringeren Blutverlust während der Operation niederschlagen könnte. Umgekehrt wäre gerade bei einer Bauchfellendometriose die Maskierung von Herden durch die Vorbehandlung ins Feld zu führen, wodurch sie vielleicht bei der Operation übersehen und damit zurückgelassen würden. Im Einzelfall führt man die medikamentöse Therapie durch, um die Zeit bis zur geplanten Operation möglichst schmerzarm zu überbrücken.

Treten Beschwerden längere Zeit nach einer Operation auf, stellt sich immer die Frage, ob die Erkrankung zurückgekommen ist oder Verwachsungen und andere Operationsfolgen anzuschuldigen sind. Die Gabe eines GnRHa kann dann helfen, die Frage zu beantworten: Gehen die Beschwerden rasch zurück, ist ein Wiederauftreten der Endometriose als Ursache für die Beschwerden wahrscheinlicher als Verwachsungen.

Eine medikamentöse Behandlung richtet sich nach dem Endzustand nach der Operation, ob die Herde also vollständig entfernt werden konnten, und danach, ob Kinderwunsch besteht. Wenn die Operation unvollständig geblieben ist, weil die Patientin bei einem unerwartet ausgedehnten Befund nicht vorbereitet war oder vielleicht eine radikale Operation nicht wünschte, ist die hormonelle Nachbehandlung sinnvoll; sie vermag dann das Intervall ohne endometriosebedingte Beschwerden zu verlängern. Ganz prinzipiell ist zu bedenken, dass mikroskopische Reste, die sich dem menschlichen Auge trotz der Vergrößerung durch das Laparoskop entziehen, wahrscheinlich sehr häufig zurückbleiben, insofern gibt es durchaus Argumente für eine generelle medikamentöse Nachbehandlung mit GnRHa, Gestagenen oder auch einer Einphasenpille. Auf der anderen Seite gilt: Wenn man unmittelbar nach der Operation GnRHa gibt, ist der Effekt der Operation auf die Beschwerden gar nicht klar zu beurteilen. Dieses Thema wird auch unter Spezialisten kontrovers diskutiert.

Ist eine Schwangerschaft das hauptsächliche Ziel der Behandlung und eine assistierte Reproduktion bereits vorgesehen, hat sich der unmittelbare Beginn einer GnRHa-Behandlung nach der Operation zur Vorbereitung der In-vitro-Fertilisation bewährt (▶ Kap. 29, ▶ Kap. 30).

Teenager als Endometriosepatientinnen

Als Arzt befindet man sich in einer nicht ganz einfachen Situation, wenn es darum geht zu entscheiden, ob bei einer sehr jungen Patientin eine Laparoskopie und vielleicht auch ausgedehnte Operation durchgeführt werden sollte. Viele junge Mädchen klagen über eine mehr oder weniger schmerzhafte Menstruation, und natürlich haben nicht alle eine Endometriose. Aber wie will man entscheiden, welche Schmerzen »ausreichend« sind, um eine Laparoskopie bei einer 13-jährigen Patientin zu rechtfertigen? In diesem Alter kann durchaus schon eine Endometriose vorliegen. Weder möchte man dieser jungen Patientin die Laparoskopie vorenthalten, wenn sie nun vielleicht wirklich eine Endometriose hat, noch zu viele Mädchen einer Bauchspiegelung unterziehen, bei denen sich dann ein völlig unauffälliger Befund ergibt. Darüber hinaus gibt es aus kinderpsychologischer Sicht durchaus Sorge, wenn eine zu intensive Beschäftigung mit der oft chronischen Erkrankung Endometriose und ihren möglichen Folgen schon sehr früh beginnt. Die Entscheidung ist naturgemäß umso schwieriger, je jünger das Mädchen ist. Aber vielleicht sind folgende pragmatische Empfehlungen hilfreich: Wenn sich bei der körperlichen Untersuchung durch Tasten und Ultraschall ein völlig normaler Befund ergibt, würden wir zunächst eine geeignete Pille (*also kombinierte Einphasenpäparate*) verordnen (nicht selten wird ja eine Schwangerschaftsverhütung ebenfalls gewünscht). Das kann zunächst mit dem üblichen einnahmefreien Intervall erfolgen und bei nicht ausreichender Wirkung als Einnahme ohne Pause. Wenn sich die Situation nicht bessert oder sogar verschlechtert, ist eine Laparoskopie zu diskutieren.

Ergibt sich bei der körperlichen Untersuchung bereits ein auf Endometriose hinweisender auffälliger Befund (eingeblutete Zysten im Eierstock, Befund im Scheidengewölbe oder im Septum rectovaginale usw.), sollte man nach unserer Auffassung laparoskopieren. Die Entscheidung für einen Eingriff fällt ebenfalls leichter, wenn die junge Patientin jeden Monat mehrere Tage wegen der Beschwerden der Schule fernbleiben muss, und wenn bereits regelmäßig Schmerzmittel eingenommen werden. Zwar gelten für die operative Behandlung die gleichen Grundsätze wie bei Erwachsenen, aber man wird als Operateur gut daran tun, nicht zu vergessen, dass bei der jungen Patientin der Erhalt des inneren Genitales oberstes Gebot ist.

3 Die medikamentöse Therapie der Endometriose

Dr. med. Ewald Becherer

Prinzipien der medikamentösen Therapie

Endometriose kann verschiedene Erscheinungsformen und Verläufe zeigen. Bei manchen Frauen ist die Endometriose ein harmloser Zufallsbefund ohne weiteren Behandlungsbedarf. Bei vielen Frauen ist die Endometriose aber eine chronische Erkrankung, die eine Langzeittherapie erfordert. Unterscheidungsmerkmale und die Indikation zur Therapie ergeben sich zum einen aus den Befunden bei den Untersuchungen und bei der Operation, zum anderen im Gespräch mit der Patientin über ihre Beschwerden, ihre Beeinträchtigungen, ihre individuelle Lebenssituation, wie z. B. ein derzeitiger oder späterer Kinderwunsch und ihre Bedürfnisse, wie beispielsweise im Umgang mit dem Rezidivrisiko. Auch wenn bei einer Operation alle sichtbaren Endometrioseherde entfernt worden sind, kann es zu einem Wiederauftreten der Erkrankung kommen. Dies ist je nach Erkrankungsstadium fünf Jahre nach der operativen Behandlung bei ca. 45 % der Patientinnen der Fall. Je ausgeprägter der Befund ist, desto höher ist das Rezidivrisiko, das in manchen Fällen bis zu 80 % betragen kann. So ist in vielen Fällen im Anschluss an eine operative Therapie auch eine medikamentöse Therapie angezeigt, insbesondere wenn weiterhin Beschwerden bestehen oder die Fruchtbarkeit erhalten werden soll.

Das *Ziel einer medikamentösen Therapie* ist eine dauerhaft hohe Lebensqualität für eine an Endometriose erkrankte Patientin, die mit einer gewissen Wahrscheinlichkeit an einer chronischen Erkrankung leidet. Mit der medikamentösen Therapie kann man die Symptome der Endometriose verringern oder ganz beseitigen, vorhandene Endometrioseherde verkleinern, die Rezidivrate verringern, die Fruchtbarkeit erhalten sowie erneute

Operationen und weitere Krankheitsfolgen vermeiden. Allerdings gelingt es nicht immer, diese Ziele zuverlässig zu erreichen. Während bei einer Patientin mit starken Beschwerden die Entscheidung für eine medikamentöse Therapie eher leichtfällt, ist die Abwägung bei einer Patientin schwieriger, die nur wenig Beschwerden aber später noch Kinderwunsch hat, bei der also der Erhalt einer sonst möglicherweise beeinträchtigten Fruchtbarkeit im Vordergrund steht.

Ansatzmöglichkeiten für die medikamentöse Therapie sind die Schmerzen, die chronische Entzündung, die durch die Endometrioseherde hervorgerufen wird, die Wirkung und übermäßige lokale Präsenz des körpereigenen Östrogens, das das Wachstum der Endometrioseherde stimuliert und die abgeschwächte bzw. fehlende lokale Wirkung des körpereigenen Gelbkörperhormons Progesteron, das somit seine regulierende Wirkung nicht ausreichend entfalten kann. Es werden hauptsächlich Medikamente der Schmerztherapie (Analgetika) und der hormonellen Therapie (auch Hormontherapie oder endokrine Therapie genannt) eingesetzt.

Die *medikamentöse Schmerztherapie* wird in Kapitel 4 »Gezielte Schmerztherapie bei Endometriose« ausführlich beschrieben.

Zur *hormonellen Therapie* werden synthetische Gelbkörperhormone (Gestagene), insbesondere das Dienogest, Medikamente der hormonellen Verhütung (kombinierte hormonale Kontrazeptiva, die »Pillen« und andere), die Hormonspiralen und die sog. »GnRH-Analoga« eingesetzt. Die Medikamente der hormonellen Therapie verringern die körpereigene Produktion der Geschlechtshormone Östrogen und Progesteron, bewirken konstante Hormonspiegel und führen bei kontinuierlicher Anwendung, d. h. ohne Einnahmepause, zum gewünschten Ausbleiben der Periodenblutungen (sog. *»therapeutische Amenorrhoe«*). Sie reduzieren die Schmerzen und bewirken eine feingewebliche Umwandlung der Endometrioseherde, was langfristig zur Schrumpfung der Herde führt (Atrophie). Die Gestagene haben darüber hinaus auch eine entzündungshemmende Wirkung. Hinsichtlich der schmerzlindernden Wirkung sind die Gestagene, die kombinierten oralen Kontrazeptiva und die GnRH-Analoga gleich wirksam. Die Hormonspiralen unterscheiden sich von den anderen Medikamenten, da sie keine Wirkung auf die Produktion der Geschlechtshormone haben, sondern eher eine lokale Wirkung auf die Endometrioseherde in der Muskelschicht der Gebärmutter und deren Umgebung.

Die hormonelle Therapie kann aber die Endometrioseherde nicht komplett eliminieren, sodass nach Beendigung der Therapie die Endometrioseherde wieder wachsen können. Sie wirkt also nur während der Zeit, in der sie durchgeführt wird. Eine Heilung oder ein Langzeiteffekt können dadurch leider nicht erwartet werden. Dennoch treten manchmal nach einer adäquat durchgeführten Therapie lange Zeit oder auch nie mehr irgendwelche Endometriose-bedingte Beschwerden auf. Die Gründe für diese Heilung sind unbekannt.

Die aktuelle Leitlinie »Diagnostik und Therapie der Endometriose« von August 2020 empfiehlt in erster Linie die Anwendung des Gestagens Dienogest. In zweiter Linie können kombinierte orale Kontrazeptive (geeignete Pillen), andere Gestagene inklusive lokaler Anwendungen (d. h. die Hormonspirale) und GnRH-Analoga eingesetzt werden.

Gelingt es mit einem Medikament nicht, eine Amenorrhoe (Blutungsfreiheit) zu erreichen, sollte die medikamentöse Therapie überdacht und ein anderes Medikament gewählt werden. Dies gelingt mit einem Gestagen allein weniger gut als mit einem kombinierten hormonellen Kontrazeptivum und mit GnRH-Analoga am zuverlässigsten.

Wenn die Amenorrhoe erreicht wird, aber die Schmerzen bleiben, muss die individuelle Situation der Patientin diagnostisch und therapeutisch neu beurteilt werden. Dies geschieht am besten in einem Endometriosezentrum, das mit verschiedenen Fachrichtungen zusammenarbeitet, z. B. mit der speziellen Schmerztherapie und der Psychosomatik. Bei manchen Patientinnen kann es schwierig sein zu beurteilen, welchen Anteil eine vermutete oder auch nachgewiesene Endometriose an den Schmerzen hat. In einer erweiterten und umfassenden Diagnostik können eventuell andere Schmerzursachen oder eine Chronifizierung der Schmerzen an Bedeutung gewinnen, sodass die Therapie ergänzt oder umgestellt werden muss.

Wenn die Schmerzen durch eine hormonelle Therapie nicht ausreichend gebessert werden, ist die Zusammenarbeit in einem speziellen Schmerzzentrum sinnvoll.

Die aktuelle Leitlinie sieht eine operative Diagnostik mit feingeweblicher Bestätigung der Endometriose und eine operative Entfernung möglichst aller Endometrioseherde als Standard vor. Sie beschreibt aber auch, dass es vermehrt Ansätze gibt, Gestagene und orale Kontrazeptiva (die »Pillen«) als Erstlinien-Therapie vor einer operativen Diagnostik und

Therapie anzuwenden. Bezüglich der Schmerzlinderungen gibt es keinen Unterschied zwischen der primär medikamentösen und operativen Therapie. Es fehlen aber verlässliche Erkenntnisse, um langfristig die Symptomlinderung, die Rezidivwahrscheinlichkeit und den Einfluss auf die Fruchtbarkeit zu beurteilen. Bei Teenagern oder ausdrücklichem Wunsch der Patientin kann primär eine medikamentöse Therapie eingeleitet werden, wenn keine Organschädigungen und aktuell kein Kinderwunsch bestehen, wenn die Schmerzen bei der Menstruation das Hauptsymptom sind, bei kleinen Endometriosezysten am Eierstock oder Endometriose im Bauchfell.

Wenn aktuell kein Kinderwunsch besteht, kann im Anschluss an eine operative Therapie eine medikamentöse Therapie erfolgen, um ein Wiederauftreten der Beschwerden zu vermeiden und eventuell verbliebene Beschwerden zu lindern. Wenn eine Indikation zur medikamentösen Therapie besteht, sollte sie als Langzeitbehandlung angelegt werden. Bei der Auswahl der Therapie kommt es somit nicht nur auf deren Wirksamkeit hinsichtlich der Endometriose an, sondern auch auf die Verträglichkeit, Nebenwirkungen und Risiken.

Wenn aktuell Kinderwunsch besteht, kann bei geplanter künstlicher Befruchtung die Vorbehandlung mit einem GnRH-Analogon z. B. über drei Monate erfolgen. Ansonsten kommt als etablierte medikamentöse Therapie nur die Schmerztherapie in Betracht.

Wie lange eine medikamentöse Therapie durchgeführt wird, kann nur im individuellen Einzelfall entschieden werden. Allgemein gültige Empfehlungen zur Beendigung einer medikamentösen Therapie gibt es nicht. Eventuell kann bei einer Patientin ein Beendigungsversuch nach sechs oder zwölf Monaten erfolgreich sein. Bei einer anderen Patientin kann es sinnvoll sein, die Therapie bis zum Kinderwunsch fortzuführen. Manchmal ist eine Therapie bis in die Wechseljahre erforderlich.

Medikamente der hormonellen Therapie

Therapie mit Dienogest und anderen Gestagenen

Neben dem körpereigenen Gestagen (Gelbkörperhormon) der Frau, dem Progesteron, gibt es eine Reihe synthetisch hergestellter Gestagene, denen gemeinsam ist, eine dem Progesteron ähnliche Wirkung im Körper zu haben. Dennoch ist ihr Wirkungsspektrum untereinander und mit dem von Progesteron nicht identisch. Sie unterscheiden sich in ihrer Wirkstärke und haben spezifische potenzielle Nebenwirkungen im Hormon- und übrigen Stoffwechselsystem. Außerdem unterscheiden sie sich in den Möglichkeiten der Verabreichung (Tablette, Spirale, Implantat, Injektion, Creme). Die meisten Erfahrungen bestehen mit dem Gestagen Dienogest.

Therapeutisch verabreichte Gestagene hemmen die Freisetzung der beiden Hormone FSH und LH, die in der Hirnanhangsdrüse gebildet werden und die hormonelle Aktivität der Eierstöcke regulieren. Dies verhindert den Eisprung und führt zu niedrigen Konzentrationen des körpereigenen Östrogens und Progesterons. Bei einer kontinuierlichen Einnahme heben die Gestagene die Konzentrationsschwankungen dieser Hormone auf, sodass kein Zyklus mehr stattfindet und keine Periodenblutungen mehr auftreten. Sie haben eine antiöstrogene Wirkung, indem sie die Ausbildung der Östrogenrezeptoren in den Endometrioseherden hemmen, sodass das körpereigene Östrogen die Endometriose nicht mehr stimulieren kann. Gestagene behindern das Wachstum von Endometrioseherden und bewirken langfristig deren Schrumpfung. Sie unterdrücken die entzündliche Begleitreaktion in der Umgebung der Endometrioseherde, wodurch sie die Schmerzen reduzieren können.

Als Nebenwirkung kommt es häufig zu Zwischenblutungen, insbesondere zu Beginn der Therapie. Außerdem kann es zu Brustspannen, Übelkeit, Gewichtszunahme, Wassereinlagerung, Hitzewallungen, Reizbarkeit, Stimmungsschwankungen und depressiven Reaktionen kommen.

Das Gestagen *Dienogest* ist das wichtigste Gestagen zur Therapie der Endometriose, das sog. »Gestagen der Wahl«. Es ist am besten untersucht und derzeit das einzige Gestagen, das zur Therapie der Endometriose zugelassen ist und somit zulasten der Krankenkassen verordnet werden kann.

Dienogest steht als Monopräparat von unterschiedlichen Firmen mit verschiedenen Präparatenamen zur Verfügung, z. B. Diemono®, Dyonelle®, Dienogest (von Aristo, Glenmark oder Stragen), Verybel®, Endovelle®, Zafrilla®, Dinuve® und Visanne®.

Dienogest ist mit der kontinuierlichen Einnahme einer Tablette täglich ohne Pause zur Dauertherapie geeignet. Es hemmt zuverlässig den Eisprung (ohne Eisprung keine Schwangerschaft), hat aber keine arzneimittelrechtliche Zulassung zur Schwangerschaftsverhütung. Dienogest hat eine gute Wirkung auf die Schmerzsymptomatik und kann einer kleinen Studie zufolge auch Endometriosezysten verkleinern. Die schmerzreduzierende Wirkung konnte auch ohne vorherige Operation nachgewiesen werden. Bei unter achtzehnjährigen Frauen kann es bei einer Therapiedauer von über einem Jahr zur vorübergehenden Verringerung der Knochendichte kommen.

Der Wirkstoff *Desogestrel* ist als Minipille zur Schwangerschaftsverhütung zugelassen und wird von zahlreichen Firmen mit verschiedenen Präparatenamen auf den Markt gebracht. Mit der kontinuierlichen Einnahme von täglich 1–2 Tabletten ist Desogestrel zur Therapie der Endometriose geeignet (off-label use).

Der Wirkstoff Etonogestrel im »Verhütungsstäbchen« Implanon® kann ebenfalls im off-label use therapeutisch eingesetzt werden. Es wird unter die Haut in den Oberarm appliziert, gibt über drei Jahre hinweg das Hormon kontinuierlich in den Blutkreislauf ab und kann jederzeit wieder entfernt werden.

Die *Depot-Präparate* mit den Wirkstoffen Norethisteronenantat (Noristerat®) und Medroxyprogesteronacetat, MPA, (Depo-Clinovir®, Sayana®, Depo Progevera®, Depo Provera®) sind als sog. *»Drei-Monats-Spritzen«* zur Verhütung zugelassen und bei Endometriose im off-label use therapeutisch wirksam. Sie werden alle 8–12 Wochen ins Muskel- bzw. Fettgewebe injiziert. Da ihre unterdrückende Wirkung auf die Eierstockfunktion auch nach Absetzen für Monate, unter Umständen für Jahre, verlängert bestehen bleiben kann, werden sie nur für ältere Patientinnen, die keinen Kinderwunsch mehr haben, empfohlen. Nach einer Anwendungsdauer von mehr als zwei Jahren können Depot-Präparate mit MPA das Osteoporose-Risiko erhöhen. Zwischenblutungen treten sehr selten auf.

Die *Hormonspiralen Levosert*® und *Mirena*® werden in die Gebärmutterhöhle eingelegt und geben dort für bis zu sechs Jahren den Wirkstoff Levonorgestrel in die Gebärmutter ab. Sie sind außer zur Verhütung auch zur Therapie der starken Periodenblutung (Hypermenorrhoe) zugelassen und können somit zulasten der Krankenkasse verordnet werden, wenn die Endometriose mit einer Hypermenorrhoe einhergeht. Die Gestagenwirkung der Hormonspiralen ist überwiegend lokal begrenzt auf die Gebärmutter. Die zyklische Hormonproduktion der Eierstöcke wird nicht unterdrückt, was die Hormonspiralen von den anderen hormonellen Medikamenten unterscheidet. Hormonspiralen sind gut geeignet zur Therapie der Dysmenorrhoe, Adenomyose, Douglasendometriose und auch bei der tief infiltrierenden Endometriose. Nach anfänglichen Zwischenblutungen bleiben nach 3–6 Monaten die Periodenblutungen ganz aus oder sind nur sehr schwach. Mit den beiden kleineren Hormonspiralen *Jaydess*® und *Kyleena*® gibt es bei Endometriose weniger Erfahrungen.

Als naturidentisches Hormon kann auch das *Progesteron* in pharmazeutischen Präparaten oder Progesteron-Cremes im off-label use zur Linderung der schmerzhaften Periodenblutung (Dysmenorrhoe) oder zur Zyklusregulierung versucht werden. Die erhältlichen Präparate (Utrogest®, Utrogestan®, Progestan® und Famenita®) und auch die Progesteron-Cremes (meist 5 % oder 10 %) sind in der Therapie der Endometriose allerdings nicht etabliert, und es werden unterschiedliche Dosierungen angegeben. Die vaginale Einlage der Kapseln wird gegenüber der oralen Einnahme bevorzugt empfohlen. Ein Ausbleiben der Menstruation ist hierbei nicht beabsichtigt. Die Therapie mit naturidentischen Hormonen ist keine Therapie der Endometriose, sondern eine Behandlung der Symptome Dysmenorrhoe und Beschwerden vor der Menstruation.

Andere Gestagene werden zur Therapie der Endometriose weniger eingesetzt (MPA 5®, Duphaston® und Chlormadinon®) oder sind nicht mehr erhältlich.

Kombinierte hormonale Kontrazeptiva (KHK, »Pillen«)

Kombinierte hormonale Kontrazeptiva werden sehr häufig zur Therapie der Endometriosesymptome und zur Vorbeugung eines Rezidivs eingesetzt. Sie bestehen aus einem Gestagen (Wirkung wie oben beschrieben) und einem synthetischen Östrogen. Sie hemmen die Freisetzung von GnRH, FSH und LH, die Follikelreifung (im Follikel wird Östrogen produziert) und den Eisprung. Die kombinierten hormonalen Kontrazeptiva verringern das Risiko des Wiederauftretens von Endometriose, bewirken eine Schrumpfung der Endometrioseherde und eine deutliche Verbesserung der Schmerzsymptomatik. Auch eine Größenabnahme von Ovarialzysten und tief-infiltrierender Endometrioseherde wurde nachgewiesen.

Im Vergleich zum Gestagenmonopräparat Dienogest ist die Schmerzlinderung durch die kombinierten hormonalen Kontrazeptiva (KHK) genauso gut. Die Verträglichkeit und das Erreichen der Blutungsfreiheit sind unter den KHK durch den zusätzlichen Östrogenanteil oft etwas besser als mit einem Gestagen allein. Nachteilig ist jedoch das erhöhte Thromboserisiko durch den Östrogenanteil in den KHK und der Verdacht, dass in der Langzeitwirkung die KHK ungünstiger sind, d. h., dass die Rezidivrate sogar erhöht sein kann.

Es kommen ausschließlich Einphasenpräparate in Betracht, d. h., sie bestehen aus einer konstanten Kombination des Östrogens Ethinylestradiol (EE) und eines Gestagens, die sich im Laufe des Einnahmeintervalls nicht verändert (alle Pillen im jeweiligen Blister haben die gleiche Farbe). Um die Wirkungen zu erzielen, können Präparate sowohl mit 20 µg Ethinylestradiol als auch mit 30 µg angewendet werden. Bei 20 µg-Präparaten kommen Blutungsstörungen etwas häufiger vor als bei 30 µg. Ob bei der geringeren Hormondosierung die theoretisch anzunehmende geringere Risikowahrscheinlichkeit klinisch wirklich relevant ist, ist durch Untersuchungen nicht belegt.

Neben den oral einzunehmenden »Pillen« gibt es niedrigdosierte, einphasische, kombinierte hormonale Kontrazeptiva als Verhütungspflaster Evra® sowie die Vaginalringe (Cyclelle®, GinoRing®, VeRi-Aristo®, SetLona®, Mycirq®, Circlet® und NuvaRing®), die in den meisten Publikationen zwar kaum beschrieben werden, deren Einsatzmöglichkeit aber auf denselben Wirkprinzipien beruht.

Östrogenbedingte Nebenwirkungen können Übelkeit, Kopfschmerzen, Wassereinlagerungen und Thrombosen sein, während Müdigkeit, Depressionen, Libidoverlust und Appetitsteigerung gestagenbedingt sein können.

Das durch das Östrogen erhöhte Risiko für eine Thrombose und infolgedessen auch für eine Lungenembolie oder einen Schlaganfall (Thromboembolien) ist durch das kombinierte Gestagen unterschiedlich hoch. Bei Präparaten mit Ethinylestradiol und Levonorgestrel liegt das Thromboserisiko bei 5–7 Fällen pro 10.000 Frauen pro Jahr, bei Kombinationspräparaten mit Dienogest liegt es bei 8–11 Thrombosefällen und mit Gestoden, Desogestrel oder Drospirenon bei 9–12 Thrombosefällen. Für Chlormadinonacetat liegen bisher zu wenige aussagekräftige Studien dazu vor. In der Gesamtpopulation junger Frauen erleiden 2 von 10.000 Frauen pro Jahr eine Thrombose. Im Vergleich zu Levonorgestrel-haltigen Pillen führen das Verhütungspflaster und die Vaginalringe zu einer Verdoppelung des Thromboserisikos.

Als absolute Kontraindikationen gelten unter anderem vorausgegangene oder bestehende venöse thrombembolische Erkrankungen, Thrombophilie (genetisch bedingte oder erworbene Neigung zur Bildung von Blutgerinnseln), Migräne mit Aura, Bluthochdruck ab 140/90 mmHg (unbehandelt), akute und chronisch progrediente Lebererkrankungen und starkes Übergewicht. Auch Frauen, die älter als 35 Jahre alt sind und rauchen, sollten keine ethinylestradiolhaltigen Präparate verwenden.

Um eine möglichst zuverlässige Wirkung auf die endometriosebedingten Beschwerden zu erreichen, ist die ununterbrochene Langzeitanwendung der Präparate sinnvoll. Man verzichtet dabei auf die siebentägige Pause, die nach einer Einnahmedauer von drei Wochen üblich ist (zyklische Anwendung) und nimmt die »Pille« täglich nonstop ohne Pause ein, bei Bedarf über Jahre hinweg. Ein entsprechendes Vorgehen ist auch bei den Pflastern und Vaginalringen möglich. Das Einlegen einer Pause und die dadurch hervorgerufene Blutung sind nicht erforderlich – auch nicht, wenn die Einnahme nur der Verhütung dient – und sind der Zielsetzung bei der Therapie der Endometriose (»therapeutische Amenorrhoe«) abträglich. Die Gebärmutterschleimhaut bleibt in einer konstant niedrigen Höhe und muss nicht abbluten; eine Menstruation dient nicht der Entgiftung. Die Wahrscheinlichkeit für die erwünschte Blutungsfreiheit liegt nach 10–12 Monaten Therapie in der Langzeitanwendung bei 80–100 %.

Wenn durch die langfristige kontinuierliche Einnahme über längere Zeit Beschwerden wie Brustspannen oder lästige Schmierblutungen auftreten, die nicht tolerierbar sind, und die Einnahme länger als drei Wochen am Stück durchgeführt wurde, kann zu einem beliebigen Zeitpunkt eine viertägige Pause eingelegt werden, in der es zu einer Blutung kommt (= sog. »flexible Langzeitanwendung«). Der sog. »Langzyklus« (Einlegung einer vier- bis siebentägigen Pillenpause nach drei, vier oder sechs Blistern) ist zwar besser geeignet als die übliche zyklische Anwendung, aber weniger effektiv als die Langzeitanwendung.

Sowohl die Langzeitanwendung als auch der therapeutische Einsatz bei der Endometriose sind ein off-label use der Kontrazeptiva. Gemäß der aktuellen Leitlinie sollen kombinierte orale Kontrazeptiva an zweiter Stelle (nach dem Gestagenmonopräparat Dienogest) eingesetzt werden.

Hinsichtlich ihrer Wirkung auf die Endometriose unterscheiden sich die verschiedenen oralen Kontrazeptiva untereinander und im Vergleich zu anderen hormonellen Behandlungen nicht. Wenn die Therapie der Endometriose mit einem Kontrazeptivum durchgeführt werden soll, besteht aufgrund des etwas weniger erhöhten Thromboserisikos die eindeutige Empfehlung für die flexible Langzeitanwendung einer Pille mit Ethinylestradiol und Levonorgestrel.

Gonadotropin-Releasing-Hormon-Analoga (GnRH-Analoga, GnRHa)

Das körpereigene Gonadotropin-Releasing-Hormon (GnRH) übermittelt die Informationsimpulse des Gehirns an die Hirnanhangdrüse (Hypophyse), damit diese die Hormone freisetzt, die die Eierstöcke stimulieren (FSH und LH, die zusammen als Gonodotropine bezeichnet werden). Werden diese Hormone nicht freigesetzt, produzieren die Eierstöcke weder Östrogene noch Progesteron, sodass kein Zyklus zustande kommt. Dies macht man sich bei der Therapie der Endometriose zunutze, indem man dem GnRH ähnliche, synthetische Wirkstoffe (GnRH-Analoga) verabreicht. Nach einer anfänglichen einmaligen Freisetzung von FSH und LH besetzen die synthetischen GnRH-Analoga die Hirnanhangsdrüse wochenlang, wodurch es zu keiner weiteren Ausschüttung kommt und die Eierstöcke in eine völlige Funktionsruhe gebracht werden. Durch die fehlende Östrogenwirkung kommt es zuverlässig zu einem Ausbleiben der

Periodenblutung und zur Regression (Rückgang) und Atrophie (Gewebeschwund) der Endometrioseherde.

Hinsichtlich der Regression der Endometrioseherde sind die GnRH-Analoga sowohl den Gestagenen als auch den kombinierten hormonalen Kontrazeptiva (Pillen) überlegen. Hinsichtlich der subjektiven Schmerzreduktion sind die GnRH-Analoga und das Gestagen Dienogest gleich gut wirksam.

GnRH-Analoga werden üblicherweise drei bis sechs Monate lang gegeben. Circa sechs Wochen nach dem Therapieende ist wieder mit einer Normalisierung der Eierstockfunktion und dem Verschwinden der Nebenwirkungen zu rechnen.

Decapeptyl® Gyn (Triptorelin), Enantone®-Gyn (Leuprorelin) und Zoladex®-Gyn (Goserelin) werden alle vier Wochen als Depot subkutan injiziert; Trenantone®-Gyn (Leuporelin) alle drei Monate.

Metrelef® (Buserelin) und Synarela® (Nafarelin) sind Lösungen zum täglichen Einsprühen in die Nase. Die Depot-Präparate werden den Nasensprays gegenüber bevorzugt. Alle genannten Präparate sind zur Therapie der Endometriose zugelassen. Während der Therapie ist das Zustandekommen einer Schwangerschaft nicht zu erwarten.

Der therapeutisch willkommene starke Östrogenentzug bedingt aber auch die unerwünschten Wirkungen: Hitzewallungen, Schweißausbrüche, Stimmungsschwankungen, depressive Verstimmung, Abnahme der Libido, trockene Vagina, Kopfschmerz, Abnahme der Knochendichte, Müdigkeit und andere Beschwerden, wie sie von den Wechseljahren bekannt sind. Vor allem die Abnahme der Knochendichte führte zur Begrenzung der Therapie auf sechs Monate. Mit der sog. »Add-back-Therapie« können diese unerwünschten Wirkungen weitgehend behoben werden, ohne den Therapieeffekt einzuschränken. Hierbei werden dem Körper (während der GnRH-Analoga-Therapie) in niedriger Dosierung und kontinuierlicher Gabe Östrogen-Gestagen-Kombinationen wieder zugeführt. Geeignet sind konstante Einphasen-Präparate von Östrogen-Gestagen-Kombinationen mit 1 mg Östradiol und einem Gestagen als Tabletten oder als Pflaster. Etwas aufwendiger, aber dafür mit naturidentischen Hormonen ist die Kombination eines Östradiol-Gels oder -Sprays, das über die Haut aufgenommen wird, und einer zusätzlichen Progesteron-Tablette mit 200 mg. Auch das Hormonpräparat Tibolon ist eine Möglichkeit. Zusammen mit der Add-back-Therapie werden die GnRH-Analoga sehr gut vertragen und können daher auch bis zu zwölf Monate gegeben werden, in Ausnahmefällen noch länger. Es wurden problemlose Verläufe mit bis zu zehn Jahren Therapiedauer publiziert. Bei längerer Einnahme ist außerdem die zusätzliche Einnahme von Kalzium und Vitamin D sinnvoll. Bei Unsicherheiten hinsichtlich der Knochengesundheit kann eine Knochendichtemessung erfolgen. Auf die Add-back-Therapie sollte man deswegen nur in Ausnahmefällen verzichten. Man muss aber nicht gleichzeitig mit der ersten Gabe des GnRH-Analogons beginnen, sondern kann warten, bis die ersten Beschwerden auftreten.

Im Vergleich zu Dienogest und den Kontrazeptiva sind GnRH-Analoga erheblich teurer.

Nichthormonelle medikamentöse Therapiemöglichkeiten

Neben der hormonellen Beeinflussbarkeit der Endometriose finden die chronische Entzündung, die durch die Endometrioseherde hervorgerufen wird, und verschiedene immunologische Veränderungen zunehmend Beachtung, sowohl im Krankheitsverständnis als auch in der Entwicklung und Überprüfung therapeutischer Ansätze. Zum einen versucht man in der Forschung neue Medikamente zu entwickeln, die regulierend in das entzündliche bzw. immunologische Geschehen eingreifen. Zum anderen gibt es einige pflanzliche Wirkstoffe und Nahrungsergänzungsmittel, die seit langem bei anderen chronischen Entzündungen eingesetzt und zunehmend in ihrer Wirkung bei Endometriose untersucht werden. Die Untersuchungen sind bisher größtenteils mit Zellkulturen im Reagenzglas oder in Tierversuchen gemacht worden. Konkrete Empfehlungen zu Medikamenten und Dosierungen, die auf verlässlichen wissenschaftlichen Untersuchungen mit Patientinnen beruhen, gibt es noch nicht.

Möglicherweise können Omega-3-Fettsäuren, Curcumin, Grüntee-Extrakt EGCG, Resveratrol, Weihrauch-Extrakt, Brennnessel-Extrakt, Knoblauch-Extrakt, Pinienrinden-Extrakt Pycnogenol®, Ingwer-Extrakt und Quercetin hilfreich sein.

500–1.000 mg Kalzium täglich und 300–600 mg Magnesium täglich wirken krampflösend (Einnahme bereits 10–12 Tage vor der Menstruation beginnen). Weitere Informationen hierzu finden Sie im Beitrag »Umwelt und Nahrungsergänzungen« in diesem Ratgeber (▶ Kap. 14).

Verhütung und off-label use

Die üblichen hormonalen Medikamente (Dienogest, die Pillen, die GnRH-Analoga und die Hormonspiralen) verhindern bei regelhafter Anwendung zuverlässig das Eintreten einer Schwangerschaft. Deshalb können sie bei einer Frau mit aktuellem Kinderwunsch nicht zum Einsatz kommen. Dienogest und die GnRH-Analoga sind aber arzneimittelrechtlich nicht als Verhütungsmittel (Kontrazeptiva) zugelassen. Eine Frau, die aktuell verhüten möchte, muss daher aus juristischen Gründen darauf aufmerksam gemacht werden, dass deren Anwendung arzneimittelrechtlich keine Verhütung darstellt und eine zusätzliche Verhütung erforderlich ist, obwohl eine Schwangerschaft aus medizinischer Sicht nicht zu erwarten ist und die Wahrscheinlichkeit, unter der Therapie schwanger zu werden, nicht höher ist als bei der Anwendung der üblichen Verhütungsmittel (Pille, Spirale, Kondome etc.).

Ein anderer juristischer Aspekt ist der sog. »off-label use«: Jedes Medikament wird für eine bestimmte Indikation zugelassen und dafür auf den Markt gebracht. Die medizinischen Einsatzmöglichkeiten des Wirkstoffes eines Medikamentes sind aber manchmal vielfältiger als diejenigen, die in der Zulassung des Medikamentes festgelegt sind. So können beispielsweise viele Pillen in bewährter und wissenschaftlich gut dokumentierter Weise zur Behandlung der Endometriose eingesetzt werden, obwohl sie nur zur Verhütung zugelassen sind. Die Verordnungsfähigkeit eines Medikamentes zulasten der Krankenkassen bezieht sich aber in der Regel ausschließlich auf seine arzneimittelrechtliche Zulassung. Das hat zur Folge, dass eine Patientin die Kosten für das Medikament bei einem off-label use grundsätzlich selbst bezahlen muss und die Krankenkassen einen Antrag auf Kostenerstattung im Rahmen einer Individualentscheidung meist ablehnen.

Endometriose bei Teenagern

Anhaltende Unterbauchschmerzen wie schmerzhafte Regelblutungen, zyklische und nicht-zyklische Unterbauchschmerzen können auf eine Endometriose hinweisen. Wenn andere Erkrankungen ausgeschlossen sind, wird im Hinblick auf eine mögliche Endometriose der Nutzen einer frühzeitigen operativen Diagnostik und Therapie unterschiedlich bewertet. Gemäß Leitlinie sollte zuerst eine empirische medikamentöse Therapie mit dem Ziel der Beschwerdelinderung erfolgen. Hierzu werden Schmerzmittel wie Ibuprofen oder Naproxen und/oder ein kombiniertes orales Kontrazeptivum (die Pille) verordnet. Zunächst kann die zyklische Einnahme (drei Wochen Pille und eine Woche Pause im Wechsel) versucht werden. Bessern sich die Beschwerden nach drei Monaten nicht, sollte auf einen Langzyklus mit zwölf Wochen durchgehender Pilleneinnahme, ggf. auch länger, umgestellt werden. Die Einnahme im Langzyklus ist wirksamer als die sonst übliche Einnahme im 3-Wochen-Zyklus und genauso gut verträglich.

Das Gestagenmonopräparat Dienogest bewirkt zwar ebenso eine Schmerzlinderung, aber auch einen Rückgang der Knochendichte, weswegen hier eine besondere Nutzen-Risiko-Abwägung erfolgen muss. Die Behandlung mit GnRH-Analoga wird bei Jugendlichen nicht empfohlen. Bei schmerzhaften Regelblutungen ist die Anwendung einer Hormonspirale möglich und hilfreich. Bei Kontraindikationen gegen Östrogene kann die östrogenfreie Desogestrel-Pille versucht werden.

Können die Beschwerden auf diese Weise ausreichend gut gelindert werden, ist kein operativer Eingriff notwendig und die medikamentöse Therapie kann als Langzeittherapie fortgesetzt werden. Jedoch muss man sich bewusst sein, dass die Erkrankung im Hintergrund trotzdem noch da ist und nach Absetzen der hormonellen Therapie wieder reaktiviert werden kann. Bestehen die Beschwerden trotz Hormontherapie und Schmerzmittel über mehr als sechs Monate weiter, ist eine operative Abklärung und Therapie erforderlich. Zur Rezidivprophylaxe bei bestätigter Endometriose wird wiederum eine hormonelle Therapie empfohlen.

Medikamentöse Therapie bestimmter Erscheinungsformen

Adenomyose: Die hormonellen Therapiemöglichkeiten können die Beschwerden durch die Adenomyose lindern und sind in ihrer Wirksamkeit vergleichbar. Sie verringern die Größe der Endometrioseherde, die Schmerzen und die Blutungsstärke. Jedoch bleibt die medikamentöse Therapie bei 11–19 % der Patientinnen ohne Erfolg.

Endometriose des Eierstocks: GnRH-Analoga und Gestagene können zu einer Verkleinerung von Endometriosezysten am Eierstock führen. Dennoch ist die alleinige medikamentöse Therapie von Endometriosezysten unbefriedigend. Alle operativen Eingriffe am Eierstock vermindern aber die verbleibende Anzahl an Eibläschen, was sich auf die Funktion des Eierstocks (Hormonproduktion und Fruchtbarkeit) nachteilig auswirken kann. Insbesondere bei kleinen Endometriosezysten (unter 3 cm), bei Rezidiven und bei jungen Patientinnen kann zuerst eine medikamentöse Therapie versucht werden, um die Eibläschenreserve zu erhalten. Wenn bereits eine verminderte Eierstockreserve besteht, wird die medikamentöse Therapie mit der Ruhigstellung Eierstöcke zunehmend wichtiger, um wiederholte Operationen zu vermeiden. Wenn Zweifel bestehen an der Gutartigkeit eines Befundes am Eierstock, muss operiert werden. Nach einer operativen Entfernung einer Endometriosezyste kann eine langfristige hormonelle Therapie, bevorzugt mit kombinierten Kontrazeptiva, die Rezidivrate senken.

Endometriose des Peritoneums (Bauchfell): Endometriose des Peritoneums kann nur durch eine Bauchspiegelung diagnostiziert werden. Wenn Endometrioseherde nur zufällig entdeckt werden und symptomlos sind, müssen sie nicht therapiert werden. Stellt man bei einer Operation eine symptomatische Endometriose des Peritoneums fest, soll in derselben Operation angestrebt werden, alle Herde vollständig zu entfernen. Zur Rezidivvorbeugung kann eine medikamentöse Therapie erfolgen.

Tief-infiltrierende Endometriose (TIE): Wenn Organschädigungen ausgeschlossen sind, kann bei einer symptomatischen tief-infiltrierenden Endometriose in manchen Fällen zunächst ein medikamentöser Therapieversuch erfolgen. Wenn darunter die Beschwerden ausreichend gebessert sind, sollte diese Therapie möglichst lange beibehalten werden, um wiederholte und teilweise auch sehr schwierige und komplikationsreiche Operationen zu vermeiden. Wenn bei einer symptomatischen TIE eine Operation angezeigt ist, diese aber nicht durchgeführt werden kann oder eine Patientin eine Operation ablehnt, sollte eine medikamentöse Therapie erfolgen.

Endometriose außerhalb des Genitalbereichs: Während symptomatische Endometrioseherde in der Bauchdecke oder im Nabel operativ entfernt werden sollten, wird empfohlen, Endometrioseherde im Zwerch- und Rippenfell und in der Lunge primär medikamentös zu behandeln.

Asymptomatische Endometriose: Eine Endometriose, die keine Beschwerden hervorruft, keine Organschädigungen verursacht und die Funktion der Organe nicht beeinträchtigt (z. B. unerfüllter Kinderwunsch) muss nicht behandelt werden, weder medikamentös noch operativ.

Internet

Leitlinie »Diagnostik und Therapie der Endometriose«, Stand: 01.09.2020
https://www.awmf.org/uploads/tx_szleitlinien/015-045l_S2k_Diagnostik_Therapie_Endometriose_2020-09.pdf
Homepage der Stiftung Endometriose-Forschung
www.endometriose-sef.de
facebook-Seite der Endometriose-Liga
https://www.facebook.com/europaeischeendometrioseliga/?ref=page_internal
Informationen des Bundesinstituts für Arzneimittel und Medizinprodukte zum Thema Pille
www.bfarm.de/SharedDocs/Risikoinformationen/Pharmakovigilanz/DE/RHB/2014/rhb-khk.html
Informationen von Pro Familia zum Thema Pille
https://www.profamilia.de/themen/verhuetung/pille
Homepage der Deutschen Schmerzgesellschaft e. V.
https://www.schmerzgesellschaft.de/
Homepage des Autors Dr. Ewald Becherer
www.dr-becherer.de

4 Gezielte Schmerztherapie bei Endometriose

Dr. med. Patrick Willimann

In diesem Kapitel wird über die Entstehung von Schmerzen bei Endometriose und über die vielfältigen (multimodalen) Möglichkeiten der Schmerztherapie informiert. Ziel jeder Schmerztherapie ist die Stärkung der Autonomie der betroffenen Patientinnen. Endometrioseschmerzen müssen dazu zuerst anhand des bio-psycho-sozialen Modells in ihre Anteile aufgegliedert und anschließend multimodal therapiert werden. Dies Therapien umfassen medikamentöse, psychotherapeutische, physikalische und komplementärmedizinische Maßnahmen. Die Patientin profitiert von einem tragfähigen multiprofessionellen Betreuungsnetz mit *einer* hauptverantwortlichen Bezugsperson.

Schmerzentstehung und verstärkende Faktoren bei Endometriose

Die Empfindung »Schmerz« durchläuft auf dem Weg vom Ort der Endometriose bis zur bewussten Wahrnehmung im Gehirn verschiedene *biologische*, *psychologische* und *soziale* Verarbeitungsprozesse. Das *Bio-Psycho-Soziale Schmerzmodell* dient einem strukturierten Vorgehen, damit die verschiedenen Ursachen und verstärkender Faktoren der Schmerzen zuerst einzeln entdeckt und dann gezielt behandelt werden können.

Biologische Schmerzursachen und Chronifizierungsprozesse

Endometrioseschmerzen entstehen grundsätzlich durch *Entzündung, Nervenschädigung und Chronifizierungsprozesse.* Das Einwachsen der Endometriose in das Gewebe löst als Abwehrreaktion eine *Entzündung* aus. Diese führt zur Stimulation von Schmerzrezeptoren und löst ein elektrisches Signal aus, welches zum Rückenmark weitergeleitet wird. Die Schmerzstärke bei Endometriose korreliert mit der Infiltrations*tiefe.* Ab 5 mm Infiltrationstiefe sind Schmerzen *wahrscheinlich* und ab 10 mm meist *stark.* Die Endometriose übt Druck auf Nerven aus und wächst in diese hinein, was zu sog. *neuropathischen* Schmerzen führt. Zusätzlich führen periphere und zentrale *Chronifizierungsprozesse* sowie durch die Endometriose ausgeschüttete Wachstumshormone zu einer erhöhten Schmerzempfindlichkeit, indem Schmerznerven schon bei geringerer Reizung Schmerzsignale ans Rückenmark senden (Sensitisierung) oder sogar spontan Signale senden, wenn sie überhaupt nicht gereizt werden. Starke Schmerzsignale aus der Peripherie stoßen im Rückenmark und Gehirn wiederum *zentrale* Chronifizierungsprozesse an. Die von der Peripherie erhaltenen Schmerzsignale werden als Folge ungehemmter oder verstärkt zum Gehirn weitergeleitet und von der körpereigene Schmerzhemmung im Gehirn weniger gut unterdrückt. Um diese Prozesse zu verhindern, muss eine Schmerztherapie *früh* und *konsequent* umgesetzt werden.

Psycho-Soziale Faktoren als Schmerzverstärker

Chronische Schmerzen führen zu *psychischen* und *sozialen* Veränderungen, welche das *Erleben* des *biologischen* Schmerzsignals (= Leiden) verstärken. Zu *psychologischen* Schmerzverstärkern gehören beispielsweise negative Lernprozesse, die Entwicklung einer Depression oder einer Angststörung.

Chronische Schmerzen führen zu Fehlzeiten an der Arbeitsstelle und häufig zum Verlust der Arbeit. Rollen, Erwartungen und Ansprüche innerhalb der Partnerschaft und der Familie verändern sich und müssen oft »schmerzhaft« neu definiert werden. Endometriose besitzt im Vergleich zu anderen chronischen Schmerzen ein spezielles Risiko für *soziale*

Schmerzverstärkung, weil diese häufig schon in einer jungen Lebensphase auftritt, wo die persönlichen und gesellschaftlichen Erwartungen an die körperliche Gesundheit und Belastbarkeit höher sind und weil sie die Sexualität, den Kinderwunsch und die Familiengründung beeinflusst.

Erkennen von Endometrioseschmerzen

Von Beginn der Schmerzen an bis zur Diagnose vergehen manchmal Jahre. Dies liegt auch daran, dass neben den typischen Schmerzen bei der Menstruation, beim Geschlechtsverkehr oder beim Stuhlgang, Schmerzen an Orten auftreten können, die nicht direkt an eine Endometriose denken lassen (z. B. Rücken- und Narbenschmerzen).

Endometrioseschmerzen können aus *entzündlichen* und *neuropathischen* Schmerzanteilen bestehen, deren Anteile sich Verlauf der Krankheit ändern können. Weil die Endometriose meist in der Bauchhöhle lokalisiert ist, bleiben typische *Entzündungs*zeichen wie Überwärmung, Rötung und Schwellung verborgen. Ein Hinweis auf *entzündliche* (= nozizeptive) Schmerzen ist die gute Wirksamkeit von entzündungshemmenden Medikamenten (z. B. Diclofenac, Ibuprofen). An *neuropathische* Schmerzanteile hingegen muss gedacht werden, wenn die Schmerzen als *brennend*, *elektrisierend* und *einschießend* beschrieben werden.

Fehlen starke Schmerzen und treten vor allem Symptome wie *Müdigkeit* und *depressive Verstimmung* auf, wird eine Endometriose oft nicht erkannt, was in eine zu einseitige psychologische Abklärung und Behandlung führt. Aber auch bei einer klar diagnostizierten Endometriose ist es heikel, gleich zu Beginn *psychische* Schmerzverstärker wie eine Depression oder eine Angststörung anzusprechen. Die Patientin erlebt die Schmerzen primär als *biologisches* Phänomen und möchte sich nicht in eine *psychische* »Ecke« abgeschoben fühlen. Hier können wissenschaftlich entwickelte *Fragebögen* wie der HADS (Hospital Anxiety and Depression Scale) Hinweise (keine Diagnosen!) auf Schmerz verstärkende psychische Faktoren geben und helfen, Emotionen auf eine neutrale Gesprächsbasis zu bringen. Dadurch können Widerstände gegenüber psychologisch-psychiatrischen Abklärungen und Therapien abgebaut werden.

Schmerztherapie

Multimodale Schmerztherapie

Um *biologische*, *psychische* und *soziale* Chronifizierungsprozesse möglichst zu verhindern, muss eine multimodale Schmerztherapie möglichst *frühzeitig* begonnen und *konsequent* fortgesetzt werden. Ziel einer multimodalen Schmerztherapie ist deshalb, die *Autonomie* der Patientin zu stärken, in dem ihr *Wissen* und *Werkzeuge* vermittelt werden, um in verschiedenen Situationen die *biologischen*, *psychischen* und *sozialen* Schmerzanteile frühzeitig selbst zu erkennen und gezielt anzugehen oder um rechtzeitig Hilfe anzufordern. Patientinnen profitieren von einer frühzeitigen interdisziplinären Zusammenarbeit. Die multimodale Schmerztherapie benötigt dazu ein funktionierendes *Netz*, bestehend aus ärztlichen und therapeutischen Fachkräften verschiedener Disziplinen. Dazu gehören unter anderem Ärzte und Ärztinnen aus der Gynäkologie, Schmerzmedizin, Psychiatrie und Psychosomatik, Therapeuten und Therapeutinnen aus der Psychologie, Physiotherapie, Sozialarbeit und Ergotherapie und komplementär Spezialisten und Spezialistinnen aus Osteopathie, traditionellen Chinesischen Medizin mit Akupunktur, Homöopathie und Neuraltherapie.

Die Auswirkungen der Schmerzen auf die *sozialen* Bereiche wie Partnerschaft, Familie und Arbeit sollten früh angesprochen und die Betroffenen bei Bedarf in die Therapien miteinbezogen werden. Durch ein besseres Verständnis der Erkrankung können Vorurteile abgebaut werden. Das Umfeld kann besser mit der Situation umgehen und die Patienten stützend helfen.

Ambulante und stationäre Behandlung

Die schmerzmedizinische Betreuung sollte möglichst ambulant und wohnortsnah stattfinden. Spätestens wenn Paracetamol, Metamizol oder Nichtsteroidale Antirheumatika (NSAR) nicht mehr nützen und der Einsatz von Opioiden, Antidepressiva und Antikonvulsiva erwogen wird, sollte die Behandlung mit einer *schmerzmedizinisch spezialisierten Arztpraxis oder einem multidisziplinären Schmerzzentrum* abgesprochen werden. Diese kann mit der Patientin auch noch andere medikamentöse Optionen wie z. B. der Einsatz von Ketamin, Clonidin, Cannabinoiden oder muskelentspannenden Medikamenten besprechen. Gezielte Infiltrationen von Nerven und Nervenwurzeln können zur Diagnostik und zur Auswahl von weiterführenden invasiven Therapien beitragen.

In einem *multidisziplinären Schmerzzentrum* sind die Kommunikationswege zwischen den Fachkräften kurz. Die Patientin sollte darauf achten, dass sie aus dem Team *eine* klar definierte und konstante Bezugsperson zugewiesen bekommt. Auch eine gut vernetzte *Einzelpraxis* kann eine sehr gute Betreuung bieten.

Eine *stationäre* Behandlung stellt eher die Ausnahme dar und bietet sich vor allem in folgenden Situationen an:

- als Einstieg zum Kennenlernen einer multimodalen Behandlung,
- bei einer *akuten Verschlechterung* der Schmerzen oder der psychosozialen Situation,
- bei *fehlenden Fortschritten* der ambulanten Behandlung.

Vor einer stationären Behandlung empfiehlt sich vorgängig eine ambulante Eignungsabklärung vor Ort, wo man sich gegenseitig kennenlernen und die Bedürfnisse abklären kann.

Selbstmedikation nein. Selbständigkeit ja.

Die medikamentöse Schmerztherapie bei Endometriose muss immer zusammen mit einer Arzt oder Ärztin geplant werden. Eine dauerhafte Selbstmedikation durch die Patientin auch mit nicht verschreibungspflichtigen Schmerzmitteln ist nicht sinnvoll und gefährlich. Bei der Wahl der Medikamente müssen die bisherigen Erkrankungen der Patientin und ihrer Herkunftsfamilie sowie die aktuelle Lebenssituation (z. B. Kinderwunsch, Fahrtüchtigkeit) berücksichtigt werden. Eine ärztliche Fachkraft kann Medikamente *gezielter* und in der richtigen *Dosis* miteinander *kombinieren* sowie *verständlich* über Risiken und Nebenwirkungen informieren. Es kann ein *individuelles Basis-Reserve-Medikamentenschema* erstellt werden. Dabei wird je nach Beschwerdebild eine konstant einzunehmende *Basis*medikation mit einer bei Schmerzspitzen zusätzlich zu Verfügung stehenden *Reserve*medikation kombiniert. Die ärztliche An-*Bindung* führt die Patientin schlussendlich zu mehr *Selbständigkeit und Selbstsicherheit.*

Medikamentöse Schmerztherapie

Paracetamol, *Metamizol* und Nichtsteroidale Antirheumatika (NSAR) bieten sich bei Endometriose als erste Schmerzmedikamente an. Alle drei sind untereinander *kombinierbar* und für die meisten Patientinnen einfach, sicher und sowohl als *Basis*- als auch als *Reserve*medikamente einsetzbar.

Paracetamol wirkt gegen starke Endometrioseschmerzen selten genügend. Es muss in einer Einzeldosis von 500–1.000 mg bis zu viermal täglich eingenommen werden und eignet sich deshalb selten zur Dauermedikation. Es gibt aber immer wieder Patientinnen mit leichten Beschwerden, welche außerordentlich gut auf dieses Medikament reagieren. Innerhalb der vorgeschriebenen Dosis ist das Medikament sicher, darf aber wegen seinen Nebenwirkungen auf die Leber auf keinen Fall überdosiert werden.

Das Medikament kann während der *gesamten* Schwangerschaft genommen werden. Neuere Studien bringen das Medikament bei Neugeborenen in Zusammenhang mit Asthma sowie psychischen und physischen Entwicklungsauffälligkeiten.

Metamizol ist ein starkes Schmerzmittel mit zusätzlicher *muskelentspannender* (= spasmolytischer) Wirkung auf Muskulatur im Magen-Darmtrakt und dem Harnleitersystem. Es ist für Magen und Nieren gut verträglich. Metamizol kann sehr selten einen Abfall bestimmter weißer Blutkörperchen (eine sog. Agranulozytose) verursachen, welche zum Tod führen kann und deshalb in der Fachwelt immer wieder zu heftigen Diskussionen führt. Das Risiko bei der Einnahme von Metamizol an einer Agranulozytose zu sterben ist aber viel kleiner als z. B. an einer Magenblutung durch das ebenfalls oft verschriebene Diclofenac. Dieses Risiko wird nochmals kleiner, wenn man eine mögliche Agranulozytose früh erkennt und schnell Maßnahmen ergreifen kann, indem man die Patientinnen über die entsprechenden Symptome wie hohes Fieber, Schüttelfrost, Kopfschmerzen oder Lymphknotenschwellungen aufklärt. Auch wenn Metamizol zu keiner erhöhten Fehlbildungsrate führt, sollte während der Schwangerschaft auf eine Einnahme möglichst verzichtet werden.

Tab. 4.1: Metamizol

Wirkstoff	Medikamente	Wirkdauer	Einzeldosis	Max. Tagesdosis
Metamizol	Novalgin®, Novaminsulfon®, Analgin®	4–6 Std.	500–1.000 mg	4.000 mg

Nichtsteroidale Antirheumatika (NSAR) sind eine Gruppe von Medikamenten, die im Gegensatz zu Paracetamol und Metamizol auch *entzündungshemmend* und deshalb bei Endometrioseschmerzen oft sehr gut wirken. Ein NSAR muss anhand des Risikoprofils der Patientin für Magen-Darm-, Herz-Kreislauf- und Nierenerkrankungen individuell ausgewählt werden. Herkömmliche NSAR wie Diclofenac und (weniger) Ibuprofen können im Magen-Darmtrakt Schleimhautentzündungen, Geschwüre und manchmal tödliche Blutungen verursachen. Beim Auftreten von Übelkeit, Sodbrennen, Bauchschmerzen oder schwarzem (Teer-)Stuhl sollten alle NSAR unverzüglich gestoppt werden. Bei Eisenmangel unter NSAR-Therapie sollte der Stuhl auf Blut getestet werden. Diclofenac darf bei vorbestehenden Magen-Darmbeschwerden nicht und auch sonst nur mit einem Magensäurehemmer(-blocker) (z. B. 20–40 mg Pantoprazol) eingenommen werden. Von allen NSAR scheint *Naproxen* ein geringeres Nebenwirkungsrisiko für Herzinfarkte und Schlaganfälle sowie für Magen-Darmkomplikationen zu besitzen. Es muss nur zweimal täglich eingenommen werden (2 x 500 mg) und eignet sich somit auch für eine Dauertherapie.

In den ersten zwei Drittel der *Schwangerschaft* scheint das NSAR *Ibuprofen* sicher zu sein und ist das Schmerzmittel der Wahl. Im letzten Drittel (ab 28. Schwangerschaftswoche) dürfen *keine NSAR* mehr eingenommen werden, weil sonst schwerwiegende Komplikationen für das Kind auftreten.

Alle NSAR drosseln die Nierendurchblutung und können bei einer Langzeitanwendung die Niere schädigen. Die Nierenwerte sollten regelmäßig kontrolliert werden.

Tab. 4.2: Nichtsteroidale Antirheumatika (NSAR)

Wirkstoff	Medikamente	Wirkdauer	Einzeldosis	Max. Tagesdosis
Naproxen	Naproxen®, Proxen®, Dysmenalgit®, Dolormin für Frauen®	8–12 Std.	250–500 mg	1.250 mg
Ibuprofen	Ibuprofen®, Aktren®, Dolormin®, Urem®, Dolo Puren®	6–8 Std.	200–600 mg	2.400 mg
Ibuprofen retard	Ibuprofen®, Esprenit®	8–12 Std.	800 mg	2.400 mg
Diclofenac	Voltaren®, Diclo®, Diclofenac®, Diclac®	4–8 Std.	25–75 mg	150 mg
Diclofenac retard	Voltaren®, Diclo®, Diclofenac®, Diclac®	12 Std.	75–100 mg	150 mg

Insgesamt sind die *selektiven COX-2-Hemmer* (Coxibe) wie Etoricoxib (Arcoxia® oder Celecxib Celebrex®) bei den meisten Patientinnen mit Endometriose *nicht geeignet.* Sie sind zwar für den Magen-Darmtrakt deutlich besser verträglich, zeigen aber wie fast alle NSAR bei vorbelasteten Patientinnen ein erhöhtes Risiko für Herzinfarkte und Schlaganfälle. Sie können auch die Fruchtbarkeit der Frau beeinflussen und führen vermehrt zu Fehlgeburten, weshalb sie nur bei sicherer Schwangerschaftsverhütung eingesetzt werden sollten. Wegen des schon erhöhten Risikos für Herz-

Kreislauf-Komplikationen sollten sie nicht zusammen mit der »Pille« eingenommen werden.

Opioide wirken sowohl auf *entzündliche* als auch auf *neuropathische* Schmerzanteile der Endometriose. Opioide müssen tief dosiert begonnen und langsam gesteigert werden. Die wirksame Dosis ist sehr individuell. Auf eine Dosisangabe wird deshalb an dieser Stelle verzichtet. Opioide schädigen weder die Magen-Darmschleimhaut noch die Gefäße, die Nieren oder die Leber. Opioide können oral (Tropfen, Tabletten) oder transdermal (Pflaster) verabreicht werden. Vor allem 8–24 Stunden wirksame, sogenannt *retardierte* Opioid-Tabletten oder mehrere Tage wirksame Opioid-Pflaster sind als Basismedikation bei Dauerschmerzen geeignet. Vor einer Opioid-Therapie muss die Patientin unbedingt über die sich entwickelnde *körperliche Abhängigkeit* und das Risiko einer *psychischen Abhängigkeit (= Sucht)* aufgeklärt werden. Mit schnell wirksamen Opioiden (Tropfen, Tabletten) sollte äußerst vorsichtig umgegangen werden, weil der schnelle Opioid-Anstieg im Blut zu psychischen Wirkungen führt, welche das Risiko einer psychischen Abhängigkeit erhöhen. Trotzdem können starke und plötzlich auftretende Schmerzen manchmal nur mit schnell wirksamen Opioiden genügend gut behandelt werden.

Die häufigsten Nebenwirkungen der Opioid-Therapie sind *Verstopfung* und *Übelkeit*, welche meist gut behandelbar oder mit der Zeit verschwinden.

Opioide schädigen das ungeborene Kind nicht, sollten aber möglichst schnell, spätestens einige Wochen *vor der Geburt* abgesetzt werden, damit das Kind nach der Geburt keinen Entzug durchmacht.

Gegen die *neuropathischen* Schmerzanteile sollten *Antidepressiva* und *Antikonvulsiva* (= Antiepileptika) als Dauermedikation und noch *vor den Opioiden* eingesetzt werden. Weil sie zum Teil nicht zur Schmerztherapie zugelassen sind (sog. »off-label use«), muss den Patientinnen der Wirkmechanismus besonders sorgfältig erklärt werden, damit es nicht zu Missverständnissen und zum Vertrauensverlust kommt. Die Dosis muss langsam gesteigert und individuell eingestellt werden. Auf eine Dosisangabe wird deshalb an dieser Stelle verzichtet. *Antidepressiva* aktivieren im Gehirn das eigene *schmerzhemmende System.* Der schmerzlindernde Effekt stellt sich meist erst nach mehreren Wochen ein. *Amitriptylin* ist das antineuropathisch wirksamste Schmerzmedikament überhaupt und zur

Schmerztherapie zugelassen. Amitriptylin wirkt dämpfend deshalb auch bei *Ein- und Durchschlafenstörungen.* Amitriptylin ist in der Schwangerschaft zugelassen. Die moderneren Antidepressiva *Venlafaxin*, *Duloxetin*, *Citalopram* und *Escitalopram* machen meist nicht müde, wirken deutlich weniger häufig gegen neuropathische Schmerzen. *Antikonvulsiva* (Antiepileptika) dämpfen generell die Erregbarkeit von Nervenzellen und machen gerade zu Beginn der Therapie häufig müde. Die Dosis wird langsam gesteigert. Die Antikonvulsiva *Pregabalin* und *Gabapentin* sind für die Schmerztherapie zugelassen. Die Antikonvulsiva *Oxcarbazepin* und *Lamotrigin* zeigen eine bessere Wirksamkeit, sind aber wegen den möglichen Nebenwirkungen anspruchsvoller in der medizinischen Betreuung und nur eingeschränkt zur Schmerzbehandlung zugelassen.

Psychologische Behandlungsansätze

Endometrioseschmerzen können oft nur ungenügend behandelt werden. Sei es, weil die Therapien nicht wirken, weil Nebenwirkungen zu Abbruch führen oder weil Therapien nicht zum Einsatz kommen können (Kinderwunsch, Fahrtüchtigkeit). Die Endometriose belastet unweigerliche verschiedene Lebensbereiche, weshalb eine psychologische Begleitung immer wieder angeboten werden sollte. *Kognitive Verhaltenstherapien* sollen der Patientin helfen, sich vom Schmerz zu distanzieren, um die passiv erlittene Situation in einen aktiv zu gestaltenden Prozess umwandeln zu können. Die möglichen Therapieansätze sind zahlreich und häufig hilfreich. Dazu gehört das Trainieren von Coping-Strategien (z. B. gezielte Ablenkung) und von Achtsamkeit (z. B. schöne Dinge im Leben wieder wahrnehmen) werden. Eine gute Übersicht findet sich im Buch »Schmerzen verlernen« von Jutta Richter (▶ Weiterführende Literatur).

Physikalische komplementäre Therapien

Physio- und Ergotherapie sollen die Selbstwirksamkeit und Autonomie der Patientin stärken, indem ihr gezeigt wird, wie sie sich selbst Linderung an den schmerzhaften Stellen (Rücken, Becken, Abdomen) verschaffen und wie sie Schonhaltungen vermeiden kann. Ein Ausdauertraining kann zudem depressive Symptome effektiv lindern. Elektrische Stimulationsgeräte können mittels Hautelektroden oder analer und vaginaler Sonden schmerzstillend und muskelentspannend auf Becken- und Bauchmuskulatur wirken.

Zur komplementärmedizinischen Behandlung von Endometrioseschmerzen fehlen wissenschaftliche Daten. Akupunktur zeigt in Übersichtsartikeln nur limitierte Evidenz. Die Behandlung mit chinesischen Kräutern ist effektiv und zeigt zum Teil weniger Nebenwirkungen als schulmedizinische Therapien. Wegen dem meist hohen Zuwendungsgrad und dem geringem Nebenwirkungspotential sollten auch andere Therapien wie Osteopathie, Homöopathie und naturmedizinische Behandlungen unterstützt werden.

Weiterführende Literatur

Richter J (2021) Schmerzen verlernen. Die erfolgreichen Techniken und Übungen der psychologischen Schmerzbewältigung. 4. Aufl. Springer.

Internet

Leitlinie, Forschung und Fachliteratur:
https://www.awmf.org/leitlinien/detail/ll/015-045.html
www.endometriose-sef.de

Selbsthilfegruppen (D/CH/A):
www.endometriose-vereinigung.de
www.endo-help.ch
www.selbsthilfeschweiz.ch
www.eva-info.at

Schmerzmedizinische Fachgesellschaften (D/CH/A):
www.schmerzgesellschaft.de
https://swisspainsociety.ch
www.oesg.at

5 Häufig gestellte Fragen in der Endometriosesprechstunde

Prof. Dr. med. Dr. h.c. Hans-Rudolf Tinneberg

Zur Einstimmung in die Lektüre des vorliegenden Ratgebers finden Sie nachfolgend eine Sammlung von Fragen, die in der täglichen Praxis immer wieder gestellt werden. Um das Aufsuchen relevanter Fragen zu erleichtern, ist versucht worden, diese nach Themenschwerpunkten zu sortieren. Die Antworten entsprechen der Auffassung des Autors und können von Ansichten in den jeweiligen Kapiteln abweichen.

Allgemein

Warum habe ich Endometriose?

Es ist sicher nicht zu einer Endometriose gekommen, weil etwas falsch gemacht wurde. Erklärungen gibt es mehrere. Bei vielen Frauen kommt es zu einer sogenannten retrograden Menstruation. D. h:, dass das Blut während der Regelblutung auch durch die Eileiter in die Bauchhöhle fließt. Bei manchen Frauen entsteht daraus dann eine Endometriose, weil sich einige dieser Zellen in gesundem Gewebe außerhalb der Gebärmutter einnisten können. Wenngleich wir wissen, dass eine genetische Disposition zur Erlangung der Endometriose beiträgt, ist unklar, wie es im Einzelfall dazu kommt. (▶ Kap. 1)

Kann etwas getan werden, um gegen Endometriose vorzubeugen?

Gegenwärtig ist keine vorbeugende Maßnahme bekannt, die helfen könnte, damit eine Frau keine Endometriose bekommt. Es ist bekannt, dass Frauen, die früh Kinder bekommen, mit vielen Geburten, langen Stillzeiten und seltenen Regelblutungen deutlich seltener an Endometriose erkranken.

Kann man Endometriose heilen?

Bislang gibt es weder ein Medikament noch eine Operationsmethode, die sicher eine Heilung von der Endometriose bewirken könnte. Das bedeutet auch, dass davon betroffene Frauen lernen müssen, die Wahrscheinlichkeit eines Wiederauftretens der Endometriose soweit möglich hinauszuzögern bzw. nach Ausschöpfen aller sinnvollen Therapien die Beschwerden weitestgehend zu mildern.

Ist Endometriose bösartig und kann daraus eine Krebserkrankung werden?

Obwohl Endometriosegewebe in gesundes Gewebe hineinwachsen kann, z. B. Bauchfell, Darmwand, Blasenwand etc. und auch Zellverschleppungen bekannt sind, handelt es sich nicht um eine bösartige Erkrankung im Sinne einer Krebserkrankung. Die Auswirkungen der Erkrankung sind zwar böse, nicht jedoch die Erkrankung. Man kann nicht durch Endometriose sterben, wie bei Krebserkrankungen.

Durch die mit einer Endometriose verbundene chronische Entzündung könnte die Entstehung einer Krebserkrankung begünstigt werden. Dies tritt jedoch nur selten ein (► Kap. 1).

Muss man eine Endometriosezyste behandeln, auch wenn sie keine Beschwerden verursacht?

Wenn sicher ist, dass es sich bei einer (zufällig) entdeckten Zyste um eine Endometriosezyste handelt, ist bei Beschwerdefreiheit keine Therapie erforderlich, weder operativ noch medikamentös.

Welche Faktoren machen eine Behandlung der Endometriose erforderlich?

Hier sind zwei Voraussetzungen zu bedenken:

1. Bei Beschwerden, insbesondere Schmerzen, Verdrängungserscheinungen (Einengung des Harnleiters mit Aufstauen der Niere), Verdauungsprobleme, Blasenprobleme, Ausstrahlung der Beschwerden auf die Nervenbahnen
2. Kinderwunsch: da Endometriose in den meisten Fällen eine Verringerung der Wahrscheinlichkeit eines Schwangerschaftseintrittes bedeutet, sollte im Rahmen der Ursachenforschung der Unfruchtbarkeit eine Endometriose mitbehandelt werden (▶ Kap. 29)

Muss eine Behandlung der Endometriose erfolgen, auch wenn diese nur zufällig entdeckt wurde und ich gar keine Beschwerden habe?

Wenn z. B. im Rahmen einer Bauchspiegelung zufällig eine Endometriose festgestellt wurde, ist zu empfehlen, diese im selben Eingriff zu entfernen und histologisch zu sichern. Sollte dies versäumt worden sein oder nicht durch die operative Aufklärung abgedeckt sein, könnte gewartet werden, bis (wenn überhaupt) Beschwerden auftreten.

Was kann man Teenagern raten, wenn sie starke Schmerzen bei der Menstruation haben und der Verdacht auf eine Endometriose besteht?

Junge Mädchen sollten soweit möglich vor operativen Eingriffen bewahrt werden. Deshalb würde erst einmal versucht werden, ob durch die Verordnung einer Pille im Langzyklus eine deutliche Besserung der Beschwerden erreicht werden kann.

Bei eindeutigem Verdacht auf eine Endometriose und gleichzeitig ausgeprägten Beschwerden (insbesondere Schmerzen) ist auch eine Bauchspiegelung in Erwägung zu ziehen.

Kann man auch während bzw. nach den Wechseljahren Endometriose bekommen?

Das Neuauftreten einer Endometriose in diesem Zeitraum ist sehr unwahrscheinlich. Allerdings kann bei Frauen mit hohen Östrogenspiegeln eine bereits bekannte Endometriose in seltenen Fällen auch während bis nach den Wechseljahren zu Beschwerden führen.

In einigen pflanzlichen Produkten (z. B. Soja) sind Östrogene enthalten. Verschlimmert sich dadurch meine Endometriose?

Die biologische Wirkung der Phytoöstrogene in Soja oder anderen Pflanzen sind schwach ausgeprägt. Somit ist bei normalem Genuss nicht damit zu rechnen, dass es einen begünstigenden Effekt auf die Endometriose ausübt.

Sexualität

Beim Sex habe ich Schmerzen – verschlimmert sich dann die Endometriose?

Schmerzen beim Geschlechtsverkehr, insbesondere, wenn stellungsabhängig, sind wegweisend für die Diagnose einer Endometriose. Eine Verschlimmerung der Endometriose ist nicht zu erwarten. Allerdings ist zu erwarten, dass sich bei häufigen Schmerzen ein Dauerschmerz einstellt.

Seit der Hormoneinnahme habe ich immer weniger Lust auf Sex. Was kann ich tun?

Mit der Anwendung von Hormonen zur Therapie einer Endometriose ist eine deutliche Veränderung der eigenen Hormonproduktion verbunden. Dies kann nachteilige Auswirkungen auf die Lust zum Sex (Libido) haben. Bei der Einnahme von Gestagenen können in ungünstigen Fällen Kopfschmerzen und sogar Depression als Nebenwirkungen auftreten. Dann sollte über eine Veränderung der Therapie gesprochen werden (▶ Kap. 3)

Ich habe gehört, dass eine Schwangerschaft eine natürliche Therapie der Endometriose darstellt. Sollte ich schwanger werden?

Die Entscheidung für eine Schwangerschaft sollte nicht durch einen Therapieversuch zu Beseitigung der Endometriose bedingt sein. Zwar sind während einer Schwangerschaft die Beschwerden deutlich gemindert oder sogar verschwunden. Dafür ist zum einen die veränderte hormonelle Situation in der Schwangerschaft verantwortlich, zum anderen, dass die Periodenblutungen ausbleiben. Nach der Schwangerschaft und nach dem Abstillen sind in aller Regel die Beschwerden wieder genauso präsent wie vor der Schwangerschaft.

Kinderwunsch

Wie kann die Therapie der Endometriose aussehen, wenn zusätzlich aktueller Kinderwunsch besteht?

Organschonende operative Therapie; nur kurzfristige Therapie mit Hormonen oder GnRH-Analoga.

Macht es für die Therapieempfehlung bei Endometriose einen Unterschied, ob ich irgendwann mal schwanger werden möchte, aber nicht jetzt?

Grundsätzlich macht es keinen Unterschied! Bei einer operativen Therapie muss der zukünftige Kinderwunsch berücksichtigt werden.

Kann ich schwanger werden, wenn ich Endometriose habe?

Ja, nur ein Teil der Frauen mit Endometriose hat Schwierigkeiten, schwanger zu werden. Die Möglichkeit, schwanger zu werden, hängt von vielen Faktoren ab. Deshalb sollte auch immer der Partner untersucht werden, damit nicht fälschlicherweise das Ausbleiben einer Schwangerschaft auf die Endometriose geschoben wird.

Medikamentöse Behandlung

Woran kann ich erkennen, welche Behandlung für mich richtig ist? Wann wird operiert und wann medikamentös behandelt?

Grundsätzlich sollte vor einer Operation immer erst versucht werden, die Beschwerden mit Medikamenten oder anderen, nicht invasiven Maßnahmen zu beheben. Hierzu zählen auch die sog. komplementären Therapien, Osteopathie, Physiotherapie, TCM etc.

Wenn diese Möglichkeiten ausgeschöpft sind oder wenn Schaden droht, wie z. B. ein Darmverschluss oder eine »stumme Niere«, ist eine Operation unumgänglich.

Ich habe die Pille abgesetzt, weil ich keine Hormone mehr einnehmen wollte. Jetzt soll ich zur Therapie der Endometriose Hormone einnehmen. Muss das sein?

Bei vielen Frauen ergibt sich eine sogenannte Pillenmüdigkeit, oft verbunden mit dem Gefühl, nicht mehr sie selbst zu sein. Hormone gehören zur medikamentösen Standardtherapie bei Endometriose. Wenn allerdings eine Unverträglichkeit oder Ablehnung gegenüber Hormonen vorliegt, kann auf komplementäre/alternative Therapieformen gewechselt werden.

Muss ich wegen der Endometriose damit rechnen, Hormone bis zu den Wechseljahren zu nehmen?

Es besteht definitiv kein Grund, Hormone bis zum Eintreten der Wechseljahre zu nehmen! Da die Hormontherapie durchaus mit Nebenwirkungen behaftet ist, sollte in größeren Abständen immer wieder mit dem behandelnden Arzt abgesprochen werden, ob die Therapie weiterhin erforderlich ist.

Kommt Endometriose zurück, wenn ich wegen Hitzewallungen eine Hormonersatztherapie nehme?

Bei anzunehmender niedriger Dosierung der Östrogenkomponente ist nicht mit einer Rückkehr oder Verschlimmerung der Endometriose zu rechnen. Sollte eine HRT empfohlen werden, so ist in jedem Fall darauf zu achten, dass bei den Östrogenen die minimal erforderliche Menge an Hormonen verabreicht wird.

Welche Auswirkungen hat es, wenn ich unter der durchgängigen Hormontherapie immer wieder mal Blutungen habe?

Insbesondere unter einer gestagenbetonten Hormontherapie sind Blutungen, meist als Schmierblutungen, häufig und bedürfen keiner weiteren Veränderung der Therapie. Sollten die Blutungen stärker sein und vor allen Dingen mit Schmerzen verbunden sein, sollten Sie Ihren Arzt konsultieren.

Meine Frauenärztin hat mir die Dienogest Pille zur vaginalen Anwendung empfohlen. Ist das richtig so?

Der Wirkstoff Dienogest dieser Pille wird vaginal gut aufgenommen. Somit stellt die vaginale Anwendung eine gute Therapiemöglichkeit dar, weil der Wirkstoff am Zielorgan aufgenommen wird und nicht erst über die Leber verstoffwechselt wird.

Operation

Muss ich unbedingt eine Gebärmutterentfernung vornehmen lassen, um meine Endometriose loszuwerden?

Nein! Auf jeden Fall muss die Gebärmutter unbedingt erhalten bleiben, wenn auch nur entfernt Kinderwunsch bestehen könnte! Sollte ein Kinderwunsch definitiv ausgeschlossen sein, kann die Entfernung der Gebärmutter durchaus sinnvoll sein, insbesondere, wenn die Gebärmutter selbst erkrankt ist, wie bei der Adenomyose.

Wie entscheidet man, ob nach einer Operation noch eine medikamentöse Behandlung erforderlich ist?

Letztlich hängt diese Entscheidung ganz wesentlich auch von Ihnen ab:

- wenn Sie jung sind und noch nicht absehbar ist, ob und ggf. wann Sie schwanger werden wollen, kann eine medikamentöse Behandlung insbesondere mit Ausbleiben einer Regelblutung ein baldiges Wiederauftreten der Erkrankung verhindern,
- wenn bald ein bestehender Kinderwunsch erfüllt werden sollte, ist, wenn möglich, ohne weitere Therapie der Versuch, spontan schwanger zu werden zu empfehlen oder in Absprache mit Reproduktionsmedizinern eine spezielle Therapie erforderlich.

Sollte ich mich erneut operieren lassen, wenn bei der Operation wegen Verdacht auf Endometriose der festgestellte Endometriosebefund so ausgedehnt war, dass nicht alles entfernt werden konnte?

Grundsätzlich ist zu empfehlen, bei einer Operation alle Herde zu entfernen. Sollte aus unterschiedlichen Gründen dies nicht erfolgt sein, hängt es von Ihren Beschwerden ab, ob schon bald nach einer OP erneut operiert werden sollte. Andernfalls würde die Möglichkeit bestehen, erst einmal abzuwarten, wie es sich mit Ihren Beschwerden verhält. Außerdem könnte eine gezielte, effektive medikamentöse Therapie eine OP nicht erforderlich machen.

Wie sollte man vorgehen, wenn bei einer Operation zufällig Endometriose festgestellt wurde und nicht alle Herde entfernt wurden?

Auch in diesem Fall sollte Ihr persönliches Beschwerdebild ausschlaggebend sein. Ohne Beschwerden eher keine weitere Therapie, vor allem keine erneute OP.

Welche Risiken gehe ich ein, wenn ich nach der Operation keine Hormontherapie möchte?

Eine postoperative Hormontherapie wird mit dem Ziel einer Prophylaxe angeboten. Allerdings handelt es sich nur um einen relativen Nutzen, da auf keinen Fall sichergestellt werden kann, dass durch eine Hormontherapie das Wiederauftreten einer Endometriose verhindert werden kann. Auf jeden Fall kann das Ausbleiben der Regelblutungen zu einer Erleichterung führen, muss aber gegen die Nebenwirkungen dieser Therapie abgewogen werden.

Muss eine weitere Therapie der Endometriose erfolgen, auch wenn bei einer Operation die Gebärmutter entfernt wurde?

Eigentlich können Sie gut auf eine weitere Therapie verzichten. Bitte lesen Sie in den Kapiteln über ergänzende oder alternative *flankierende* Maßnahmen in diesem Ratgeber *zur Vermeidung einer Endometriose*, was Sie zusätzlich unternehmen können, um eine Aktivierung von verborgenen Herden zu vermeiden.

Aufgrund der Endometriose wurden bei mir beide Eierstöcke und die Gebärmutter entfernt. Jetzt habe ich Wechseljahrsbeschwerden. Was kann ich tun? Kann ich eine Hormonersatztherapie versuchen?

Ihre Lebensqualität ist das oberste Gebot. Wenn also ausgeprägte Wechseljahrsbeschwerden vorliegen, sollte auf jeden Fall eine Hormonersatztherapie vorgenommen werden. Bei einer Dosierung »so niedrig wie möglich, so hoch wie nötig« ist eine zusätzliche Gabe von Gelbkörperhormon nicht erforderlich und *auch nicht mit einem Rezidiv zu rechnen.*

Was kann ich tun, wenn meine Schmerzen nach der Operation und trotz Hormontherapie nicht besser werden?

Bitte bedenken Sie, dass Schmerzen im Unterbauch oder Schmerzen, die in die Beine ausstrahlen auch andere Ursachen als eine Endometriose haben können. Eine Abklärung durch z. B. Orthopäden, Urologen oder Gastroenterologen wäre geboten (▶ Andere mögliche Erkrankungen, die bei Unterbauchbeschwerden zu berücksichtigen sind).

Wie lange nach einer OP sollte ich noch Hormone einnehmen?

Sowohl die postoperative Hormontherapie überhaupt als auch die Dauer der Therapie müssen individuell abgesprochen werden. Auf jeden Fall darf diese Therapie bei aktuellem Kinderwunsch nicht weitergeführt werden.

Ich bin schon achtmal wegen Endometriose operiert worden und habe wieder Schmerzen. Muss ich mich erneut operieren lassen?

Bedauerlicherweise kommt es immer wieder vor, dass auch nach vielen vorausgegangenen Operationen eine erneute OP erforderlich ist. Es sollte jedoch sehr gründlich abgeklärt werden, ob alle Möglichkeiten einer medikamentösen Therapie inklusive komplementärer Therapiemöglichkeiten ausgeschöpft wurden und was genau operativ anzugehen wäre. Also ggf. weiterführende Bildgebung (z. B. Expertensonografie, MRT).

Schmerz

Meine Familie und auch meine Freunde verstehen nicht, dass ich mich regelmäßig und ziemlich oft schlecht fühle, z. T. mit starken Schmerzen. Was kann ich tun, um mehr Rücksicht zu bekommen?

Leider sprechen Sie hiermit ein häufiges Problem an, welches Frauen in die soziale Isolation führen kann. Am besten erklären Sie Ihre Situation und nehmen ggf. Ihre Vertrauensperson zum Arztbesuch mit. Bitte nutzen Sie auch die vielfältigen Hilfsangebote inklusive Unterstützung durch Selbsthilfeorganisationen. (▸ Kap. 18: Unterstützung der Krankheitsbewältigung und ▸ Kap. 19: Partnerschaft und Sexualität)

Der Schmerz ist manchmal so stark, was kann ich dann noch machen?

Bitte abklären, ob es sich um einen operationsbedürftigen Befund handelt. Wenn alle gängigen medikamentösen Therapien ausgeschöpft worden sind, sollte unbedingt eine schmerztherapeutische Praxis aufgesucht werden (▸ Kap. 4: Gezielte Schmerztherapie bei Endometriose).

Was kann ich tun, wenn ich trotz Endometriosetherapie unter chronischen Schmerzen leide?

Chronische Schmerzen, insbesondere auch im Unterbauch, können vielfältige Ursachen haben. Bitte sprechen Sie mit Ihrer Ärztin und klären Sie alle möglichen anderen Schmerzursachen ab. Sollten alle diese Möglichkeiten ausgeschöpft sein, wäre dringend eine Schmerztherapiepraxis am besten in Kombination mit einer Psychotherapie aufzusuchen (▸ Kap. 18: Unterstützung der Krankheitsbewältigung und ▸ Kap. 4: Gezielte Schmerztherapie bei Endometriose).

Nach einigen Endometrioseoperationen wurden zwar keine Herde mehr gefunden. Dennoch leide ich weiterhin unter Schmerzen! Was kann noch getan werden?

Sollten diese Schmerzen regelabhängig auftreten, müsste abgeklärt werden, ob eventuell noch eine tief-infiltrierende-Endometriose vorliegt (entsprechende Bildgebung). Andernfalls könnte eine Hormontherapie eine Regelblutung verhindern. Sollten die Schmerzen unabhängig von einer Periodenblutung auftreten, sollten Ursachen außerhalb des Endometriosespektrums abgeklärt werden (► Andere mögliche Erkrankungen, die bei Unterbauchbeschwerden zu berücksichtigen sind).

Ich nehme seit der Endometrioseoperation vor einigen Jahren die Pille ein, die bislang auch gut geholfen hat. Seit einiger Zeit habe ich aber wieder zunehmend endometriosetypische Schmerzen. Was soll ich machen?

In diesem Fall ist mit ziemlicher Wahrscheinlichkeit mit einem Wiederauftreten der Erkrankung zu rechnen. Bitte stellen Sie sich möglichst umgehend in der Praxis Ihres Vertrauens vor.

Was kann man tun, wenn ich nach einer beschwerdefreien Zeit ohne Therapie wieder zunehmend Endometriosebeschwerden bekomme?

Leider müssen Sie damit rechnen, dass die Endometriose wieder aufgetreten ist. Bitte suchen Sie die Praxis Ihres Vertrauens auf und lassen sich untersuchen.

Alternativen

Wenn ich keine OP bzw. keine Hormone wünsche. Inwieweit sind andere Therapieoptionen aus wissenschaftlicher Sicht möglich und sinnvoll?

Leider sind viele alternative/komplementäre Therapieoptionen nicht im klassischen Sinne wissenschaftlich evaluiert. Allerdings gilt auch hier der Satz: »Wer heilt hat Recht«. Es schadet auf keinen Fall, sich Therapiemöglichkeiten, die sich am Rande der schulmedizinischen Heilmethoden bewegen, zu versuchen. Ideal ist ein gemeinsames Abstimmen aller an der Therapie Beteiligter.

Wann sollte man keine alternativen Behandlungsoptionen in Erwägung ziehen?

Es gibt keinen generellen Ausschluss alternativer/komplementärer Behandlungsoptionen. Wenn allerdings diese Verfahren nicht mehr den erhofften Zweck erfüllen, sollte daran gedacht werden, andere Therapiemöglichkeiten in Betracht zu ziehen.

6 Alternative Therapien bei Endometriose aus wissenschaftlicher Sicht

Prof. Dr. med. Karsten Münstedt

Endometriose wird zu den chronischen Krankheiten gezählt, da eine Heilung nicht in allen Fällen erreicht werden kann und in vielen Fällen trotz radikaler Operationen langfristige Behandlungen erforderlich sind. Um Operationen und/oder dauerhafte Hormontherapien zu vermeiden, suchen Betroffene nach sanfteren Alternativen. Hier treffen sie im deutschsprachigen Raum auf Internetseiten und in Büchern von meist selbsternannten Fachleuten auf ein vielfältiges Angebot angeblich sinnvoller Behandlungsansätze: Ordnungstherapie, Umweltmedizin, Ernährungstherapie, orthomolekulare Therapie, physikalische Therapie, Phytotherapie, Enzymtherapie, mikrobiologische Therapie, Homöopathie, Bach-Blütentherapie, Aromatherapie, anthroposophische Therapie, Akupunktur und die Kombination von Akupunktur mit den Kräutern der Traditionellen Chinesischen Medizin sowie die Neuraltherapie. Eine Übersicht über das internationale Angebot alternativer Methoden zur Behandlung der Endometriose finden sich im Artikel von Reid et al. (2019).

Aufgrund der Komplexität der Endometriose ist es für Betroffene schwer, zu beurteilen, ob die genannten Methoden wirklich

- in der Lage sind, Operationen zu vermeiden,
- eine mögliche Alternative zur hormonellen Erhaltungstherapie darstellen,
- eine sinnvolle Ergänzung zu den klassischen Behandlungsoptionen darstellen oder
- in der Lage sind, die unerwünschten Wirkungen der klassischen Behandlungsoptionen zu mildern.

Da eine rationale Bewertung nur auf der Basis von wissenschaftlichen Studien möglich ist, soll im Folgenden der Stellenwert der oben genannten Empfehlungen geprüft werden. Nach einer Recherche in den gängigen medizinischen Literatursuchmaschinen ergibt sich folgendes Bild:

- *Ordnungstherapie*
  - Sport schützt nicht vor Endometriose. Ob Sport bei Betroffenen sinnvoll ist, ist zweifelhaft, denn bei Sportlerinnen wirken Schmerzmedikamente schlechter.
  - Entspannungsmethoden (Progressive Muskelrelaxation) verbessern die Lebensqualität bei Patientinnen unter Hormontherapie.
- *Umweltmedizin:* Manche Umweltchemikalien, z. B. Perfluorochemikalien, erhöhen das Endometrioserisiko. Sicherlich ist es gut für Betroffene, den Kontakt mit diesen Substanzen zu vermeiden. Ob das im Falle einer Erkrankung ausreicht, um diese zu bessern, bleibt unklar.
- *Ernährungstherapie*
  - Betroffenen wird vielfach der Verzicht auf Milchprodukte empfohlen. Studien zeigen jedoch, dass Frauen mit höherem Konsum an Milchprodukten seltener an Endometriose erkranken – insofern erscheint diese Empfehlung nicht unbedingt plausibel.
  - Das Risiko, an Endometriose zu erkranken, ist bei Konsum ungesättigter, essenzieller Fettsäuren verringert. Zwei klinische Studien zu Omega-3-Fettsäuren weisen auf positive Effekte bei endometriose-assoziierten Schmerzen hin. Die Dosierungen lagen bei 1–2 g Fisch- oder Olivenöl am Tag. Im Hinblick auf den Gehalt an Omega-3-Fettsäuren ist dem Fischöl sicher der Vorzug zu geben, möglicherweise ist Olivenöl eine vegane Alternative.
  - Mikrobiologische *Therapie/Verbesserung der Darmflora:* Tierexperimentelle Studien weisen darauf hin, dass eine veränderte Darmflora mit einem erhöhten Endometrioserisiko einhergeht und dass die Gabe von Laktobazillen (z. B. Joghurt) eine Endometriose bzw. die damit assoziierten Schmerzen bessern kann. Diese Befunde erklären möglicherweise den positiven Effekt von Milchprodukten. Eine Empfehlung zu speziellen Bakterienkulturen lässt sich nicht formulieren. In einer Studie wurde ein Gemisch von *Lactobacillus acidophilus, Lacto-*

bacillus plantarum, *Lactobacillus fermentum* und *Lactobacillus gasseri* verwendet.
- *Enzymtherapie* ist möglicherweise in Kombination mit einer operativen Intervention sinnvoll.
- *Akupunktur* führt möglicherweise zu einer Besserung des Schmerzes bei Endometriose. Eine Meta-Analyse kommt zu dem Schluss, dass die Akupunktur aktuell die sinnvollste und am besten erforschte komplementäre Behandlungsoption bei Endometriose zur Behandlung der Schmerzen im kleinen Becken darstellt (Mira et al. 2018).

Die Suche nach Studien zu den anderen empfohlenen Behandlungsansätzen (orthomolekulare Therapie, Farbtherapie, Weihrauch, Myrrhe, Kaffeekohlenextrakt, Kamillenblütenextrakt, Löwenzahn, Tausendgüldenkraut, Goldrute, Himbeerblätter, Gänsefingerkraut, Melisse, Johanniskraut, Ringelblume, Taubnessel, Mönchspfeffer, Bach-Blütentherapie, Aromatherapie, anthroposophische Therapie, Neuraltherapie) ergibt keine Studien mit Bezug zur Endometriose.

Frauenmantel, Ingwer, Brennnessel und Schafsgarbe werden als mögliche sinnvolle Optionen angesehen. Zu diesen Behandlungsansätzen existieren allerdings nur präklinische Studien (tierexperimentelle Studien und Studien an Zellkulturen).

Es gibt eine Studie zur Homöopathie. Diese untersuchte potenziertes Östrogen und fand, dass dieses bei endometriose-assoziiertem Schmerz besser war als ein Placebo. Allerdings scheint bei dieser Studie eine Stichprobenverzerrung (selection bias) zu bestehen, weswegen die Ergebnisse »nicht ohne Weiteres auf beliebige Endometriosepatientinnen übertragbar« sind, da die Patientinnen nicht wie üblich in die Therapiearme zugelost, sondern ausgewählt wurden.

Im Rahmen der Literaturrecherche fanden sich jedoch naturheilkundliche Behandlungsansätze, die von Vertretern der integrativen, alternativen und komplementären Medizin nicht erwähnt werden. Auf diese soll im Folgenden näher eingegangen werden:

1. Grüner Tee: Hier gibt es präklinische Studien zur Endometriose. Die Prodrug eines Inhaltsstoffes von grünem Tee (Pro-Epigallocatechin-3-gallate) soll die Angiogenese bei Endometriose verhindern. Da grüner

Tee insgesamt positive Eigenschaften (Verhinderung von gynäkologischen Tumorerkrankungen, positiver Einfluss auf den Uterus myomatosus und internistische Erkrankungen) hat, scheint grüner Tee (3–5 Tassen täglich) ein interessanter Ansatz für eine Selbstbehandlung zu sein. Einige Autoren empfehlen 600 mg EGCG über sechs Monate, allerdings gibt es bei fehlenden Studien zum Thema keinerlei Evidenz zu dieser Dosierungsempfehlung. Grüner Tee scheint eine Endometriose nicht zu verhindern.

2. Extrakt aus der Rinde der französischen Meereskiefer (Pycnogenol®): Der Kiefernrindenextrakt gilt als natürlicher NF-κB-Inhibitor. Eine kleine Studie an 58 Patientinnen fand positive Wirkungen bei einer Dosierung von 60 mg/Tag. Der Kiefernrindenextrakt soll auch die Wirksamkeit der konventionellen Therapie mit Gestagenen verbessern.
3. Diät: Studien ergaben, dass der Konsum von Gemüse, rotem Fleisch, Milch, Käse, frischem Obst und Hülsenfrüchten (Erbsen, Bohnen) mit einer geringeren Wahrscheinlichkeit des Auftretens der Endometriose verknüpft war. Allerdings war Kreuzblütlergemüse (Kohl) mit einem höheren Risiko für die Entstehung von Endometriose assoziiert.
4. ß-Cryptoxanthine (Provitamin A): Studien fanden reduziertes Endometrioserisiko unter ß-Cryptoxanthinen. Diese kommen in Orangen, Papaya, Karotten, Paprika, Mandarinen, Weizenkeimöl, Physalis, im Kürbis und sowie in der Butter und im Eidotter vor.
5. Vitamin D: Frauen mit Endometriose hatten geringere Vitamin-D-Spiegel. Auch hatten Patientinnen mit Endometriose und niedrigem Vitamin-D-Spiegel mehr Schmerzen. Allerdings hat sich eine Vitamin D-Supplementation in Studien nicht als sonderlich effektiv erwiesen.
6. Antioxidantien (Vitamine C und E): Die Gabe der Vitamine führt zu weniger Schmerzen und geringeren Konzentrationen von Entzündungswerten der Peritonealflüssigkeit.
7. Phytotherapie: Rotwurzel-Salbei, Knoblauch, Japanischer Beifuß, Aloe vera, Gemeiner Schneeball, Ginseng und Kleine Braunelle werden eine mögliche Bedeutung bei der Vorbeugung und Therapie der Endometriose zugeschrieben. Auch die Wirkstoffe Resveratrol, Curcumin, Genistein, Inositol gelten als interessante Substanzen zur Behandlung der Endometriose,

8. Melatonin: Präklinische Studien weisen darauf hin, dass Melatonin die östrogen-bedingte Proliferation von Endometriosezellen hemmt. Eine klinische Studie zeigte, dass im Vergleich zu Plazebo durch Gabe von Melatonin (10 mg/Tag) weniger Schmerzen und Dysmenorrhoe auftraten. Darüber hinaus verbesserte Melatonin die Schlafqualität und die Wahrscheinlichkeit, Schmerzmedikamente zu nehmen.

Fazit

Betroffene sollten Angeboten gegenüber, zu denen nicht einmal präklinische Evidenz besteht, kritisch sein und keine Empfehlungen, die nur auf der Basis theoretischer Überlegungen stehen, bei der Auswahl von Therapien berücksichtigen. Ein klassischer Denkfehler in diesem Bereich ist, dass Faktoren, die die Wahrscheinlichkeit der Entstehung einer Endometriose positiv beeinflussen, nicht notwendigerweise eine therapeutische Rolle zukommt (siehe Milch und Verbesserung der Darmflora). Entsprechende Zusammenhänge gilt es erst nachzuweisen. Es ist die Aufgabe derjenigen, die diese Behandlungsansätze empfehlen, Beweise in Form von klinischen Studien zu liefern, die nachweisen, dass ihre Empfehlungen positive Effekte auf die Problematik der Endometriose haben.

Diese Zusammenstellung zeigt, dass aktuell nur wenige sinnvolle komplementäre und alternative Behandlungsoptionen zur Verfügung stehen. Auf der Basis der aktuellen Erkenntnisse sind Akupunktur und Omega-3-Fettsäuren die Methoden mit der höchsten Evidenz. Auch Melatonin kann als interessante Behandlungsoption angesehen werden. In Anbetracht der Verbreitung der Endometriose und dem Wunsch von Patientinnen nach sanften, natürlichen Methoden sollten gut-geplante Studien baldmöglichst unternommen werden.

Literatur

Mira TAA, Buen MM, Borges MG, Yela DA, Benetti-Pinto CL (2018) Systematic review and meta-analysis of complementary treatments for women with symptomatic endometriosis. Int J Gynaecol Obstet 143(1): 2–9. (doi: 10.1002/ijgo.12576).

Reid R, Steel A, Wardle J, Adams J (2019) Naturopathic medicine for the management of endometriosis, dysmenorrhea, and menorrhagia: a content analysis. J Altern Complement Med 25(2): 202–226. (doi: 10.1089/acm.2018.0305).

7 Arzt- und Kliniksuche, Vorbereitung auf Arztbesuche

Dr. med. Ewald Becherer

Das Erscheinungsbild und die Begleiterscheinungen der Endometriose können sehr unterschiedlich sein, ebenso die Lebensumstände der betroffenen Frauen. Diese unterschiedlichen Aspekte ermöglichen und erfordern es, die Endometriose aus verschiedenen Perspektiven heraus zu behandeln. Mit der Auswahl der Ärzte und ggf. der Klinik nehmen Sie Einfluss darauf.

Das therapeutische Netzwerk

Die Leitlinie »Diagnostik und Therapie der Endometriose« empfiehlt, dass Patientinnen mit Endometriose von einem interdisziplinären Team behandelt werden sollten, also fachübergreifend von Therapeuten aus unterschiedlichen Fachrichtungen. So können neben der Gynäkologie auch die Schmerztherapie, die Psychosomatik, die Sexualmedizin, die Chirurgie, die Urologie, die Ernährungstherapie, die Physiotherapie, komplementäre Therapieverfahren sowie Kinderwunschzentren und Rehabilitationseinrichtungen hinzugezogen werden. Dies kann mit Hilfe einer spezialisierten Endometriosepraxis oder -klinik bzw. einem Endometriosezentrum oder in einem individuell zusammengestellten Netzwerk umgesetzt werden.

So ist beispielsweise zusätzlich zur Behandlung in der Gynäkologie bei immer wieder auftretenden Schmerzen die Vorstellung in einem Schmerzzentrum sinnvoll. Wenn Sie Schmerzen beim Geschlechtsverkehr haben (mit oder auch ohne dadurch entstehende Konflikte mit sich selbst oder mit Ihrem Partner), kann Ihnen die Sexualmedizin helfen. Wenn Sie die Wechselwirkungen von Körper, Seele und Geist oder die Auswirkungen der Erkrankung auf Ihr Leben betrachten und behandeln wollen, kann die Psychosomatik bzw. Psychotherapie eine wertvolle Unterstützung sein. Bei Schmerzen oder Darmproblemen hilft Ihnen die Ernährungsmedizin, sei es in Form einer professionellen Ernährungsberatung oder durch eigene Recherchen im Internet.

Frauenärzte haben sehr unterschiedliche Erfahrungen bei Endometriose, manche sind darauf spezialisiert. Informationen hierzu können Sie auf deren Homepage, bei Selbsthilfegruppen oder Internetforen, bei der Stiftung Endometriose-Forschung oder bei EuroEndoCert finden. Der Frauenarzt sollte sich nicht als Alleinbehandler verstehen, sondern zur Zusammenarbeit in einem fachübergreifendem Behandlungsteam bereit sein und diese gegebenenfalls sogar anregen. Oft ist es hilfreich, eine spezielle Endometriose-Sprechstunde in einer spezialisierten Frauenarztpraxis oder einer entsprechenden Klinik aufzusuchen.

Auch Kliniken haben eine sehr unterschiedliche Erfahrung und Kompetenz in Bezug auf Endometriose, insbesondere was die operative Therapie anbetrifft. Daher ist die Auswahl einer spezialisierten Klinik besonders wichtig. Bei einer Operation sind eine sorgfältige Indikationsstellung erforderlich, eine gute Vorbereitung des Eingriffs und schließlich eine Operation, die einerseits so schonend wie möglich und andererseits aber auch gründlich genug ist. Hierfür braucht es neben der Erfahrung des Operateurs auch ausreichend Zeit. Um den Eingriff gut planen zu können, sollte man schon vor der Operation eine Vorstellung davon haben, was einen in der Operation erwartet.

Arztpraxen, Krankenhäuser und Rehabilitationseinrichtungen können ihre Strukturen, Kooperationen, Fallzahlen, Qualifikationen und Behandlungsabläufe für Endometriosepatientinnen zertifizieren lassen.

Die kostenpflichtige Zertifizierung wird auf Antrag der Praxis bzw. Klinik vom EuroEndoCert im Auftrag der Stiftung Endometriose-Forschung (SEF) und der Europäischen Endometriose Liga (EEL) durchgeführt und soll dokumentieren, dass die Behandlung nach der Leitlinie »Diagnostik und Therapie der Endometriose« abläuft. Während bis 2020 alle zertifizierten Einrichtungen ein »Endometriosezentrum« waren, werden seit Januar 2021 die Zertifizierungsstufen Endometriosepraxis (einschließlich IVF-Zentren und Rehakliniken), Endometrioseklinik und Endometriosezentrum unterschieden. Eine Auflistung der Einrichtungen und die Beschreibung der jeweiligen Anforderungen finden Sie bei EuroEndoCert und bei einigen Selbsthilfegruppen (▶ Internet). Es gibt aber auch Endometriosefachleute und Kliniken mit guten Operateuren, die keine Zertifizierung beantragen. Die meisten Experten für Endometriose sind im Vorstand und Beirat der Stiftung Endometriose-Forschung vertreten.

Arztbesuch

Es ist hilfreich, wenn Sie sich auf die Arztbesuche gut vorbereiten. Vergegenwärtigen Sie sich vorher Ihre Beschwerden, korrelieren Sie diese mit Ihrem Zyklus, Ihren aktuellen Lebensumständen, Begleitfaktoren (z. B. Bewegung, Ruhe, Stuhlgang, Geschlechtsverkehr, Stress) und früheren Lebensereignissen. Vorherige Notizen und der Fragebogen der Arbeitsgemeinschaft Endometriose können Ihnen dabei eine Hilfe sein (*www.ag-endometriose.de « downloads « Basis Fragebogen*). Sammeln Sie alle auffälligen Untersuchungsbefunde, z. B. in Form von Arztbriefen, kurzen Notizen oder Ultraschallbildern, und nehmen Sie diese zu den Arztbesuchen mit.

Unterlagen von früheren Operationen sind besonders wichtig. Dazu gehören: die Befunde vor der Operation, der Operationsbericht, der feingewebliche (histologische) Untersuchungsbefund und der endgültige Entlassungsbericht. 20 % der Befunde, die in der Operation als »Endometriose« eingeschätzt werden, können anschließend histologisch nicht bestätigt werden.

Endometriose-Operationen sind selten eilige Operationen, sodass Sie sich ggf. zuvor eine Zweitmeinung in einer speziellen Endometriose-Sprechstunde einholen können.

Internet

https://www.endometriose-sef.de – Stiftung zur Erforschung der Endometriose, u. a. mit Informationen für Patientinnen und einer Auflistung von Endometriose-fachleuten (www.endometriose-sef.de/stiftung/der-beirat/)

www.euroendocert.de – Dienstleistungsunternehmen zur Zertifizierung von Arzt-praxen und Krankenhäuser

Endometriose Selbsthilfegruppen: in Deutschland, Österreich und der Schweiz gibt es einige Selbsthilfegruppen mit einer eigenen Homepage

8 Physiotherapie: Heilsame Kräfte für den Körper

Dr. med. Ewald Becherer und Peter Ringeisen

Die Physiotherapie behandelt die Funktionen und Strukturen im menschlichen Körper. Zu ihren Behandlungselementen gehören statisch-mechanische Maßnahmen mit dynamischen Kräften, wie z. B. Massage und Krankengymnastik, und Anwendungen mit physikalischen Hilfsmitteln wie Wasser, Elektrizität, Kälte oder Wärme.

Physiotherapeutische Verfahren regen den Kreislauf an, fördern die Durchblutung und den Stoffwechsel, unterstützen die Wundheilung und wirken Spannungen in den Organen, zwischen einzelnen Organen sowie zwischen ihnen und dem Bewegungsapparat entgegen. Sie lindern Schmerzen. Die Verfahren können Beweglichkeit und Koordination der Muskeln und Gelenke gezielt fördern sowie Kraft, Ausdauer und allgemeine Vitalität stärken. Fehlhaltungen werden korrigiert und überbeanspruchte Strukturen entlastet.

Im Folgenden stellen wir Ihnen diejenigen Verfahren vor, die im ambulanten Bereich am häufigsten angewendet werden und auch zu Hause praktikabel sind. Klären Sie bitte vor der Behandlung ab, ob sie bei Ihnen möglicherweise wegen einer anderen Erkrankung nicht angewendet werden dürfen.

Wärmeauflagen können auf den Unterbauch oder auf den Rücken aufgebracht werden und geben eine angenehme Wärme ab, welche Schmerzen lindert und die Muskeln entspannt. Neben der traditionellen Wärmflasche und dem Kirschkern-Säckchen können Sie Wärmeauflagen auch in der Apotheke oder im Sanitätshaus kaufen. Üblicherweise werden sie im Wasserbad oder in der Mikrowelle erwärmt. Sie können einige davon nur zu Hause auf dem Sofa oder im Bett anwenden und andere auch unter der Kleidung tragen, sodass Sie damit mobil sind. Wärmeauflagen dienen der Schmerzlinderung, z. B. bei der schmerzhaften Periodenblutung.

Selbstwärmende *Wärmepflaster*, wie z. B. HerbaChaud® Wärmepflaster, können ebenfalls unter der Kleidung getragen werden und geben eine angenehme Wärme ab, die mehrere Stunden anhält. Die Wärme erzeugenden Inhaltsstoffe sind unterschiedlich. Das beispielhaft erwähnte Wärmepflaster besteht aus einer altüberlieferten chinesischen Kräutermischung. Die Pflaster wirken schmerzlindernd und entspannend, teilweise auch entzündungshemmend. Sie erhalten Wärmepflaster in Drogerien und Apotheken. Alternativen können Wärme abgebende Salben und Öle sein, wie z. B. Kupfersalbe rot® von Wala oder Oleum aethereum Melissae indicum® von Weleda.

Tab. 8.1: Möglichkeiten der Physiotherapie

Beschwerden	Physiotherapeutische Behandlung
Schmerzhafte Regelblutung und Schmerzen im Unterbauch	Wärmeauflagen, Wärmepflaster, Transkutane Elektrische Nervenstimulation (TENS), Heiße Rollen, Fangopackungen, Bindegewebsmassagen, Krankengymnastik
Blutungsstörungen	Bindegewebsmassagen
Blasen- und/oder Darmentleerungsstörungen	Klassische Massagen als Kolonmassagen, Bindegewebsmassagen
Narbenbeschwerden	Klassische Massagen als Narbenmassage, Ultraschalltherapie

Die *»Heiße Rolle«* besteht aus drei ineinander gewickelten Handtüchern, die mit kochendem Wasser getränkt und ca. 15 Minuten über die Haut des Rückens getupft werden. Diese Hautabschnitte werden stärker durchblutet, wodurch die mit ihnen über Nervenreflexe korrespondierenden inneren Organe positiv beeinflusst werden. Die Heiße Rolle wirkt entspannend und dient als Vorbereitung auf weitere Therapien. Sie hilft bei akuten Schmerzen, Verstopfung und Menstruationsbeschwerden. Dieses Verfahren ist sehr einfach anzuwenden und kann zu Hause z. B. vom Partner verabreicht werden.

Fangopackungen: Fango ist der Mineralschlamm der Vulkanerde. Er wird auf ca. 50 °C erhitzt und für 20–30 Minuten direkt auf den Körper aufgebracht. Fangopackungen wirken entspannend und schmerzlindernd. Sie helfen bei schmerzhafter Regelblutung, Rückenschmerzen und diffusen Schmerzen im Unterleib. Für die Anwendung zu Hause gibt es in der Apotheke oder im Sanitätshaus wiederverwendbare Packungen, die im Backofen oder in der Mikrowelle erwärmt werden.

Bei der *Transkutanen Elektrischen Nervenstimulation (TENS)* wird ein schwacher Reizstrom niedriger Frequenz (bis zu 150 Hz) eingesetzt, der ab ca. 100 Hz schmerzlindernd wirkt. Die Geräte sind handlich klein und batteriebetrieben. Mit einem dünnen Kabel sind sie mit zwei oder vier Plättchen verbunden, die als Elektroden über den schmerzhaften Bereichen auf die Haut im Unterbauch oder im unteren Rücken geklebt werden. Sie können die Stromstärke ganz nach Ihrem individuellen Schmerzempfinden selbst regulieren. Die elektrischen Impulse werden durch die Haut (= transkutan) auf das Nervensystem übertragen und stimulieren die körpereigene Schmerzhemmung. Dieses Verfahren wirkt sofort muskelentspannend, durchblutungssteigernd und schmerzlindernd. TENS kann die Zeit bis zum Wirkungseintritt eingenommener Schmerzmittel überbrücken und mehrmals täglich bis zu mehreren Stunden eingesetzt werden. Sie können TENS-Geräte kaufen oder auf ärztliche Verordnung zulasten der Krankenkassen ausleihen. Es gibt große Preisunterschiede (ca. 25–200 Euro). Lassen Sie sich im Sanitätshaus beraten.

Die *Bindegewebsmassage* ist eine spezielle Massagetechnik, bei der Druck- und Zugreize auf die Haut und darunter liegende Gewebeschichten ausgeübt werden. Sie gehört zu den Reflexzonenbehandlungen, weil die bearbeiteten Hautareale (sog. Bindegewebszonen) über Reflexbögen aus Nervenfasern mit den inneren Organen verbunden sind. Dadurch normalisiert sich der Spannungszustand von Muskulatur, Bindegewebe, Nerven und Gefäßen. Über die Reflexbögen werden die Funktionen der inneren Organe normalisiert. Die Bindegewebsmassage fördert die Durchblutung und lindert Schmerzen. Die gynäkologischen Organe korrespondieren mit Hautarealen über dem Kreuzbein. Die Bindegewebsmassage wird von Physiotherapeuten nach einem bestimmten Behandlungsaufbau zwei- bis dreimal wöchentlich durchgeführt. Sie kann bei der schmerzhaften Periodenblutung, bei Blutungsstörungen sowie bei Entleerungsstörungen von Blase und Darm hilfreich sein.

Bei der *Ultraschalltherapie* werden durch einen Schallkopf Schwingungen von rund 800 kHz in den Körper übertragen, wodurch es zu einer Mikrovibrationsmassage und dadurch zu einer Wärmeerzeugung im Körper kommt. Sie kann bei Verstopfungen, Verwachsungsbeschwerden, Schmerzzuständen, Durchblutungsstörungen und Muskelverspannungen sowie zur Narbenbehandlung eingesetzt werden. Eine Behandlung dauert ca. zehn Minuten und kann einmal täglich durchgeführt werden.

Die *Kolonmassage* (Kolon = Teil des Dickdarms) regt die Beweglichkeit des Darms an und wird bei Verdauungsproblemen angewandt, z. B. Verstopfung, Darmträgheit und Blähungen. Bei der Therapie werden fünf spezielle Punkte auf der Bauchdecke jeweils fünf Minuten durch schiebende und ziehende Handgriffe kreisend massiert und zwar angefangen vom Beginn des Dickdarms im rechten Unterbauch entlang des Organs bis zum Ende im linken Unterbauch. Dies geschieht im Gleichklang mit dem Atemrhythmus. Die Behandlung beginnt mit drei Anwendungen pro Woche und wird danach je nach Bedarf fortgesetzt. Eine einzelne Behandlung dauert ca. 15 Minuten. Bitte trinken Sie danach viel Wasser!

Klassische Massage: Bei vielen Patientinnen ist die Muskulatur im Lenden-Becken-Hüft-Bereich, manchmal auch im Schulter- und Nackenbereich stark verhärtet. Eine Massage entspannt verkrampfte und stärkt schlaffe Muskeln. Sie wirkt durchblutungsfördernd auch in tiefen Gewebsschichten, hat eine entstauende Wirkung auf die Zirkulationssysteme, lockert Vernarbungen sowie Gewebsverklebungen auf der Haut und wirkt schmerzlindernd. Eine Massage hat zudem eine ausgleichende Wirkung auf die Psyche.

Übung: Selbstmassage der Rückenstrecker

Rückenlage, Beine angestellt, Tennisball an schmerzende Stelle unter den Rücken legen, Becken vorsichtig in verschiedene Richtungen schieben, Beine hin und her bewegen und langsam nach rechts und links fallen lassen.

Brechen Sie die Übung bei Schmerzen ab!

Bei einer *Manuellen Therapie* wird die Funktionsfähigkeit der Gelenke, Muskeln und Nerven an Wirbelsäule, Armen und Beinen mit den Händen behandelt, wobei Blockaden, Bewegungseinschränkungen und Schmerzen gelöst werden. Durch Verwachsungen im Unterleib und schmerzbedingte Schonhaltungen verkürzen und verhärten sich die Bänder und Sehnen, mit denen Gebärmutter, Eierstöcke, Darm und Blase am unteren Teil der Wirbelsäule befestigt sind. Diese Zugkraft verursacht Rückenschmerzen und Bewegungseinschränkungen. Für zu Hause gibt es effektive Übungen.

Entlastungslagerungen für die Lendenwirbelsäule

Übung 1: Rückenlage, Beine sind in den Knie- und Hüftgelenken jeweils um neunzig Grad angewinkelt, Unterschenkel liegen auf einem Hocker, evtl. ein (warmes) Kissen unter die Lendenwirbelsäule legen.

Übung 2: Bauchlage, Kissen in Nabelhöhe unter den Bauch legen, Füße mit Kissen unterlagern, Arme liegen seitlich.

Übung 3: Seitenlage, unteres Bein maximal in Hüfte beugen, oberes Bein liegt gestreckt auf dem Boden, oberer Arm liegt gestreckt über dem Kopf.

Brechen Sie die Übungen bei Schmerzen ab!

Krankengymnastik: Bei vielen Patientinnen mit Endometriose befindet sich das Becken in einer zu starken vorderen Kippung, was sich als »Hohlkreuz« in der unteren Wirbelsäule zeigt. Oft handelt es sich dabei um eine schmerzbedingte Schonhaltung. Sie führt zu Verspannungen und Schmerzen im Beckenbereich, weil einige Muskeln, Bänder und Gelenke der Lendenwirbelsäule permanent überlastet werden. Auch in entfernt gelegenen Körperabschnitten (z. B. Brustkorb, Rippen, Brustwirbelsäule), die funktionell mit der unteren Wirbelsäule verbunden sind, können Schmerzen entstehen.

Durch krankengymnastische Übungen werden Muskelkraft und Ausdauer gezielt aufgebaut, überbeanspruchte Strukturen entlastet, die Beweglichkeit gefördert und die Körperhaltung geschult.

Endometriosepatientinnen profitieren insbesondere durch Übungen, die die Bauchmuskulatur kräftigen. Dadurch wird das Becken wieder stärker nach hinten gekippt, die Lendenwirbelsäule entlastet und der Schmerz gelindert. Sollte Ihnen Ihr Therapeut Eigenübungen gezeigt haben, können Sie den Behandlungserfolg vergrößern, wenn Sie diese zu Hause regelmäßig durchführen.

Übung: Schonendes Bauchmuskeltraining

Rückenlage, Beine angestellt. Den unteren Rücken in Richtung Boden drücken, wobei das Becken nach hinten kippt. Kopf anheben, um Bauchspannung zu erhöhen. Ihre Hand darf nicht mehr unter den Rücken passen! Position zehn Sekunden halten, dabei ruhig weiter atmen, dann kurz entspannen, fünf- bis zehnmal wiederholen.

Übung: Dehnung der Rückenstreckermuskulatur

Rückenlage, Beine angestellt. Mit den Händen an die Knie greifen, Beine möglichst dicht heranziehen, Kopf heben. Position zehn Sekunden halten.

Brechen Sie die Übungen bei Schmerzen ab!

9 Entspannung in Ruhe und Bewegung: Progressive Muskelentspannung, Autogenes Training und meditative Bewegungsverfahren

Dr. med. Petra Schwinn

Schmerzen rufen im Körper eine Stressreaktion hervor, die über die Ausschüttung von Stresshormonen (z. B. Adrenalin, Cortisol) Auswirkungen auf das gesamte vegetative Nervensystem hat und dadurch u. a. auch weitere Hormonsysteme stark beeinflusst. Wie ausgeprägt diese Stressreaktion durch Schmerzen ist, hängt auch von der individuellen Stressempfindlichkeit und Schmerzverarbeitung im Gehirn ab. Stress beeinflusst außerdem das Ausmaß des Schmerzerlebens: Jede Form von Stress, ganz gleich ob als Folge von Schmerz, ungünstigem Lebensstil, Schicksalsschlägen etc. erhöht die Schmerzempfindlichkeit über komplexe neurobiologische Mechanismen. Damit entsteht ein ungünstiger Kreislauf, in dem sich das Stress- und Schmerzniveau immer weiter aufschaukeln.

Es ist daher sinnvoll, einem (z. B. durch Schmerzen verursachen) Dauerstress gezielt entgegenzuwirken. Hier bieten sich folgende Möglichkeiten an:

Neben klassischen Entspannungsverfahren wie progressiver Muskelentspannung und autogenem Training haben sich auch meditative Bewegungsverfahren wie Qigong und Yoga zur Vorbeugung und Therapie von – nicht nur Schmerz-bedingtem – Stress bewährt. Sie sind deshalb auch fester Bestandteil integrativer und multimodaler Schmerztherapie-Konzepte (▶ Kap. 4).

Klassische Entspannungsverfahren

Progressive Muskelentspannung

Progressive Muskelentspannung (PMR) basiert auf der Beobachtung, dass innere Unruhe, Stress oder Angst zu muskulärer An- und Verspannung führen. Schrittweises, gezieltes Anspannen einzelner Muskelgruppen, gefolgt von bewusstem, kontrolliertem Lockern der Anspannung führt nicht nur zu muskulärer Entspannung, sondern auch zu einer Reduktion von innerer Unruhe und Stresserleben.

Zusätzlich verbessert das bewusste Wahrnehmen von Muskelanspannung und -entspannung das Körpergefühl. Dies ermöglicht, auch unabhängig von der eigentlichen Entspannungsübung, muskuläre Verspannungen oder innere Spannungszustände schneller wahrzunehmen und bewusst gegenregulieren zu können. PMR hat sich dadurch nicht nur bei Schmerzen des Bewegungsapparates bewährt, sondern wirkt über die Regulation des vegetativen Nervensystems auch positiv auf viele Stress-modulierte Erkrankungen: so hat sich PMR auch in der Behandlung von (Migräne-)Kopfschmerzen, Depression und Angststörungen als effektives Verfahren etabliert.

PMR gilt als besonders rasch erlernbar, erste Erfolge stellen sich schnell ein.

Für den Anfänger ist die Anleitung durch einen ausgebildeten Entspannungstrainer, mindestens aber das Nutzen einer Audio-Anleitung ist sehr empfehlenswert, damit sich der Übende vollständig auf die Körperwahrnehmung konzentrieren kann. Geübt werden kann sowohl im Liegen – dies ist gerade anfangs angenehmer und vereinfacht das Einfinden in die Entspannung – als auch im Sitzen (z. B. mittags auf dem Bürostuhl).

Autogenes Training

Autogenes Training (AT) basiert auf der Beobachtung, dass die zu Beginn des 20. Jahrhunderts sehr beliebten Hypnose-Sitzungen zu einem tiefen erholsamen Entspannungserleben bei den Patientinnen führten. Das

Grundprinzip des AT ist die Anwendung von Autosuggestion (»Selbsthypnose«), wobei vor allem muskelentspannende und beruhigende Suggestionen (sogenannte Formeln) zum Einsatz kommen. Diese Formeln erzeugen bei entsprechender Übung körperliche Korrelate. So soll die autosuggestive Leitformel »meine Arme sind angenehm warm«, zu einer Gefäßerweiterung in den Armen und dadurch verstärkter Durchblutung, die Leitformel »meine Arme sind ganz schwer« zu Entspannung der Armmuskulatur führen. Auf diese Weise lassen sich gezielt auch Organsysteme positiv beeinflussen (z. B. »mein Herz schlägt ruhig und regelmäßig«). Stirnkühleübungen (»meine Stirn ist angenehm kühl«) wirken erfrischend und können Kopfschmerzen lindern. Auch für Beschwerden durch Endometriose lassen sich autosuggestive Formeln anwenden wie beispielsweise »mein Bauch ist angenehm warm« zur Linderung schmerzhaften Krämpfen.

Mit AT kann besonders gezielt und bewusst das vegetative Nervensystem beeinflusst und dadurch auch Regulation von Organsystemen ermöglicht werden.

Idealerweise wird auch AT mehrmals täglich für mindestens fünf Minuten geübt. Hier braucht es häufig mehr Geduld, bis sich erste Erfolge einstellen. Anfangs kann es einfacher sein, sich für die Übungen hinzulegen. Später, mit mehr Routine, kann es im Sitzen und bei Bedarf auch in jeder anderen Situation angewendet werden.

Meditative Bewegungsverfahren

Zu den meditativen Bewegungsverfahren werden Qigong, Taichi und Yoga gezählt.

Ihnen gemeinsam ist eine geistig fokussierte Ausübung von weichen, geführten Bewegungen, meist in Verbindung mit einer bewussten und vertieften Atmung. Dadurch wird nicht nur ein rein körperlicher Trainingseffekt oder nur eine psychische Entspannung, sondern eine tatsächliche Harmonisierung von Körper und Geist erzielt, also Entspannung in und durch Bewegung. In vielen Untersuchungen konnte nachgewiesen werden, dass das regelmäßige Üben von meditativen Bewegungsverfahren auch eine Stress- und Schmerz-reduzierende Wirkung hat.

Qigong und Taichi

Qigong und Taichi entstanden vor Jahrhunderten im alten China.

Qigong kann am ehesten mit »Kultivieren des Qi« übersetzt werden, wobei Qi der chinesischen Vorstellung von Lebensenergie entspricht, und ist ein moderner Oberbegriff für Übungen in Ruhe und Bewegung, die sich über Jahrhunderte als Teil der Lebenspflege, philosophischer Strömungen oder Kampfkunst entwickelt haben.

Neben dem sog. weichen Qigong, welches vor allem zur Gesunderhaltung und Therapie im Rahmen der chinesischen Medizin angewendet wird, entwickelten sich auch spirituelle Qigong-Methoden sowie Qigong-Übungen, die große Gemeinsamkeiten mit Taichi als Teil der Kampfkunst haben.

Im Laufe der Jahrhunderte entstanden daher sehr viele verschiedene Übungsformen, die sich in ihren Anforderungen an Beweglichkeit und Koordination, aber auch in ihrer Wirkung auf den Körper unterscheiden. Dadurch können Qigong-Praktizierende je nach Konstitution und beabsichtigter Wirkung aus einer Vielzahl an Übungen auswählen und sie individuell anpassen. Im Rahmen der chinesischen Medizin werden Qigong-Übungen üblicherweise durch gezielte Selbstmassagen und Akupressur von Akupunkturpunkten sinnvoll ergänzt.

Im Verständnis der chinesischen Medizin sollte das Qi in den Leitbahnen/Meridianen frei fließen können, Blockaden des Qi führen zu Schmerzen und Krankheiten. Das Praktizieren von Qigong, soll das Qi vermehren und im gesamten Körper gleichmäßig verteilen, außerdem Blockaden des Qi auflösen, das freie Fließen von Qi ermöglichen und dadurch Schmerzen und Krankheit beseitigen. Auch an westliche Schulmedizin orientierte Schmerztherapie-Konzepte haben Qigong längst als Bestandteil integriert.

Qigong-Übungen orientieren sich an Bildern aus Natur und chinesischer Mythologie und Symbolik. Zu jeder Qigong-Übung gehört deshalb nicht nur die weiche, langsame, wie gegen Widerstand ausgeführte körperliche Bewegung, sondern auch die sog. innere Vorstellungskraft, bei der sich der Geist des Übenden auf das Naturbild fokussieren sollte sowie die Atmung, die als frei fließende, ruhige und angenehm tiefe Bauchatmung die Übung begleiten sollte.

Qigong-Übungen können an den individuellen Energie- und Trainingszustand problemlos angepasst und bei Bedarf so variiert werden, dass ein schmerzfreies Üben möglich ist. Im Bewusstsein des Qigong steht besonders das sogenannte Dantian (Zinnoberfeld) als ein Speicherort für Qi. Das Dantian ist ein gedachter Ort, der im Unterleib, zwischen Bauchnabel und Schambein, verortet wird.

Taichi und Qigong werden fälschlicherweise häufig für Synonyme gehalten. Taichi zählt jedoch eigentlich zu den Kampfkünsten und wird weniger medizinisch (im Sinne der chinesischen Medizin) angewandt. Allerdings trainiert Taichi durchaus auch Körper und Geist: die weichen, geschmeidigen Bewegungen sind meist dynamischer als Qigong-Übungen, sie werden fast ausschließlich im Stehen und Gehen ausgeführt und haben höhere Anforderungen an Koordination und Gleichgewichtssinn. Sie halten dadurch den ganzen Körper beweglich und werden daher auch von der chinesischen Bevölkerung gerne als »Freizeitsport« betrieben.

Yoga

Aktuell besonders beliebt und quasi in jedem Sportprogramm eines Fitness-Studios zu finden ist Yoga. Leider wird es häufig als eine Art akrobatische Gymnastik mit besonderen Anforderungen an Gelenkigkeit und Dehnfähigkeit missverstanden. Dabei verbessert Yoga nicht nur die Beweglichkeit und das Körpergefühl, sondern kann auch Stresserleben und Schmerzen reduzieren und psychische Gesundheit fördern.

Ursprünglich entwickelte sich Yoga im religiös-philosophischen Kontext des Hinduismus, Anteile des Yoga wurden später auch im Buddhismus aufgegriffen. So sind Meditation und Askese zur Erlangung von Erleuchtung traditionelle Bestandteile yogischer Praxis. Die sog. Asanas – die Körperübungen, die wir im Westen mit dem Begriff Yoga assoziieren – sollten den Körper des Yogis befähigen, stundenlange Sitzmeditation aushalten zu können. Von den vielen verschiedenen Yoga-Strömungen ist hierzulande »Hatha-Yoga«, in welchem vor allem diese Asanas praktiziert werden, am bekanntesten. Die Spannbreite der Asanas hinsichtlich ihrer Anforderungen an die eigene Beweglichkeit ist groß. Von sehr anspruchsvollen Übungen wie dem Kopfstand bis hin zu Variationen im Sitzen auf dem Stuhl können die Asanas deshalb an eigene Bedürfnisse und Fähigkeiten gut angepasst werden.

Der Ablauf der einzelnen Asanas ist dabei häufig ähnlich: Von einer Ausgangsposition (z. B. Stehen) wird in achtsamen Schritten die Endposition (z. B. »Baum«) erreicht, welche dann für einige Atemzüge gehalten werden soll. Immer wieder soll der Übende dabei auch bewusst testen, wieviel Dehnung z. B. noch erträglich ist oder wann die Endposition ein wenig gelockert werden soll. Menschen mit chronischen Schmerzen hilft dieses bewusste Nachspüren, das eigene Körpergefühl zu verbessern, die eigenen Belastungsgrenzen bewusster wahr zu nehmen und dann auch eigenverantwortlich darauf zu reagieren. Neben den gehaltenen Übungen gibt es auch dynamische Übungen, bei welchen die Asanas fließend ineinander übergehen, wie beispielsweise beim »Sonnengruß«.

Idealerweise sollten die yogischen Körperübungen ergänzt werden durch meditative Elemente und Atemübungen. Das Spektrum an yogischen Atemübungen (Pranayama) ist nicht zuletzt auch deshalb besonders groß, weil in der yogischen Philosophie mit der Atmung auch die Lebensenergie »Prana« aufgenommen wird. Häufig wird hier der vertieften Bauchatmung besondere Beachtung geschenkt. Da Menschen mit Schmerzen im Bauchbereich unbewusst flach atmen oder sogar eine reine Brustatmung haben, kann hier gerade auch bei Endometriose ein hilfreicher Ansatz liegen: bewusste sanfte Bauchatmung entspannt die Bauchdecke. Zusätzlich reguliert eine vertiefte Atmung das vegetative Nervensystem: der parasympathische Anteil, der Entspannung und Regeneration fördert, wird durch eine vertiefte und verlängerte Ausatmung besonders aktiviert. Es überrascht daher nicht, dass die positive Wirkung von Hatha-Yoga auf durch Endometriose verursachte Beschwerden bereits in Studien nachgewiesen wurde.

Entsprechend seiner religiös-spirituellen Herkunft aus dem Hinduismus und Buddhismus gehört zur yogischen Praxis auch Meditation. Typische Meditationsformen des Yoga sind die Atemmeditation (Visayan) und der sog. »Body Scan«. Hier finden sich Schnittstellen mit der Achtsamkeitspraxis, weshalb an dieser Stelle für weitere Information auf Kapitel 21 verwiesen wird.

Zusammenfassend lässt sich mit allen hier vorgestellten Verfahren ein effektiver Stressabbau sowie eine körperliche und psychische Entspannung und damit Schmerzreduktion erreichen. Die Auswahl des Verfahrens sollte sich vor allem an der persönlichen Präferenz des Übenden orientieren: nur das, was Spaß macht, wird man auch über einen längeren Zeitraum üben. Und je regelmäßiger und häufiger geübt wird, desto schneller und tiefer wird die psychische und körperliche Entspannung und damit eine Verbesserung der Beschwerden eintreten.

Weiterführende Informationen

Über viele Krankenkassen und die örtlichen Volkshochschulen (vhs) werden sowohl Entspannungskurse (Autogenes Training, Progressive Muskelrelaxation) als auch Qigong und Yoga angeboten. Bei regelmäßiger Teilnahme werden die Kosten häufig von den Krankenkassen erstattet.

Autogenes Training

Buch mit CD:
Grasbeger D (2015) Autogenes Training. 7. Aufl. München: GRÄFE UND UNZER Verlag GmbH.

Link:
https://www.dg-e.de/fileadmin/user_upload/downloads/Merkblaetter/DG-E-Mkbl_AT.pdf

Empfehlenswerte Anleitung auf youtube (zum Beispiel):
https://www.youtube.com/watch?v=UN3JVqU4KK4

Progressive Muskelentspannung

Link:
https://www.dg-e.de/fileadmin/user_upload/downloads/Merkblaetter/DG-E-Mkbl_PR.pdf
Empfehlenswerte Anleitung auf youtube (zum Beispiel):
https://www.youtube.com/watch?v=Lyjgdg5nWhg

Qigong

Links:
https://www.tcm.edu/therapeuten-interessierte/qigong/
https://www.qigong-yangsheng.de/

Yoga

Link:
https://www.yoga-vidya.de/yoga/
Auf YouTube finden sich für alle, die schon über Kurse einen Einstieg gefunden haben, viele neue Anregungen.

Empfehlenswert sind beispielsweise die Yoga-Anleitungen von Mady Morrison.

Deutsche Gesellschaft für Entspannungsverfahren

Autogenes Training, Progressive Relaxation, Hypnose, Yoga und weitere wissenschaftlich fundierte Verfahren (DG-E e. V.)
Link:
https://www.dg-e.de/

10 Osteopathie: Heilen mit den Händen

Peter Ringeisen

Die Osteopathie wurde vor rund 130 Jahren vom amerikanischen Arzt Dr. Andrew Tayler Still begründet. Still stellte fest, dass geringfügige Bewegungseinschränkungen der Knochen, Gelenke, Bänder oder Muskeln den gesamten Organismus beeinflussen können. Die Osteopathie geht von einem ganzheitlichen Körperverständnis aus, wobei mit den Händen Bewegungseinschränkungen und Funktionsstörungen der Strukturen im Organismus diagnostiziert und behandelt werden.

Grundlagen der Osteopathie

Der Körper ist eine Einheit

Die verschiedenen Strukturen in unserem Körper werden durch das sog. Bindegewebe zu einer anatomischen und physiologischen Einheit zusammengeführt. Es umhüllt jedes Gewebe, Muskeln, Knochen, Nerven, Blut- und Lymphgefäße und innere Organe. Es bildet bindegewebige Formationen, wie z. B. die Bänder, die benachbarte Strukturen elastisch verbinden. Eingebettet in das Bindegewebe liegen die Nerven, Blut- und Lymphgefäße. Über das Bindegewebe wird die Zirkulation angeregt, der Stoffwechsel reguliert und Nervenerregungen weitergeleitet.

Alle Strukturen in unserem Körper, ob Muskelfasern, Bänder oder Organe, haben eine Eigenbewegung. Zusätzlich werden sie passiv bewegt: einerseits durch die natürliche Aktivität jedes Menschen, andererseits durch weitere Einflüsse wie beispielsweise Herzschlag, Atemrhythmus oder Darmkontraktionen. Bewegungseinschränkungen der Organe und Gewebe können deren Funktion beeinträchtigen. Eine solche Veränderung kann über das Bindegewebe auf andere Strukturen übertragen werden und dadurch zu Beschwerden in entfernt liegenden Körperregionen führen. Ein Osteopath kann ein Symptom über das Bindegewebe bis zu seiner auslösenden Ursache zurückverfolgen.

Der Körper hat Selbstheilungskräfte

Gesundheit ist kein statischer Zustand, sondern das Ergebnis unzähliger Selbstregulations- und Selbstheilungskräfte des Körpers, mit denen er auf schädigende Einflüsse reagiert. Dazu dienen z. B. die Blutgerinnung, die Arbeit des Immunsystems, die Vorgänge bei Entzündungsreaktionen oder die Regulation der Blutzirkulation und die Zellteilung. Diese Vorgänge bewirken, dass z. B. ein Knochenbruch verheilt oder eine Wunde zuwächst und eine Infektion überwunden wird. Ziel der Osteopathie ist es, die gesunde Funktionsweise jeder Struktur des Körpers und somit seine Selbstheilungskräfte zu aktivieren.

Die Osteopathie geht davon aus, dass sich die Lebensenergie des Individuums als rhythmische Bewegung im Körper zeigt, die vom Osteopathen als sehr sanfte Wellenbewegung wahrnehmbar ist. Dieser sog. »Primär Respiratorische Mechanismus« (PRM) ist überall spürbar, besonders aber am Kopf und am Kreuzbein.

Osteopathische Techniken können diese Bewegungen beeinflussen und dadurch die Selbstheilungskräfte aktivieren.

Die Struktur bestimmt die Funktion, die Funktion formt die Struktur

Ist eine bestimmte Struktur gestört, kann sie nicht mehr ihre volle Funktion ausüben. Nimmt die Funktion eines Organs zu, wächst auch dessen Struktur; nimmt sie dagegen ab, wird es kleiner. Was am Beispiel eines Muskels einleuchtend erscheint, gilt für alle Gewebe im menschlichen

Organismus, also z. B. auch für innere Organe. Ziel der Osteopathie ist es, den Organen wieder zu ihrer ursprünglichen Beweglichkeit zurück zu verhelfen, sodass sie ihre natürliche Struktur zurückgewinnen und störungsfrei funktionieren können.

Die osteopathische Diagnose bei Endometriose

Ein Osteopath spürt mit seinen Händen den blockierten »Fluss« im Gewebe. Er nimmt Verwachsungen, Verhärtungen von Muskeln und Bändern, Stauchungen im Gewebe und Nervenblockaden ebenso wahr wie bestimmte »Zugrichtungen« von Muskeln und Bändern, die auf eine falsche Lage oder auf Bewegungseinschränkungen von Organen hinweisen.

Er findet häufig Bewegungseinschränkungen am Kreuzbein und im Bereich der Darmbein-Kreuzbein-Gelenke. Während der Menstruation kann ein verstärkter Zug der Gebärmutter an ihren Bändern zu einer Bewegungseinschränkung dieser Gelenke und damit zu Schmerzen führen. Über den Rückenmarkskanal kann sich eine Bewegungseinschränkung im Kreuzbein bis hinauf in den Schädel auswirken und Kopfschmerzen auslösen.

Oft spürt ein Osteopath bei Endometriosepatientinnen auch Fehlfunktionen in Regionen, die mit dem hormonellen Kreislauf in Verbindung stehen. Gebärmutter, Eierstöcke und Schilddrüse ertastet er über den Bauch bzw. Hals der Patientin und spürt Verhärtungen, Organverlagerungen oder Bewegungseinschränkungen. Störungen im Bereich des Hypothalamus und der Hypophyse (Hirnanhangsdrüse) im Gehirn spürt er an der Schädelbasis, wahrnehmbar als leichte Zugkraft des Schädelknochens in eine Richtung.

Die osteopathische Behandlung der Endometriose

Eine osteopathische Behandlung wird auch als »sanftes Heilen mit den Händen« bezeichnet. Neben behutsamen Berührungen und sachtem Handauflegen kommen aber auch kräftige Griffe zum Einsatz, die starken Druck oder Zug ausüben.

Die Behandlung beginnt nicht immer mit den betroffenen Strukturen. Oft werden zunächst ausgleichende, sanfte Griffe am craniosacralen System ausgeführt, d. h. vom Schädel (Cranium) abwärts bis zum Kreuzbein (Os sacrum). Dies stimuliert auf sanfte Weise die Bewegungen des Nervenwassers (Liquor), die Hirn- und Rückenmarkshäute und das Nervensystem und damit auch Knochen, Muskeln und Bindegewebe. Die Osteopathie geht davon aus, dass der rhythmische Fluss des Liquors für das Wohlbefinden des Menschen von großer Bedeutung ist. Blockierungen dieses Flusses sollen erspürt und durch spezielle Drucktechniken aufgelöst werden. Das beruhigt und entspannt die Patientin und aktiviert gleichzeitig die Selbstheilungskräfte.

Die osteopathische Behandlung wirkt Verhärtungen entgegen und verhilft den Organen wieder zu ihrer ursprünglichen Beweglichkeit zurück. Auch die Gewebebeschaffenheit im Unterleib soll günstig beeinflusst werden: Durchblutung, Stoffwechsel und Wundheilung sollen unterstützt, die Organfunktionen normalisiert werden.

Hilfe auch bei Kinderwunsch

Etwa die Hälfte der Endometriosepatientinnen wird beim Osteopathen auch vaginal (über die Scheide) oder rektal (über den Enddarm) untersucht und behandelt. Das ist meist sehr effektiv, weil der Therapeut von dort mit seinen Händen und Fingern zu vielen Bindegewebsformationen und Muskeln des Beckenbodens direkten Zugang hat, die von außen nicht ertastet werden können. Ihr Osteopath bespricht das vorher ausführlich mit Ihnen und gibt Ihnen Bedenkzeit. Wenn Sie es wünschen, können Sie auch Ihren Partner zu dieser Behandlung mitbringen.

Ziel einer osteopathischen Behandlung bei Frauen mit Endometriose ist es zunächst, die verschiedenartigen Schmerzen zu lindern, darunter schmerzhafte Periodenblutungen, diffuse Unterbauchschmerzen, Rückenschmerzen und Schmerzen beim Geschlechtsverkehr. Außerdem können Verwachsungen gelöst, Blutungsstörungen reguliert und die Beweglichkeit der Funktionseinheit aus Gebärmutter, Eileitern und Eierstöcken gefördert werden. Dadurch erhöht sich die Chance auf eine natürliche Befruchtung bei Paaren mit Kinderwunsch.

Übung: Zirkulationsanregung des Bauches

Bequeme Rückenlage, Beine aufgestellt, ggf. Kissen unter Gesäß legen. Beide Hände zur Schale formen und an den Unterbauch modellieren. Die Fingerspitzen berühren sanft das knöcherne Schambein, die beiden Handrücken haben leichten Kontakt mit dem Beckenknochen. Geben Sie Druck nach unten in Richtung Rücken. Atmen Sie tief aus und schieben Sie Ihre Hände einige Millimeter in Richtung Nase. Beim Einatmen leisten Sie dem aufkommenden Druck des Gewebes sanft Widerstand. Beim nächsten Ausatmen schieben Sie das Gewebe wieder in Richtung Nase. Zehnmal wiederholen, kurz entspannen, Übung wiederholen.

Brechen Sie die Übung bei Schmerzen ab!

Internet

www.osteopathie.de (Verband der Osteopathen Deutschland e. V.)
www.osteopathie-akademie.de (Akademie für Osteopathie e. V.)

11 Neuraltherapie, Therapeutische Lokalanästhesie (TLA): Nerven beruhigen und Entzündungen hemmen

Dr. med. Stefan Weinschenk

Unter Neuraltherapie oder Therapeutischer Lokalanästhesie (TLA) verstehen wir die Anwendung von örtlichen Betäubungsmitteln, den sog. Lokalanästhetika, zur Therapie von chronischen Erkrankungen. International ist dafür der Begriff TLA sehr verbreitet, in Deutschland ist die Methode meist unter dem Namen Neuraltherapie bekannt. Beide Bezeichnungen sind gleichbedeutend.

Sie kennen Lokalanästhetika vom Zahnarzt: Sie erhalten eine Betäubungsspritze und spüren die schmerzhafte Zahnbehandlung nicht mehr. Der Effekt hält 2–4 Stunden an. Ziel ist die Schmerzfreiheit für die Dauer des Eingriffs.

Örtliche Betäubungsmittel wirken aber auch gegen *chronische Schmerzen.* Mit ihnen lässt sich der Teufelskreis »Angst – Verspannung – Schmerz« durchbrechen. Wissenschaftliche Studien haben gezeigt, dass nicht nur Schmerzen, sondern auch chronische *Entzündungen* durch Lokalanästhetika eingedämmt oder sogar ausgeheilt werden können. Die molekularen Grundlagen dieser Effekte waren bis vor 20 Jahren noch nicht bekannt, obwohl Ärztinnen die TLA schon seit über 130 Jahren mit Erfolg bei Schmerzen und Entzündungen anwenden. Sie wirkt abschwellend, durchblutungsfördernd und entzündungshemmend. Durch die Grundlagenforschung können wir diese Wirkungen jetzt immer besser erklären. Der anti-entzündliche Effekt ist auf komplizierte molekulare Mechanismen zurückzuführen und unterscheidet sich vollständig von der bekannten betäubenden Wirkung.

Die TLA/Neuraltherapie hat einen ausgleichenden Einfluss auf das vegetative Nervensystem und wirkt dadurch entspannend (medizinisch »Sympathikolyse«). Dies macht sich die TLA/Neuraltherapie unter anderem bei chronischen Schmerzzuständen der Weichteilorgane im Bauchraum zunutze.

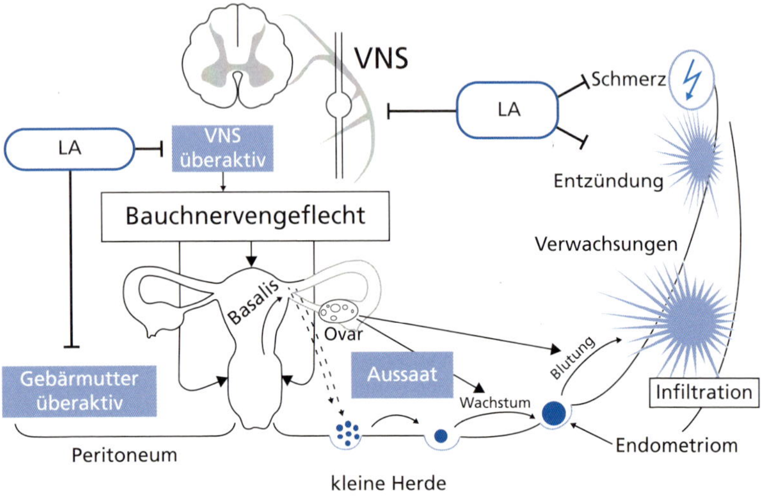

LA = Lokalanästhetika; VNS = Vegetatives Nervensystem; → = Aktivierung; ⊣ = Hemmung

Abb. 11.1: Vermutete Entstehung der Endometriose und Wirkung der LA

Erfahrungsberichte und Studien liegen für verschiedene chronische Erkrankungen vor, darunter entzündliche Darm- und Gefäßerkrankungen, Entzündungen von Bauchspeicheldrüse und Magen, aber auch für Unterbauchbeschwerden, chronischer Vulvaschmerz, Regelschmerzen und Schmerzen beim Geschlechtsverkehr.

Die Behandlung der Endometriose mit Neuraltherapie

Auch bei der Endometriose spielen entzündliche Vorgänge eine große Rolle. In der Behandlung mit Lokalanästhetika ergänzen sich die entzündungshemmende mit der schmerzlindernden und der beruhigenden Wirkung auf das vegetative Nervensystem (▶ Abb. 11.1). Diese Kombination der verschiedenen Wirkungen der Lokalanästhetika macht die TLA/ Neuraltherapie zu einem wirksamen Werkzeug bei Endometriose in der Hand des geübten Anwenders.

Die TLA/Neuraltherapie ist in bestimmten Phasen der Endometriose-Erkrankung besonders nützlich und hilfreich (▶ Kasten 11.1). Vereinfacht kann man sagen, dass die TLA besonders dann infrage kommt, wenn Hormone nicht möglich oder erwünscht sind oder diese nicht zu einer ausreichenden Beschwerdelinderung führen.

Kasten 11.1: Mögliche Anwendungen der TLA/ Neuraltherapie bei Endometriose

- schmerzhafte Regelblutung (primäre Dysmenorrhoe, als Frühstadium einer Endometriose), ggf. ergänzend zu einer Hormontherapie (z. B. Pille)
- Unverträglichkeit von Hormonen (z. B. Pille oder Intrauterin-System (IUS), »Spirale«)
- Ablehnung einer Hormoneinnahme oder IUS-Einlage
- Kontraindikationen (Gegenanzeigen) gegen Hormongabe
- therapieresistente Schmerzen trotz Hormontherapie
- bestehender Kinderwunsch bei Endometriose

1. Therapie im Frühstadium: Vorsorgliche Behandlung

Es deutet einiges darauf hin, dass die TLA/Neuraltherapie bei den Vorstadien und im Stadium I eine hemmende Wirkung auf die Entwicklung der Endometriose ausübt. Forscher gehen heute davon aus, dass im Frühstadium eine Übererregbarkeit der Gebärmutter dazu führt, dass unreife Endometriumzellen in den Bauchraum geschwemmt werden, wo sie neue Herde bilden können. Die TLA kann über ihre *sympathikolytische* Wirkung (s. o.) zu einer Verringerung dieser Übererregbarkeit führen (▶ Abb. 11.1). Therapieerfolge sind bereits in einigen Studien u. a. in Schweden beobachtet worden, jedoch noch nicht in größerem Umfang erforscht.

Zurzeit empfiehlt sich daher für betroffene Patientinnen ein sog. »Individueller Behandlungsversuch« mit der TLA/Neuraltherapie, der durchaus lohnend ist. Das Therapieziel richtet sich auf eine langfristige Beseitigung von möglichen Ursachen, d. h. ein Nicht-Wiederauftreten der Krankheitssymptome und Beschwerden. Dementsprechend wird die Therapie örtliche Behandlungen im Bauchraum umfassen, aber möglicherweise auch andere Bereiche (Ebenen) der Neuraltherapie wie z. B. die Ganglientherapie nutzen (▶ Wie wird TLA/Neuraltherapie angewandt?, Ebenen).

2. Therapie nach durchgeführter Operation

Ähnlich verhält es sich mit der vorbeugenden Neuraltherapie nach einer Endometrioseoperation. Wurden bei der Operation alle erkennbaren Endometrioseherde beseitigt, besteht prinzipiell die Möglichkeit einer Ausheilung. Aus Sicht der Neuraltherapie sollte gerade jetzt die Übererregbarkeit der Gebärmutter beseitigt (▶ 1. Therapie im Frühstadium: Vorsorgliche Behandlung), und die entzündliche Komponente der Endo metriose eingedämmt werden.

Es ist sinnvoll, darüber hinaus auch nach weiteren Einflussfaktoren zu suchen und diese möglichst auszuschalten, wie z. B. chronische Entzündungen an anderen Körperstellen. Dies trägt ebenfalls dazu bei, ein Wiederauftreten zu verhindern. Das neuraltherapeutische Vorgehen wird also entsprechend umfangreich sein. Dies wird Sie zunächst vielleicht erstaunen, da Sie doch zu diesem Zeitpunkt nach der Operation gar keine Beschwerden mehr haben. Der Aufwand ist aber sinnvoll, weil er auf die Behandlung der möglichen Mitursachen (Cofaktoren) abzielt und eine dauerhafte Ausheilung anstrebt.

3. Therapie im fortgeschrittenen Stadium: Schmerztherapie

Im fortgeschrittenen Stadium (Stadium II–IV) kommt der Neuraltherapie die Aufgabe einer Beschwerdelinderung, also vor allem einer Verringerung von Schmerzen zu. Eine Ausheilung kann in diesen Stadien von der TLA/

Neuraltherapie nicht erwartet werden. Dennoch ist ihr Einsatz auch hier lohnend. Besonders die schmerzlindernde Wirkung der Lokalanästhetika kann betroffenen Patientinnen helfen, weniger oder keine Schmerzen zu haben.

Wie wird TLA/Neuraltherapie angewandt?

Es gibt verschiedene Wirkungsweisen (»Ebenen«) einer TLA/Neuraltherapie, wobei das Lokalanästhetikum entweder als Spritze oder als Infusion verabreicht wird.

- Bei der *lokalen* und *segmentalen Therapie* werden die örtlichen Betäubungsmittel in unmittelbare Nähe der schmerzenden Körperregion gespritzt.
- Bei der *Therapie über Nervenknoten (Ganglien)* werden die übergeordneten Schaltzentren behandelt, die für die Schmerzentstehung von Bedeutung sind. Hierzu zählt das vegetative Nervenzentrum des Unterleibs, der sog. Plexus uterovaginalis, der für die vegetative Versorgung der Genitalorgane zuständig ist. Weitere Schaltzentralen des vegetativen Nervensystems befinden sich am Rücken und am Hals.
- Die *Therapie über das Störfeld* ist die am schwierigsten zu verstehende Ebene der Neuraltherapie. Hier werden Injektionen an Stellen gesetzt, die auf den ersten Blick gar nichts mit der eigentlichen Erkrankung zu tun haben – bei Patientinnen mit Endometriose beispielsweise im Bereich der Schilddrüse, der Nasennebenhöhlen oder im Zahn-Kiefer-Bereich. Latente Entzündungen in diesen Arealen können erhebliche Fernwirkungen haben und zu chronischen Veränderungen auch im Unterleibsbereich führen. Die TLA zielt auf die Löschung dieser Störimpulse durch die örtliche, ggf. mehrfach wiederholte Betäubung (wie beim »reset« eines Computers).
- Bei der *systemischen Anwendung* wird eine Injektion oder Infusion in die Blutbahn verabreicht. Hier wird z. B. das Lokalanästhetikum Procain als

langsame Infusion gegeben. Diese Therapie verringert eine erhöhte Schmerzempfindlichkeit und wirkt besonders gut bei chronischen, nicht mehr kontrollierbaren Schmerzzuständen.

Wie geht eine neuraltherapeutische Behandlung vor sich?

Der Neuraltherapeut wird zunächst eine exakte Diagnose Ihrer Erkrankung stellen. Hierzu gehört neben den Ergebnissen der letzten Bauchspiegelung und der Laborwerte auch Ihre übrige Vorgeschichte. Dazu kommt eine gründliche körperliche Untersuchung, die in der Regel über die übliche Untersuchung hinausgeht und charakteristisch für die neuraltherapeutische Vorgehensweise ist. Dabei werden unter anderem Ihr Rücken, Ihre Wirbelsäule, Ihre Zähne und eventuell vorhandene Narben untersucht und genau dokumentiert.

Ihr Arzt wird mit Ihnen dann überlegen, ob eine Hinzunahme der TLA/ Neuraltherapie in das Behandlungskonzept Erfolg versprechend ist. Der Therapieplan könnte dann wie folgt aussehen:

Die erste Behandlung wird meist als Testbehandlung durchgeführt, bei der Ihre individuelle Reaktionsfähigkeit und die Verträglichkeit des Verfahrens geprüft werden. Die folgenden Behandlungen richten sich nach der weiteren Entwicklung Ihres Heilungsverlaufs. In der Regel umfasst ein Behandlungszyklus 10–15 Behandlungen im Abstand von 1–3 Wochen. Bei akut auftretenden Beschwerden können auch zwischendurch Behandlungen durchgeführt werden.

Sollte sich nach 6–8 Behandlungen keinerlei Erfolg eingestellt haben, wird Ihre Ärztin mit Ihnen über alternative Maßnahmen sprechen. Sind Sie mit dem Behandlungserfolg dagegen zufrieden und hält die Beschwerdefreiheit über zunehmend längere Zeiträume an, ist nach einer Weile eine Auffrischungsbehandlung sinnvoll (z. B. nach einem halben bis einem Jahr), um den Erfolg zu stabilisieren.

Zusammenfassend ist die TLA (Neuraltherapie) ein vielversprechender Ansatz in der integrativen Behandlung der Endometriose. Sie wirkt schmerzlindernd, entzündungshemmend und entspannend (sympathikolytisch). Aufgrund der geringen Nebenwirkungen ist sie sicher und einfach anwendbar.

Literatur

Weinschenk S (2004) Endometriose, Dysmenorrhoe und Vegetatives Nervensystem. Erfahrungsheilkunde. 53: 523–532.

Internet

Erfahrene Ärztinnen (auch Frauenärztinnen), die entsprechend qualifiziert sind und ein Zertifikat in TLA/Neuraltherapie besitzen, finden Sie auf folgenden Ärztelisten:

www.hunter-heidelberg.com: Universität Heidelberg, die auch spezielle Kurse für Frauenärztinnen anbietet.

www.dgfan.de (Deutsche Gesellschaft für Akupunktur und Neuraltherapie e. V.)

www.neuraltherapie.at (Österreichische Medizinische Gesellschaft für Neuraltherapie und Regulationsforschung)

12 Reflexzonentherapie am Fuß: Manuelle Behandlung mit individueller, tiefgreifender Wirkung

Hanne Marquardt

Grundlagen

Die Reflexzonentherapie am Fuß, kurz auch Fußreflex genannt, hat sich im Lauf der letzten 60 Jahre aus alten einfachen Überlieferungen zu einem modernen, vielseitig einsetzbaren Therapeutikum entwickelt. Sie wird zu den Komplementärmethoden gezählt, die die Selbstheilungskräfte des Menschen unterstützen, jedoch nicht isoliert die Symptome unterdrücken oder bekämpfen. Fußreflex ist im Wortsinn Hand-Arbeit und vermittelt somit eine der wichtigsten »Arzeneyen« (Paracelsus) für den Menschen: die Berührung. Berührt *werden* und berührt *sein* liegen bei dieser Therapie besonders nahe beieinander. Das zeigt deutlich, dass nicht nur die körperliche, sondern genauso die gefühlsmäßige Ebene des Patienten angesprochen wird. Das ist für sensible Menschen, wie wir sie häufig bei Frauen mit Endometriose vorfinden, von großem Wert. Zwischen den einzelnen Behandlungen erwarten wir Reaktionen, die als individuelle Antworten auf die gesetzten therapeutischen Impulse zu werten sind.

Wir betrachten die Fußreflex primär als Therapeutikum und nur sekundär als Hinweisdiagnostikum, denn eine belastete Stelle am Fuß sagt zunächst nichts aus über Ursache, Art und Dauer der Erkrankung. Sie führt jedoch zum Wesentlichen einer jeden Therapie: Zur Feststellung, welche Zonen wie lange und mit welcher Intensität behandelt werden müssen.

Was können Patientinnen mit Endometriose von der Fußreflex erwarten?

Meist zeigen sich von Beginn an deutliche Verbesserungen in der Symptomatik:

- Erleichterung der schmerzhaften Regelblutungen, weniger Blutverlust
- Nachlassen der Unterleibskrämpfe, mehr Beweglichkeit in der unteren Wirbelsäule
- weniger lymphatische und venöse Stauungen in Unterleib und Beinen
- Verringerung der Schmerzen, die von Verwachsungen ausgelöst werden
- raschere und komplikationsfreiere Heilung des Gewebes nach Operationen
- bessere Verarbeitung von Narkosefolgen wie Kreislaufbeschwerden, Schwierigkeiten bei der Entleerung von Blase und Darm
- erholsamer Schlaf, Harmonisierung der emotionalen Befindlichkeit

Patientinnen kommen üblicherweise mit ärztlicher Verordnung. Die Behandlungskosten werden von manchen Privatkassen nach Rückfrage übernommen.

Aufbau der Behandlungen

Die erste Behandlung verläuft allgemein als Befunderstellung. Da Schmerzen in bestimmten Fußzonen darauf hinweisen, dass sie behandelt werden müssen, wird das ganze Fußgewebe mit spezifischen Griffen kurz auf Belastungen überprüft und die Tastergebnisse notiert. Auch auffällige Reaktionen des vegetativen Nervensystems, z. B. deutlicher Handschweiß, trockener Mund, Veränderung in der Atem- und Pulsfrequenz, sind Hinweise, dass eine Behandlung notwendig ist. Die als belastet erkannten

Zonen beziehen sich sowohl auf die vorliegenden Symptome als auch auf die Hintergrundzonen. Z. B. können sich bei einer Patientin, die »nur« wegen Unterleibskrämpfen kommt, auch Zonen der Wirbelsäule, des Zwerchfells und des Kopfes als behandlungsbedürftig zeigen.

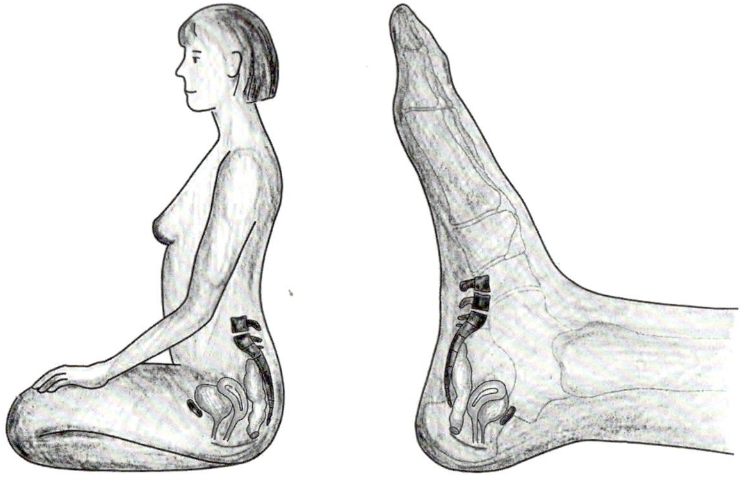

weibliche Beckenorgane in situ

weibliche Beckenorgane als Reflexzonen

Abb. 12.1: Darstellung der Kleinbeckenorgane sowohl bei der sitzenden Frau als auch in den Reflexzonen am Fuß.

Die Erstbefundung dauert etwa eine Stunde, da *alle* Zonen überprüft werden. Die weiteren Behandlungen sind deutlich kürzer, meist 20–30 Minuten, denn es werden jeweils nur die belasteten Zonen erfasst. Diese Stellen werden mehrere Male sekundenlang behandelt. Bei stärkeren Schmerzen werden stabilisierende Ausgleichsgriffe durchgeführt, die das Gesamtbefinden rasch normalisieren. In der Regel wird Fußreflex zwei- bis dreimal wöchentlich angeboten. Die Intervalle können jedoch kürzer oder länger sein, je nach Reaktionslage der Patientin. Reaktionen in den Tagen zwischen den Behandlungen sind erwartet und erwünscht, denn sie zeigen die Veränderungen im Zustand der Patientin an. Meist sind es Verbesserungen der Symptomatik und Aktivierung der Stoffwechsel- und Ausscheidungsorgane.

Die Länge einer Serie lässt sich nicht im Voraus genau festlegen, denn die Verbesserung der vorliegenden Beschwerden hängen nicht vom Namen der Krankheit ab, sondern von der individuellen Heil- und Regenerationskraft der einzelnen Patientin. Mittelwerte sind sechs bis zehn Sitzungen.

13 Ernährung und Endometriose: genussvoll vorbeugen und behandeln

Dr. med. Ewald Becherer

Eine ausgewählte Ernährung kann endometriosebedingte Schmerzen lindern und dazu beitragen, dass Endometriose seltener vorkommt. Die gesunde und die ungünstige Wirkung Ihrer Ernährung hängen davon ab, wie viel Sie von bestimmten Lebensmitteln verzehren.

Die entzündungshemmende Wirkung

Endometriose verursacht Entzündungsreaktionen, die Nervenfasern reizen und damit Schmerzen auslösen bzw. verstärken. Dies ist der wichtigste ernährungsmedizinische Ansatz, denn viele Lebensmittel können Entzündungen hemmen und Schmerzen lindern. Grundsätzlich sind alle entzündungshemmenden Lebensmittel, die auch bei anderen entzündlichen Erkrankungen wie Rheuma empfohlen werden, eine gute Wahl, sodass Sie auch auf Empfehlungen bei diesen Erkrankungen zugreifen können.

Omega-3-Fettsäuren senken das Risiko, an Endometriose zu erkranken und verringern endometriosebedingte Schmerzen. Sie haben eine entzündungshemmende Wirkung und kommen unter anderem in Lein-, Raps- oder Hanföl und besser verstoffwechselbar in fettem Fisch vor.
Viel Fisch zu essen (mindestens zwei Portionen pro Woche), ist allerdings aus anderen Gründen problematisch, da Fische häufig mit Schwermetallverunreinigungen belastet sind und man zunehmend erschöpfte Fischbe-

stände findet. Wer nicht viel Fisch essen mag, kann auf Mikroalgenöl-Kapseln zurückgreifen.

Viele *Gemüsesorten* haben eine entzündungshemmende Wirkung, insbesondere grünes Blattgemüse. Daher wird auch bei Endometriose empfohlen, täglich mindestens drei Hände voll Gemüse in seiner ganzen Vielfalt zu essen.

Allerdings ist die Wirkung von Kreuzblütler-Gemüse bei Endometriose nicht eindeutig geklärt. Zu den Kreuzblütler-Gemüsesorten gehören alle Kohlarten, Brokkoli, Wirsing, intensiv schmeckende grüne Blattsalate, Kohlrabi, Rettich und Radieschen. Einerseits haben die Senföle in den Kreuzblütlern eine entzündungshemmende, wachstumshemmende und antiöstrogene Eigenschaft, was zu einer Verringerung der Endometriosesymptome beitragen kann. Andererseits können Kreuzblütler-Gemüse Darmbeschwerden verursachen, weswegen gemäß einer Studie in der weiteren Diagnostik häufiger Endometriose gefunden wurde. Inwieweit die Endometriose ohne diese schmerzhafte Bauchsymptomatik diagnostiziert worden wäre und wie krankheitsrelevant sie war, blieb aber unklar. Prüfen Sie daher Ihre individuelle Verträglichkeit von Kreuzblütler und verzehren Sie diese reichlich, aber nur so weit, wie sie keine Darmbeschwerden verursachen.

Vitamin D wirkt entzündungshemmend und schmerzlindernd. Frauen mit einem hohen Blutspiegel an Vitamin D erkranken seltener an Endometriose. Bei einem niedrigen Vitamin-D-Spiegel und schmerzhafter Menstruation kann eine extrem hohe Vitamin-D-Gabe vor der Periode die Schmerzen bessern. Dennoch ist der Nutzen einer Nahrungsergänzung mit Vitamin D bei Endometriose nicht eindeutig. Vitamin-D-Blutspiegel im oberen Normbereich sind aber empfehlenswert.

Curcumin, der Wirkstoff aus der Kurkuma-Wurzel, wirkt entzündungshemmend, behindert das Anhaften und Wachstum von Endometrioseherden sowie deren Blutgefäßneubildung, was bei Endometriose im Tiermodell nachgewiesen wurde. Curcumin hat eine geringe Bioverfügbarkeit (wieviel Wirkstoff aus dem Darm im Blut ankommt), die durch schwarzen Pfeffer erhöht wird. Die sogenannte »Goldene Milch« ist ein vielfach empfohlenes Kurkuma-Getränk aus der ayurvedischen Tradition.

Antioxidativ wirksame Mikronährstoffe wie Vitaminen E, Vitamin C, Vitamin B2, Vitamin B9, Zink, Selen und einige sekundäre Pflanzenstoffe wirken entzündungshemmend. Auch bei Endometriose zeigen mehrere Antioxidantien als Nahrungsergänzungsmittel eine positive Wirkung auf Entzündungsparameter und Schmerzen. Antioxidantien sind im Verbund miteinander effektiver als Einzelpräparate, weswegen erstrebenswert ist, den Bedarf an diesen Nährstoffen möglichst ausreichend und im Verbund miteinander über die Ernährung zu decken.

In Labor- und Tieruntersuchungen können mehrere natürliche Pflanzenbestandteile, wie *Resveratrol* (in roten Trauben, Rotwein, Himbeeren, Pflaumen), *Quercetin* (in Zwiebeln, Kräutern, grünem Gemüse, Beeren, roten Trauben), *Xanthohumol* (im Hopfen) und *Epigallocatechingallat* (in grünem Tee) die Endometriose hemmen. Leider kann man die wirkungsrelevanten Mengen nicht durch Rotwein, Bier oder grünen Tee zu sich nehmen, sondern muss auf Nahrungsergänzungsmittel zurückgreifen. Allerdings müssen die Ergebnisse der Untersuchungen an Tieren und die Dosierungen noch bei Menschen geprüft werden, um verlässliche Empfehlungen aussprechen zu können.

Für den *Erhalt* der Vitamine und sekundären Pflanzenstoffe sind eine kurze Zeit zwischen Ernte und Verzehr sowie eine schonende Zubereitung der Lebensmittel (zum Beispiel Dämpfen und Dünsten) wichtig. Omega-3-reiche Öle sollten nicht erhitzt werden.

Gluten und bestimmte andere Getreideproteine fördern Entzündungen. Eine *glutenfreie Ernährung* führt bei (drei Viertel der untersuchten) Endometriose-Patientinnen zu einer deutlichen Verbesserung ihrer endometriosebedingten Beschwerden, auch wenn keine Glutenunverträglichkeit oder Darmbeschwerden vorliegen. Gluten kommt in Weizen, Roggen, Gerste, Hafer, Dinkel, Bier, manchen Wurstwaren, Fertigsoßen und -suppen, Gewürzmischungen, Ketchup, Sojasoße, Knabberzeug und Brotaufstrichen vor. Gesündere Alternativen ohne Gluten sind Buchweizen, Amarant, Quinoa, Hirse, Esskastanie, Polenta aus Maisgrieß, Reis und Kartoffeln.

Transfettsäuren fördern Entzündungen, sind in Backwaren, Fertig- und Fast-Food-Produkten, Knabbereien und Snacks enthalten und entstehen durch Frittieren. Bei einem hohen Konsum von Transfettsäuren besteht ein höheres Risiko für Endometriose. Rotes Fleisch fördert Entzündungen, hebt den Östrogenspiegel im Blut und erhöht das Endometrioserisiko. Transfettsäuren und rotes Fleisch sollte man bei Endometriose nur wenig verzehren. Auch einfache Kohlenhydrate wie Zucker oder Auszugsmehle fördern Entzündungen.

Fettreduzierte Milch verringert das Endometrioserisiko. Für Milch und Milchprodukte mit normalem Fettgehalt ist diese positive Wirkung nicht nachweisbar. Fermentierte Milchprodukte sind gesünder als Frischmilchprodukte.

Wildtiere und Tiere aus Weidetier- oder Freilandhaltung erzeugen Fleisch, Milch und Eier mit einem gesünderen und weniger entzündungsfördernden Fettsäureprofil als Tiere aus Massentierhaltung oder Fischzucht.

Die schmerzlindernde Wirkung

Magnesium wirkt krampflösend, entspannt die Muskelfasern der Gebärmuttermuskelschicht und wirkt entzündungshemmend. Magnesiumreiche Lebensmittel sind Kürbiskerne, Sonnenblumenkerne, Cashewkerne, Bananen, Himbeeren und grünes Gemüse. Oft ist Magnesium als zusätzliches Nahrungsergänzungsmittel hilfreich.

Bei Endometriose-Patientinnen wurde ein direkter Zusammenhang zwischen der Schmerzstärke und der Histamin-Menge im Blut gefunden. *Histamin* ist ein notwendiges körpereigenes Gewebshormon. Zu viel Histamin im Körper begünstigt aber unter anderem schmerzhafte Periodenblutungen und diffuse Bauchschmerzen. Histamin kann im Körper bei Entzündungen oder durch Nahrungsmittelzusatzstoffe vermehrt freigesetzt und durch manche Medikamente, Alkohol und Zigarettenrauch vermindert abgebaut werden. Darüber hinaus kann Histamin durch stark histaminhaltige Nahrungsmittel vermehrt aufgenommen werden, hierzu zählen lang gereifter Käse (wie Hartkäse), Sauerkraut, Wein, Bier, Hefeextrakt, gepökelte und geräucherte Wurstwaren und Schinken. Histaminhaltige Lebensmittel zu vermeiden, insbesondere an schmerzhaften Tagen, kann dazu beitragen, dass Schmerzen schwächer sind.

Die Wirkung über das Mikrobiom

Der gesamte weibliche Genitaltrakt von der Scheide über die Gebärmutter bis hinein in die Bauchhöhlenflüssigkeit ist von Bakterien (hauptsächlich Laktobazillen) besiedelt. Endometriose-Patientinnen haben eine andere Besiedelung als gesunde Frauen. Daraus entstand die unbewiesene Hypothese, dass ein ungünstiges Mikrobiom in der Gebärmutterhöhle die Gebärmutter reizen, dadurch übermäßige Kontraktionen bewirken und somit die Endometriose verursachen könnte.

Nehmen Endometriose-Patientinnen täglich orale Probiotika-Kapseln mit verschiedenen Lactobacillus-Stämmen ein, bessern sich nach einigen Wochen ihre Menstruationsschmerzen.

Das Mikrobiom des Genitaltraktes hängt mit dem Darmmikrobiom zusammen. Das Darmmikrobiom, das heißt eine gesunde Laktobazillen-Darmflora, lässt sich auf natürliche und nachhaltige Weise mit einer förderlichen Ernährungsweise aufbauen und stärken, ohne dass zusätzlich Probiotika-Kapseln erforderlich sind. Eine solche förderliche Ernährung beinhaltet milchsauer vergorene (fermentierte) Lebensmittel, wie ungesüßter Naturjoghurt, Molke, Kefir, Kwas (Kanne Bio-Brottrunk® als Fertigprodukt), Apfelessig, Sauerkraut, Chicorée, Artischocke und Topinambur. Störfaktoren sind Fast Food, Fertigprodukte, Soft- und Energy-Drinks, fett- und eiweißreiche Ernährung mit viel Fleisch, Frucht- und Haushaltszucker, Süßungsmittel, Tabak, Alkohol und übertriebene Hygiene.

Die Wirkung über den Darm

Endometrioseherde an der Darmwand oder Verwachsungen im Bauchraum können den Darm reizen und seine Funktion beeinträchtigen. Umgekehrt kann auch ein aus anderen Gründen gereizter Darm die Beschwerden durch Endometriose verstärken. Die Ernährung kann den gereizten Darm beruhigen oder ihn noch mehr belasten (zum Teil auch durch Vollkornprodukte).

Darmsymptome wie Bauchschmerzen, Blähungen, Verstopfung und Durchfall sind bei Endometriose häufig. Nur bei einem Teil der Patientinnen werden Endometrioseherde in der Darmwand gefunden. Bei einigen Patientinnen mit Endometriose muss man von einer gleichzeitig bestehenden Reizdarm-Symptomatik ausgehen, die mit einer starken Empfindlichkeit des Darmes einhergeht und verschiedene Ursachen haben kann. Bei mehr als einem Drittel der Frauen mit einem Reizdarmsyndrom besteht gleichzeitig auch eine Endometriose.

Manchmal ist es schwer, eine schmerzhafte Bauchsymptomatik der einen oder anderen Erkrankung zuzuschreiben oder zu entscheiden, welchen Anteil die eine Erkrankung an der Gesamtproblematik hat. Endometriosebedingte Unterbauchschmerzen können durch Darmprobleme verstärkt werden, ohne dass das Vollbild eines Reizdarmsyndroms besteht.

Ein Reizdarmsyndrom kann man mit einer Diät behandeln, die arm an sogenannten »FODMAP« ist. FODMAP ist die englische Abkürzung für »fermentable oligosaccharides, disaccharides, monosaccharides and polyols«. Gemeint sind damit schnell vergärende Kohlenhydrate, wie sie etwa in Süßigkeiten, Getreide, Milchprodukten, Steinobst, Zwiebeln, Knoblauch oder Kohl vorkommen. Die Polyole (Zuckeralkohole) sind in vielerlei industriell hergestellten Produkten als Süßungs- oder Feuchthaltemittel zu finden. In einer Studie zur Behandlung von Darmbeschwerden mit einer FODMAP-armen Diät besserten sich diese nach wenigen Wochen bei Patientinnen mit gleichzeitig bestehender Endometriose häufiger (72 %) als bei Patientinnen ohne bekannte Endometriose (49 %). Eine Low-FODMAP-Diät soll nur im Rahmen einer Ernährungsberatung umgesetzt werden, da wichtige Nährstoffquellen fehlen. Hinweise zu dieser Diät finden Sie im Literaturverzeichnis am Ende dieses Kapitels.

Die Wirkung über Östrogen in der Ernährung

Die Ernährung beeinflusst den Östrogenhaushalt, das Zellwachstum und die Gefäßneubildung. Diese Faktoren sind am Wachstum von Endometrioseherden beteiligt.

Phytoöstrogene sind sekundäre Pflanzenstoffe, die im menschlichen Körper ähnliche, jedoch deutlich geringere Wirkungen ausüben als die körpereigenen Östrogene. Je nachdem, ob sie im Körper mit wenig oder viel Östrogen konkurrieren, können sie eine östrogene oder auch anti-östrogene Wirkung haben. Die wichtigsten Phytoöstrogene sind Isoflavone und Lignane. Besonders reich an Isoflavonen sind Sojaprodukte. Lignane finden sich im Leinsamen und auch in anderen Samen wie Sonnenblumenkernen und Kürbiskernen. Phytoöstrogene sind unter anderem auch in Hopfen, Salbei und einigen alkoholischen Getränken wie Bier und Wein enthalten.

Die Wirkung der Phytoöstrogene in Bezug zur Endometriose ist unklar. Im Tiermodell reduzieren Phytoöstrogene Endometrioseherde, in dem sie die Östrogenwirkung verringern. Dagegen zeigt eine Untersuchung, dass Frauen mit einem höheren Endometriosestadium vermehrt Phytoöstrogene im Urin ausscheiden. Außerdem führt eine verringerte Aufnahme von Soja zu geringeren Endometriosebeschwerden. Vielleicht setzt sich bei Soja die ebenfalls bekannte entzündungsfördernde Wirkung mehr durch als die antiöstrogene Eigenschaft.

Eine reduzierte Fettaufnahme reduziert die Östrogenkonzentration im Blut. In Tierstudien begünstigt eine fettreiche Diät das Wachstum von Endometrioseherden, während eine Kalorienrestriktion das Endometriosewachstum stoppte. Eine erhöhte Ballaststoffaufnahme fördert die Östrogenausscheidung über den Darm und hemmt die Östrogenproduktion.

Manche konventionelle Pflanzschutzmittel haben eine östrogenähnliche Wirkung. Daher wird empfohlen, Obst und Gemüse aus biologischem Anbau zu verzehren und vor dem Verzehr gründlich zu waschen. Auch rotes Fleisch erhöht die Östrogenspiegel im Blut. Außerdem kann Wasser aus Kunststoffflaschen durch das Auslaugen von Plastikbestandteilen mit östrogenwirksamen Umwelthormonen belastet sein.

Alkohol begünstigt sowohl östrogenabhängige als auch chronisch entzündliche Erkrankungen. Alkohol erhöht das Risiko für Endometriose und vermindert die Fruchtbarkeit.

Fazit

Aufbauend auf einer traditionell mediterranen Ernährung ist bei Endometriose besonders empfehlenswert, reichlich entzündungshemmende Lebensmittel zu sich zu nehmen. Genießen Sie ausgiebig und abwechslungsreich die bunte Vielfalt von Gemüse, guten Fetten, Nüssen, Kräutern, Gewürzen (eventuell Kurkuma in der Goldenen Milch) und täglich 2 Portionen eher fruchtzuckerarmes Obst. Als Ersatz für eher problematische Getreidearten bieten sich gesündere Getreidealternativen an. Anstelle von viel Fisch können Sie Mikroalgenöl-Kapseln in Betracht ziehen. Vitamin-D-Tropfen ermöglichen Ihnen, hoch-normale Blutspiegel zu erreichen. Achten Sie auf Ihre Darmgesundheit und prüfen Sie, wie Sie FODMAP und Vollkornprodukte vertragen. Mit fermentierten Lebensmitteln fördern Sie ein gesundes Mikrobiom.

Wahrscheinlich lohnt es sich für Sie, entzündungsfördernde Lebensmittel eher nur wenig zu verspeisen, insbesondere glutenhaltiges Getreide (auch als nicht erkennbare Zutat), rotes Fleisch, Transfettsäuren, Fertigprodukte und an schmerzhaften Tagen auch histaminhaltige Lebensmittel.

Veränderungen von Ernährungsgewohnheiten brauchen nicht nur eine nachhaltige Motivation, sondern auch ein eigenes Vertrautsein mit den Lebensmitteln und den Möglichkeiten einer gesunden Ernährung. Beides kann mit der Zuversicht wachsen, dass Sie dadurch selbst Ihre Beschwerden lindern können. Je mehr Sie sich in dieses faszinierende Thema vertiefen, desto leichter fällt Ihnen eine gesunde und genussvolle Ernährung.

Internet und Literatur

Die Ernährungs-Docs

Ernährung bei Endometriose:
https://www.ndr.de/ratgeber/gesundheit/Ernaehrung-bei-Endometriose-wenig-Fleisch-viel-Gruenes,endometriose118.html

Entzündungshemmende Lebensmittel:
https://www.ndr.de/ratgeber/gesundheit/Entzuendungen-hemmen-mit-den-richtigen-Lebensmitteln,entzuendungshemmer100.html

Low-FODMAP-Diät:
https://www.ndr.de/ratgeber/gesundheit/Ernaehrung-beim-Reizdarmsyndrom,fodmapliste106.html

Antiinflammatorische Ernährung
https://link.springer.com/article/10.1007/s15012-021-6750-5

Endometriose.app
https://endometriose.app/

Fachgesellschaft für Ernährungstherapie und Prävention (FETeV)
https://fet-ev.eu
https://fet-ev.eu/darm-mikrobiom/
https://fet-ev.eu/ernaehrungsgewohnheiten-aendern/

Prof. Dr. Andreas Michalsen, et al. (2021) Mit Ernährung heilen: Besser essen – einfach fasten – länger leben. Neuestes Wissen aus Forschung und Praxis. Insel Verlag; 3. Edition

14 Umwelteinflüsse und Nahrungsergänzungen: Was Sie schwächen und stärken kann

Prof. Dr. med. Ingrid Gerhard

In einigen Kapiteln wurde Ihnen schon aufgezeigt, wie Sie durch eine gesunde Ernährung und Verbesserung des Lebensstils selbst dazu beitragen können, dass Sie gar nicht erst eine Endometriose bekommen oder dass Sie die damit verbundenen Beschwerden vermindern können.

Ich möchte ergänzen, wie Sie schädigende Umwelteinflüsse erkennen und vermeiden können. Und wie Sie Ihr Wohlbefinden mit sinnvollen Nahrungsergänzungen unterstützen können.

Umweltfaktoren können zur Endometriose-Entwicklung beitragen

Zu den Umweltgiften mit gesicherter Wirkung auf das Endokrinum gehören beispielsweise Pestizide, Schwermetalle, Weichmacher, Dioxine. Sie müssen sich die Wirkungen einiger Umweltgifte so vorstellen, dass sie an den Rezeptoren der Zelle andocken, wo eigentlich die Östrogene anbinden sollten. Entweder wird dann die Östrogenwirkung verstärkt oder aufgehoben. Und das muss nicht nur an der Gebärmutterschleimhaut passieren, das kann in allen Organen vorkommen, die Rezeptoren für Östrogene haben, beispielsweise die Brust, die Knochen oder die Haut. Das gilt auch für das Gehirn, das eigentlich durch die Blut-Hirn-Schranke, einer natürlichen Barriere zwischen Blutkreislauf und Zentralnervensystem, vor dem Eindringen dieser Gifte geschützt sein sollte. Aber eine andere Gruppe von

»Giften« verändert diese Schranke, beispielsweise elektromagnetische Felder (EMF oder Elektrosmog). So haben es Gifte leichter, in das Gehirn einzudringen und dort die Schaltzentralen zu stören. Ein weiterer, bisher nicht berücksichtigter Umweltfaktor ist der blauwellige Lichtanteil aus Sparlampen, Computer- und Fernsehbildschirmen, der über die Augen die Hirnanhangsdrüse zur Ausschüttung von Stresshormonen anregt und die Melatoninsekretion verändert.

Freie Radikale können den Körper schädigen

Neben diesen spezifischen Wirkungen von Umweltgiften auf die Hormonsysteme spielt oxidativer Stress eine Rolle: durch Rauchen, Luftverschmutzung, Fehlernährung, Konservierungsmittel und Zusatzstoffe in der Nahrung entstehen freie Radikale. Dabei handelt es sich um kurzlebige, aggressive, sauerstoffhaltige Verbindungen. Sie haben ein freies Elektron und sind daher sehr reaktionsfreudig. Bestimmte Vorgänge in den Zellen können dadurch gestört und Substanzen, Zellmembranen, Zellkerne und die Mitochondrien geschädigt werden. Nur wenn über die Nahrung, insbesondere viel Obst und Gemüse, genügend Gegenspieler, die Antioxidantien, aufgenommen werden, kann der Organismus die Schäden verhindern oder reparieren.

Zehn Tipps zum Schutz vor Umweltgiften

- Falls Sie rauchen, versuchen Sie, es sich ganz schnell abzugewöhnen. Schützen Sie sich vor Passivrauchen.
- Informieren Sie sich über Öko-Kontroll-Gütezeichen und Umweltsiegel.
- Bei der Kleidung auf unbehandelte Stoffe achten, Naturfasern bevorzugen.
- Hygieneartikel und Kosmetika sparsam einsetzen und zertifizierte Bioartikel wählen.
- Wohnung: lösemittelarme Wandanstriche, unbehandelte Naturteppiche oder emissionsarme Teppichböden, unversiegeltes geöltes Parkett oder Fliesen, Schimmelbildung vorbeugen, Naturholzmöbel, Telefon und

Computer möglichst über Kabel (andernfalls Eco+ Schnurlostelefone nutzen), Grünpflanzen für besseres Raumklima einsetzen, keine Biozide (z. B. Schädlingsbekämpfungsmittel, Desinfektionsmittel) benutzen.
- Schlafzimmer: dunkel, ruhig, angenehme Temperatur, gut belüftet. Kein Fernseher, Anrufbeantworter, Computer, Radiowecker, keine Basisstation von Schnurlostelefon nach DECT-Standard. Netzfreischalter für die Nacht einbauen.
- Küche: so wenig Plastikgeschirr wie möglich, Aufbewahrung in Glasbehältern, keine Mikrowelle, einen guten Wasserfilter für Trink- und Kochwasser aus der Leitung benutzen.
- Arbeitsplatz: wie Wohnung, außerdem Drucker und Fax nicht neben dem Schreibtisch, sondern in gut belüftetem Raum, kein WLAN, Computerbrille mit Blaulichtfilter, Vollspektrumlampen.
- Eventuell einen Baubiologen und Elektroingenieur zu Rate ziehen.
- Beim Einkauf auch das Kleingedruckte lesen und Apps benutzen, die anzeigen, welche Inhaltsstoffe schädlich sind, bspw. App ToxFox vom BUND und Codecheck.info.

Nahrungsergänzungsmittel

Nahrungsergänzungsmittel sind Inhaltsstoffe von Lebensmitteln, die in konzentrierter Form verabreicht werden: Vitamine, Spurenelemente, Mineralstoffe, Fettsäuren, Proteine, sekundäre Pflanzenstoffe. In industriell hergestellten Nahrungsmitteln sind sie in zu geringen Konzentrationen enthalten, was zu Mangelerscheinungen, chronischen Erkrankungen und auch Endometriose führen kann. Eine ausführliche Darstellung vieler wichtiger Mikronährstoffe und ihrer Einsatzmöglichkeiten finden Sie in der neuen Auflage von »Frauengesundheit« (▶ Literatur).

Vitamin D

Vitamin D-Mangel kann bei der Entwicklung einer Endometriose eine Rolle spielen. Denn Vitamin D ist wichtig für einen stabilen Hormonstoffwechsel und hat ausgeprägte antientzündliche Eigenschaften. Da wir alle bei den heutigen Lebensgewohnheiten an einem Vitamin-D-Mangel leiden, sollte jede Frau Vitamin D einnehmen, am besten nach Bestimmung des 25-OH-Vitamin D-Spiegels im Blut. Ein guter Wert soll zwischen 75–125 nmol/l (30–50 ng/ml) liegen. Meine Erfahrung mit vielen Patientinnen mit Endometriose ist, dass spürbare Besserungen von Beschwerden erst bei dauerhaften Werten von 70–100 ng/ml 25-OHD zu erzielen sind. Die tägliche Einnahmedosis sollte dem Körpergewicht angepasst werden.

Magnesium

Magnesium ist an über 80 % unserer Stoffwechselvorgänge beteiligt und sorgt u. a. dafür, dass viele Vitamine und Mineralstoffe richtig arbeiten können. Durch Stress, Umweltgifte, schlechte Ernährung besteht bei vielen Frauen ein Magnesiummangel. Soll sich gar nicht erst eine Endometriose entwickeln, so muss eine schmerzhafte Menstruation umgehend mit Magnesium behandelt werden. Dadurch wird die überaktive Gebärmutter ruhiggestellt, die Kontraktionen der Eileiter reduziert und der Blutfluss normalisiert. Organisch gebundenes Magnesium (Citrat, Orotat, Malat, Bisglycinat) kann der Körper besser verwerten und ist magenschonender als die anorganischen Salze (Oxid, Carbonat).

Omega-3-Fettsäuren

Fette gibt es in unterschiedlicher chemischer Zusammensetzung, solche, die dem Organismus guttun, und andere, die ihm im Übermaß schaden. Die Forschung der letzten Jahre hat gezeigt, dass das Verhältnis von Omega-3-Fettsäuren zu Omega-6-Fettsäuren ausgeglichen sein sollte, um vor vielen Zivilisationskrankheiten geschützt zu sein. Besonders wichtig ist dies bei Endometriose. Sie können selbst eine Fettsäureanalyse mit Testkits aus der Apotheke oder online veranlassen (Norsan). Die guten Omega-3-

Fettsäuren sind in Form der Alphalinolensäure (ALA) in Lein- oder Walnussöl enthalten oder (noch wichtiger) in den essenziellen Formen EPA/DHA in fettem Seefisch oder Mikroalgen und deren Ölen. EPA und DHA sind insbesondere für die Entzündungshemmung sowie die Gehirnfunktion zuständig. Die empfohlene tägliche Zufuhr liegt bei 2.000 mg – dies entspricht je nach Produkt 5–10 ml Algen- oder Fischöl, welches zu einer fetthaltigen Mahlzeit aufgenommen werden sollte. Da im Fischfett auch Umweltgifte wie PCB und Schwermetalle gespeichert sind, ist es wichtig, zum Produkt einer Firma zu greifen, die das Fischöl reinigt und regelmäßig auf Umweltgifte kontrolliert (z. B. Norsan).

Antioxidantien

Viele weitere Vitamine und Mineralstoffe haben eine antioxidative Wirkung. Mit Vitamin C und E gibt es positive Studien. Die Kombination mit B-Vitaminen, Selen, Zink, Mangan und weiteren Spurenelementen kann sinnvoll sein. Dabei muss auch immer der Zustand des Darmes berücksichtigt werden. Seit Jahren gibt es eine hypoallergene Kombinationskur, die schon viele Endometriosepatientinnen beschwerdefrei und fertil gemacht hat. Sie besteht aus Reha1, ODS1 A und ODS2 von hypo-A (jeweils für vier Wochen), inkl. Symbiose-Lenkung für das Darm-Mikrobiom.

Sekundäre Pflanzenstoffe

Sekundäre Pflanzenstoffe nennt man auch die Vitamine des 21. Jahrhunderts. Es handelt sich um chemische Verbindungen unterschiedlicher Strukturen in verschiedenen Pflanzen, die auf den menschlichen Stoffwechsel eine große Wirkung haben, z. B. Polyphenole oder Steroide. Auch die Pflanzenhormone gehören dazu. Durch spezielle Verarbeitung der Pflanzen können diese Inhaltsstoffe konzentriert und chemisch verändert werden, damit die Wirkung intensiviert wird. Einige Pflanzenstoffe haben in Tierversuchen oder in Zellkulturen das Wachstum von Endometriose gehemmt.

Curcumin

Curcumin wirkt antientzündlich und ist in der Lage, die vermehrte Östrogenproduktion von Endometriosezellen zu bremsen und Schmerzmittel einzusparen. Curcumin im Gewürz Kurkuma wird schlecht resorbiert, deshalb sollten Sie zur Behandlung zu Spezialextrakten greifen. Im Curcumin-Phospholipid-Komplex (Dr. Jacobs) ist Curcumin an ein fettlösliches Phospholipid gebunden, das bisher am häufigsten in positiven Studien eingesetzt wurde.

Grüntee-Extrakt (EGCG)

Epigallocatechingallat ist ein Catechin, das in den Blättern von Grüntee enthalten ist. EGCG wirkt antientzündlich, verhindert Verwachsungen, fördert das Absterben von Endometriosezellen und die Gefäßneubildung und reduziert Schmerzen. Da wie bei anderen Pflanzeninhaltsstoffen auch die Konzentrationen von EGCG in aufgebrühtem Tee sehr niedrig sind, bieten sich EGCG-Extrakte an. Sie sollten von zuverlässigen bio-zertifizierten Plantagen bezogen und in Deutschland auf Verunreinigungen geprüft werden. Durch Wirkverstärker sollte gewährleistet sein, dass während des ganzen Tages gute Blutspiegel gehalten werden können. Nach meinen bisherigen Erfahrungen trifft dies alles zurzeit nur für Tigovit (Tahovital) zu, sodass 3 × täglich eine Kapsel mit 170 mg EGCG ausreichend sind.

Weitere antientzündlich und immunmodulierende Pflanzenstoffe, die geprüft wurden und auch bei Endometriose Einsatz finden könnten, sind Resveratrol, Weihrauch und Cannabis.

Systemische Enzymtherapie

Bei der Endometriose sind Enzyme besonders wichtig, um Verwachsungen zu verhindern und aufzulösen. Enzyme sind komplexe Eiweißstoffe, die im Körper an allen chemischen Reaktionen beteiligt sind und den Stoffwechsel steuern. Am häufigsten gebraucht werden Bromelain aus dem Ananasstrunk, Papain aus der Papaya und hochgereinigtes Lysozym aus dem Hühnerei. Alle haben andere Aufgaben in unserem Körper, sodass sie sinnvollerweise in Kombination verabreicht werden. Die Tabletten haben einen Überzug, damit sie den sauren Magensaft überstehen und erst im basischen Dünndarm aufgelöst werden. Außerdem müssen Sie mit Abstand zu den Mahlzeiten eingenommen werden. Die Enzyme gibt es auch kombiniert mit Antioxidantien oder Fettsäuren, sodass Sie ein Produkt für Ihre besondere Endometriose-Situation auswählen können (InnovaVital GmbH).

Nehmen Sie Schmerzen bei der Periode ernst! Sie können u. a. ein Hinweis für eine Endometriose sein, aber auch nur ein Symptom dafür, dass etwas mit Ihrem Lebensstil nicht stimmt: unzureichende Ernährung mit Mangel an Mikronährstoffen, zu viel Stress und zu wenig Bewegung. Wenn der Frauenarzt bei der Untersuchung keine anatomischen Besonderheiten feststellt, können Sie sich selbst perfekt helfen!

Literatur

Gerhard I (2020) Frauengesundheit – Ganzheitliches Heilwissen für Körper und Seele. Stuttgart: Trias im Thieme Verlag.

Gerhard I, Kerckhoff A (2017) Was tun bei Endometriose. Vol. 2. Auf. Essen: KVC-Verlag.

Internet

https://www.netzwerk-frauengesundheit.com/endometriose-und-umweltfaktoren-interview-mit-prof-dr-schulte-ubbing/

https://www.netzwerk-frauengesundheit.com/endometriose-wenn-raetselhafte-schmerzen-quaelen/
https://www.netzwerk-frauengesundheit.com/endometriose-heilung-ist-immer-mog lich-teil-1-erklarungen-zur-entstehung/
https://www.netzwerk-frauengesundheit.com/magnesium-bei-zyklusbeschwerden-und-in-der-schwangerschaft/
https://www.netzwerk-frauengesundheit.com/vitamin-d3-und-vitamin-k2-bei-osteo porose-und-brustkrebs/

15 Phytotherapie: Die heilenden Kräfte der Pflanzen

Heide Fischer

Heutzutage kommen in der gynäkologischen Praxis, meist auf Verlangen der Patientinnen, immer häufiger Naturheilmittel zum Einsatz. Ihre Wirkung bei Beschwerden vor der Menstruation (prämenstruell) oder in den Wechseljahren ist bereits weithin bekannt und gut untersucht, während die naturheilkundliche Behandlung der Endometriose noch einen gewissen Pioniergeist erfordert, da es bislang nur wenige kontrollierte Studien gibt. Hinzu kommt, dass insbesondere Heilpflanzen sehr individuell wirken. Es gibt zwar gewisse Richtlinien, die ich im Folgenden aufzeigen werde, doch überprüfen Sie bitte immer im Einzelfall, ob eine Rezeptur binnen ein bis zwei Monatszyklen zu einer Verbesserung Ihrer Beschwerden führt. Man sollte sich auf eine langfristige Therapie mit wechselnden Schwerpunkten einstellen. Die Unterstützung durch eine erfahrene Phytotherapeutin ist in jedem Fall anzuraten.

Wichtigstes Ziel: Die Beschwerdefreiheit der Patientin

Endometriose ist eine für alle am Behandlungsprozess Beteiligten außerordentlich belastende Erkrankung. Natürlich in erster Linie für die Betroffenen, die womöglich von Schmerzen geplagt sind oder deren Kinderwunsch unerfüllt bleibt. Sie ist jedoch auch eine Herausforderung für die Behandlerinnen und Behandler, die oft weder mit konservativer noch mit operativer Therapie eine langfristige Beschwerdefreiheit der Patientin erreichen können. Es muss mit Rezidivquoten von 50 % gerechnet werden. Da wir heute zwischen dem »Phänomen Endometriose« – dem bloßen Vorhandensein von Herden ohne Beschwerden – und der »Krankheit Endometriose« mit ihren typischen Symptomen unterscheiden, sollte aus ganzheitlicher Sicht nicht die Beseitigung der Endometrioseherde das Therapieziel sein, sondern die Beschwerdefreiheit der Patientin. Das Leben beeinträchtigende Schmerzen sollten gelindert und die Erfüllung des Kinderwunsches ermöglicht werden. Zu beidem kann die Phytotherapie mit Tees, Tinkturen, Wickeln und Auflagen, mit Bädern und Zäpfchen entscheidend beitragen. Die Grenzen zur Ernährungstherapie sind fließend, wenn wir beachten, dass manche Nahrungsmittel, wie die meisten tierischen Produkte, Schmerzzustände verstärken, hochwertige Öle wie Nachtkerzen-, Lein- oder Borretschsamenöl dagegen ausgesprochen schmerzlindernd wirken.

Was ist bei der Anwendung von Heilpflanzen zu beachten?

Wir unterscheiden bei der Endometriosetherapie zwischen einer allgemein regulierenden und einer symptomlindernden Therapierichtung. Für erstere muss man sich etwas Zeit geben, vier bis sechs Wochen bis hin zu mehreren Monaten, bis der Körper auf die neue Botschaft reagiert. Entsprechend muss ein Tee oder ein Wickel über längere Zeit regelmäßig angewendet werden. Eine schmerzlindernde und blutstillende Wirkung sollte dagegen unmittelbar eintreten. Hohe Dosen einer Tinktur (z. B. Bursae pastoris tinctura, Hirtentäscheltropfen) oder eines Fertigpräparates (z. B. Styptysat) werden punktuell, z. B. während der Menstruation, eingenommen. Eine Dauertherapie ist hier selten notwendig.

Das heißt aber nicht, dass Tinkturen wirksamer sind als Heiltees oder feuchtwarme Teewickel. Im Gegenteil: Die regelmäßige Zubereitung eines

Heiltees ist in sich schon eine heilsame Angelegenheit. Sich die Zeit zu nehmen, einen Wickel aufzulegen, damit zu ruhen und nachzuruhen hat eine tiefe, nachhaltige Wirkung.

Dosierung und Zubereitung von Tees und Tinkturen

Es gibt viele gute Gründe, einen individuell zusammengestellten Heiltee einem Fertigpräparat vorzuziehen, auch wenn dieses vielleicht einfacher anzuwenden ist. Die Lösung der Pflanzenwirkstoffe in reichlich warmem Wasser fördert ihre Aufnahme in den Organismus, wirkt entsäuernd und hilft, den Flüssigkeitsbedarf des Körpers zu decken. Das Teeritual stellt in Zeiten der Hektik einen Akt der Selbstfürsorge, des Innehaltens und der Hinwendung zum vernachlässigten Körper dar, dem im Alltag nicht immer die notwendige Aufmerksamkeit zuteil wird.

Eine *Teemischung* beinhaltet nie mehr als sieben Bestandteile, die sich sinnvoll ergänzen und die Gesamtbefindlichkeit einer Person fördern.

So enthält z. B. ein *Endometriose-Tee* zur längerfristigen Behandlung eine hormonausgleichende Pflanze (Frauenmantelkraut), eine Leberpflanze (Löwenzahnwurzel), eine reizmindernde Pflanze (Ringelblumenblüten), eine wachstumshemmende Pflanze (Mistel), eine allgemein beruhigende Pflanze (Melissenblätter), eine durchwärmende Pflanze (Majorankraut) und eine krampflösende Pflanze (Gänsefingerkaut).

Eine *Teekur* dauert ein bis drei Monate, in denen der Tee, wenn nicht anders angegeben, dreimal täglich vor den Mahlzeiten warm, schluckweise und mit Bedacht getrunken wird.

Bei akuten Beschwerden kann z. B. eine schmerzstillende Pflanze (Weidenrinde als Tee oder Tinktur) mit blutstillendem Hirtentäschelkraut gemischt und bis zur Besserung der Beschwerden oder auch noch ein paar Tage länger eingenommen werden und zwar täglich 3–5 Tassen oder mehrmals 20–40 Tropfen.

Die Dosierung für eine Tasse oder einen Becher Tee entspricht einer »Dreifingergabe«, das ist die Menge, die zwischen die drei ersten Finger einer Hand passt. Mit kochendem Wasser übergossen, muss der Tee, wenn nicht anders angegeben, zehn Minuten zugedeckt ziehen.

Es ist möglich, einen durchgehend getrunkenen Tee in der zweiten Zyklushälfte mit Tinkturen progesteronwirksamer Pflanzen zu ergänzen oder nur Tinkturen zu verwenden, wenn im Alltag keine Gelegenheit zur Teebereitung besteht. Tinkturen sind über Apotheken fertig zu beziehen, wie z. B. Hirtentäscheltinktur (Bursae pastoris Tinctura), können aber auch selbst hergestellt werden. Hierbei werden getrocknete Kräuter im Verhältnis 1 : 10, Wurzeln und Samen im Verhältnis 1 : 5 mit mindestens 40-prozentigem Alkohol, einem guten Obstbrand oder Korn übergossen, luftdicht 2–3 Wochen angesetzt, abgeseiht und in beschriftete Tropfflaschen abgefüllt. Die Dosierung einer Tinktur für die kurmäßige Verwendung lautet je nach Körpergewicht und Stoffwechselgeschwindigkeit dreimal 10–20 Tropfen, im Akutfall mehrmals täglich 10–40 Tropfen. Eine Besonderheit stellen die Urtinkturen dar, welche nach homöopathischem Arzneibuch hergestellt werden. Z. B. wird die Ceres Bursa pastoris Urtinktur akut mit mehrmals täglich 2–5 Tropfen in etwas Wasser dosiert und vor dem Schlucken zur Verbesserung der Resorption über die Schleimhaut im Mund bewegt. Der Begriff Urtinktur kann auch durch das Zeichen Ø symbolisiert werden.

Wenn Ihnen die Verwendung standardisierter Fertigpräparate sympathischer ist, werden Sie auf den folgenden Seiten ebenfalls genügend Hinweise finden.

Zunächst wird der Körper entlastet

Es sollte in den meisten Fällen eine gewisse, individuell zu modifizierende Reihenfolge der Therapieschritte eingehalten werden, bei der Entgiftung und Unterstützung der Ausscheidungsorgane einschließlich Darmsanierung zusammen mit diätetischen Maßnahmen am Anfang stehen. Einer solchen vier- bis sechswöchigen Kur folgt ein konsequenter Hormonausgleich zusammen mit entspannenden, schleimhautberuhigenden, entzündungshemmenden Pflanzen. Wachstumshemmung mit Mistel kann parallel die ganze Zeit durchgeführt werden, ebenso wie die symptomatische Therapie. Im Einzelnen geschieht dies folgendermaßen:

Die *Ausleitung über den Darm* erreicht man mit Süßwasseralgenpräparaten wie Chlorella (dreimal täglich 2–4 Tabletten), der innerlichen Anwendung von Heilerde (zweimal täglich ein Esslöffel in Saft oder Wasser) oder Bärlauch (Ceres Allium ursinum Urtinktur, dreimal täglich drei Tropfen). Zur *Förderung des Hautstoffwechsels* empfehlen sich Trockenbürsten und Massagen, daneben Tee von Holunderblüten (Sambuci flos) und lymphabflussfördernden Pflanzen wie Gundelrebe (Glechomae herba). Die *Ausleitung über die Niere* fördern Brennnessel (Urticae folium oder herba), Löwenzahn (Taraxaci herba), Birkenblätter (Betulae folium), Goldrute (Solidaginis herba).

Zur *Verdauungs- und Leberförderung*, auch zum Abbau und der *Ausscheidung hoher Östrogenspiegel*, werden Bitterstoffpflanzen wie Artischocke (Cynarae folium), Löwenzahnwurzel (Taraxaci radix) oder Schafgarbenkraut (Millefolii herba) eingesetzt.

Zum *Schutz des Leberfunktionsgewebes* empfehlen sich Mariendistelsamen (Cardui mariae fructus) z. B. als Ceres Carduus marianus Urtinktur, dreimal täglich drei Tropfen.

Die ausleitenden Pflanzen können zu einem Stoffwechseltee gemischt werden, je eine für Haut, Lymphe, Niere und Leber. Von dieser Teemischung trinken Sie 4–6 Wochen lang dreimal täglich eine Tasse mit einem Teelöffel oder einer Dreifingergabe Tee.

Allgemein regulierende Pflanzen

Eine *Wachstumshemmung* der Endometrioseherde und eine *Regulierung der körpereigenen Abwehr* bewirkt Mistel als Injektionstherapie mit entweder standardisierten Mistellektinpräparaten (Lektinol) oder Auszügen der ganzen Pflanze, die nach anthroposophischen Richtlinien aufbereitet wurden (Iscador, Helixor). Es wird empfohlen, mit einer geringen Dosierung zu beginnen und die Dosis zu steigern, wenn diese bei 2–3 Injektionen pro Woche in die Bauchhaut gut vertragen wird. Mistelpräparate sind verschreibungspflichtig, Patientinnen lernen unter Anleitung einer erfahrenen Ärztin, sich selbst zu spritzen. Die Kombination der Mistel mit Helleborus D6-Injektionen reduziert laut einer Anwendungsbeobachtung anthroposophischer Frauenärztinnen und Frauenärzte Schmerzsituation und Endometriosewachstum noch mehr als die Mistel allein. Neuere Arbeiten weisen zudem auf die wachstumshemmende, stress- und reizmindernde Wirkung des Grüntee-Inhaltsstoffes EGCG (Epigallocatechingallat) hin. Für Fertigpräparate mit einem Grünteeextrakt wird eine Dosierung von 600 bis maximal 800 mg EGCG pro Tag angegeben. Mit dem Genuss des Tees allein können die therapeutischen Mengen an EGCG anscheinend nicht erreicht werden.

Zur *Hormonregulation* werden progesteronwirksame Pflanzen in der zweiten Zyklushälfte als Tee, Tinktur oder Fertigpräparat empfohlen: Mönchspfeffer (Agnolyt-Tropfen oder -Kapseln, ab Eisprung bis zur Menstruation einmal täglich 40 Tropfen oder eine Kapsel); Frauenmantel (Ceres Alchemilla Urtinktur, dreimal täglich drei Tropfen); Schafgarbe (Ceres Millefolium Urtinktur, dreimal täglich drei Tropfen); Yamswurzel (Dioscoreae villosae Tinctura, dreimal täglich 10–20 Tropfen) oder Yamswurzelcreme 10 % (täglich ein haselnussgroßes Stück auf Bauch, Brust oder die Innenseite der Oberarme auftragen). Bewährt in der Zyklusregulierung sind auch Menodoron-Tropfen (Hirtentäschel, Majoran, Schafgarbe, Eiche und Große Brennnessel) von Weleda. Sie werden über mehrere Monate durchgehend mit dreimal täglich 15–20 Tropfen eingenommen.

Zur *Beruhigung der Gebärmutterschleimhaut* gibt es gute Erfolge mit Ringelblume (Calendulae flos) und Taubnessel (Lamii albi flos), die in einer Endometriose-Teemischung nicht fehlen dürfen. Auch geschroteter Leinsamen empfiehlt sich, wobei ein Esslöffel täglich in 100 g Magerquark zu sich genommen wird, ergänzt durch einen Esslöffel Leinöl, kalt gepresst und aus biologischem Anbau. Dies kann als Budwig-Müsli mit Früchten angereichert werden (nach dem Rezept der Chemikerin und Apothekerin Johanna Budwig, 1908–2003). Leinöl mit seinen hoch ungesättigten Omega-3-Fettsäuren vermag die Synthese von Prostaglandin, dem

Schmerzbotenstoff, herabzusetzen und wirkt schmerzlindernd, ähnlich wie Borretschsamen- und Nachtkerzenöl. Pro Esslöffel Leinsamen ein großes Glas Tee oder Wasser trinken.

Eine *Verbesserung der Beckendurchblutung* wird mit Beifußkraut (Artemisiae vulgaris herba) erreicht, ebenso mit Majoran (Majoranae herba), Ingwer (Zingiberis rhizoma) und/oder Basilikum (Basilici herba). Mischen Sie eine dieser Pflanzen in ihren Endometriosetee oder verwenden Sie als bewährtes Fertigpräparat Melissa/Phosphorus Dil. von Weleda, welches in der ersten Zyklushälfte mit 3 x tgl. 10, in der zweiten mit 3 x tgl. 30 Tropfen dosiert wird.

Beruhigende Pflanzen sind besonders wichtig zur seelischen Unterstützung und zur Schmerzbekämpfung. Hilfreich sind Johanniskraut (Hyperici herba), Melisse (Melissae folium), Passionsblume (Passiflorae herba), Weißdorn (Crataegi folium cum flore). Auch ein oder zwei Pflanzen aus dieser Gruppe dürfen in der Teemischung nicht fehlen.

Kieselsäurehaltigen Pflanzen wie Ackerschachtelhalm wird eine *strukturierende, ordnende Wirkung* zugeschrieben. Dies scheint ein wichtiger Aspekt der Endometriose zu sein, sowohl um den »Wildwuchs« des Endometriosewachstums zu strukturieren als auch um die betroffenen Frauen in der Strukturierung ihres oft unregelmäßigen Alltags zu unterstützen.

Erschöpfung infolge von Blutarmut sollte immer mit blutbildenden Maßnahmen unterstützt werden. Man denke auch an allgemein stärkende Pflanzen wie Taigawurzel (Eleu-Curarina-Tropfen, zweimal täglich morgens und mittags 30 Tropfen über 4–6 Wochen).

Neben der innerlichen Anwendung der Heilpflanzen können auch (Sitz-)Bäder mit Schafgarbe, Ringelblume und Ackerschachtelhalm hilfreich sein (eine kleine Handvoll der Teemischung mit einem Liter Wasser aufgießen, zehn Minuten ziehen lassen, abseihen und ins Badewasser geben). Eine Alternative stellen Sitzdampfbäder dar (»Yoni Steaming«). Hierfür den Liter Tee in ein Wännchen geben, das z. B. in der Toilettenschüssel positioniert wird. Warm eingepackt über den Dampf setzen und die tief entspannende Wirkung beim Nachruhen wahrnehmen. Diese Sitzdampfbäder empfehle ich besonders bei Endometriose und Kinderwunsch. Auch feuchtwarme Bauchwickel aus einem starken Tee derselben Mischung sind denkbar, für die ein Baumwolltuch mit dem Tee getränkt, ausgewrungen und so warm wie möglich auf den Unterbauch aufgelegt wird. Das Baumwolltuch wird mit einem Wolltuch (Schal) abgedeckt und das Ganze für eine halbe Stunde mit einer Wärmflasche so warm gehalten, wie es angenehm ist. Es sollte mindestens eine halbe Stunde nachgeruht werden, damit der Wickel seine Wirkung voll entfalten kann.

Die Behandlung der Symptome

Zur *Schmerzbekämpfung* empfiehlt sich Gänsefingerkraut (Anserinae herba oder Tinctura, mehrmals täglich eine Tasse Tee oder 10–40 Tropfen); Pestwurz (Ceres Petasites D 6, mehrmals täglich 3–5 Tropfen) bei krampfartigen Beschwerden. Typisch für Endometriose sind jedoch schneidende, reißende, stechende Schmerzen. Hierfür sind Pflanzen aus dem Rheuma-Spektrum geeigneter als die Weidenrinde (Salix-Tropfen Bürger, mehrmals täglich 40 Tropfen, oder Assalix-Tabletten); Mutterkraut (Tanaceti partenii herba als Tee oder Nemagran-Tropfen, bekannt als Migränemittel). Auch Khella (Ammi visnaga comp. Zäpfchen von Wala) ist in der Lage, Krämpfe zu lösen und Reizzustände zu lindern. Bewährt bei Endometriose-Schmerzen sind Phytodolor-Tropfen (Goldrutenkraut, Eschen- und Pappelblätter, mehrmals täglich bis zu 50 Tropfen). Eine Untersuchung der Universitäts-Frauenklinik Greifswald erbrachte eine deutliche Schmerzreduktion bei Endometriose durch die Anwendung eines Teufelskrallenextraktes (z. B. Teufelskralle Stada, dreimal täglich 480 mg). Die helle, rheumaähnliche Schmerzqualität der Endometrioseschmerzen lässt auch an andere Rheumamittel denken, wie Weihrauch (z. B. Olibanum RA-Weihrauch Tabletten Zilly, akut bis 6 x tgl. 2 Tbl. oder Weihrauch-Kapseln MantraPharma 3–4 x tgl. 1). Die oben erwähnten Bauchwickel mit diesen Mitteln wirken ebenso schmerzlindernd wie eine Massage des unteren Rückens mit Johanniskrautöl (Hyperici oleum) oder das Auflegen eines Heublumensäckchens. Zur Schmerzreduktion sollte immer auf eine geregelte Verdauung geachtet und diese gegebenenfalls mit milden Bittermitteln (Amara-Tropfen von Weleda), Lein- oder Flohsamen unterstützt werden. Auch sanfte Bauchmassagen mit Johanniskrautöl helfen dem Darm bei seiner Arbeit und erleichtern den Stuhltransport trotz Verklebungen oder Verwachsungen im Bauchraum.

Zur *Blutstillung* bei sehr starker Menstruation (Hypermenorrhoe) ist zu empfehlen: Blutwurz (Tormentilla comp. Globuli von Wala oder Tormentillae tinctura, mehrmals täglich 5–10 Globuli bzw. fünf Tropfen auf die Zunge); Hirtentäschelkraut (Bursae pastoris herba als Tee, mehrmals täglich eine Tasse oder Bursae pastoris Tinctura, mehrmals täglich 10–40 Tropfen).

Die *Blutbildung* wird unterstützt mit Brennnesselblättern, am besten als Frischgemüse oder Frischpflanzensaft (Florarix Kräuterblutsaft oder -dragées, Anaemodoron-Tropfen, Ferrum ustum comp. von Weleda).

Vor und nach Operationen verbessert das homöopathische Mittel Arnica C 30 die *Wundheilung* (vorher einmal, danach mehrere Tage täglich einmal drei Globuli auf der Zunge zergehen lassen). Narbenpflege ist möglich mit Johanniskrautöl oder Veilchensalbe nach Hildegard von Bingen. Schlecht heilende Wunden können mit verdünnter Calendula-Essenz von Weleda zur Abheilung gebracht werden. Der Einsatz von Enzymen (Bromelain POS, dreimal täglich drei Dragées) vermindert die Wahrscheinlichkeit von erneuten Verklebungen.

Häufige *Nebenwirkung einer Hormontherapie* mit GnRH-Analoga, die die Eierstockfunktion vorübergehend ruhig stellen, sind Wechseljahrsbeschwerden wie Hitzewallungen, Schlafstörungen oder Depressionen. Traubensilberkerzenwurzel (Cimicifugae rhizoma) als Fertigpräparat schafft Linderung, ohne die Wirkung der Therapie aufzuheben (z. B. Remifemin zweimal täglich eine Tablette). Auch schlaffördernde Pflanzen wie Baldrian, Saathafer oder Kalifornischer Goldmohn (Kytta-Sedativum, Sedariston) können helfen.

Literatur

Endometriose verstehen – Meinen Weg gehen (2018) Eine Informationsbroschüre des Feministischen Frauen Gesundheitszentrums Berlin e. V. (www.ffgz.de).

Fischer H (2021) Körperweisheit – Was Frauenkrankheiten uns sagen. Stuttgart: Herbig in der Franckh-Kosmos Verlags-GmbH

Fischer H (2010) Hörbuch Körperweisheit – Imaginationsübungen für Gesundheit und Selbstentfaltung. USM audio
Fischer H (2020) Frauenheilbuch. Naturheilkunde, medizinisches Wissen und Selbsthilfetipps. Aktualisierte und überarbeitete Neuauflage. Stuttgart: Herbig in der Franckh-Kosmos Verlags-GmbH.
Fischer H (2019) Frauenheilpflanzen. Die 35 wichtigsten Pflanzen und wie sie wirken. Aktualisierte und überarbeitete Neuauflage. Stuttgart: Herbig in der Franckh-Kosmos Verlags-GmbH.
Fischer H (2022) Mein Kompass durch die Wechseljahre. Stuttgart: Herbig in der Franckh-Kosmos Verlags-GmbH.
Kaiser B, Korell M (2013) Endometriose und Ernährung. 2. Aufl. München: Verlag Müller & Steinicke.
Koppe A (2017) Selbstheilung bei Endometriose nach der Methode Wildwuchs. München: Nymphenburger Verlag.
Nissim R (2008) Naturheilkunde in der Gynäkologie – Ein Handbuch für Frauen. Berlin: Orlanda Frauenverlag.
Northrup C (2017) Frauenkörper – Frauenweisheit. Wie Frauen ihre ursprüngliche Fähigkeit zur Selbstheilung wiederentdecken können. München: Zabert Sandmann.
Von Hoerschelmann, N. Endometriose (2017) Schmerzfrei durch optimale Ernährung und einen gesundheitsfördernden Umgang mit Stress. 3. Aufl. Würzburg: Diametric Verlag.

Internet

www.frauen-naturheilkunde.de (Homepage der Autorin mit aktuellen Fortbildungsangeboten)
www.phytotherapie-komitee.de (Komitee Forschung Naturmedizin; hier finden Sie aktuelle Forschungsergebnisse)
www.herbadonna.ch (Fortbildungen zu Phytotherapie in der Frauenheilkunde)
www.smgp.ch (Schweizer Medizinische Gesellschaft für Phytotherapie)

Bezugsquellen der Präparate

Vaginalzäpfchen, Yamswurzelcreme, Teemischungen nach H. Fischer: Engel-Apotheke, Freiburg, Tel. 0761–34565.
Tees und Tinkturen, auch aus biologischem Anbau: Zieten-Apotheke, Berlin, Tel. 030–2165026, www.ZietenApotheke.de.
Aromamischungen und andere Produkte nach Ingeborg Stadelmann: Bahnhof-Apotheke, Kempten/Allgäu, www.bahnhof-apotheke.de.

Tees und Tinkturen, z. T. aus kontrolliert biologischem Anbau: Kräuter-Schulte, Gernsbach, Tel. 07224–3876, www.kraeuterschulte.de.

Ätherische Öle und deren Zubereitungen:

www.primavera-life.de
www.larome.de

16 Traditionelle Chinesische Medizin (TCM): Ein Erfahrungsschatz von Jahrtausenden

Dr. med. Annemarie Schweizer-Arau

Während ihrer dreitausendjährigen Geschichte wurde die chinesische Medizin stark von philosophischen und religiösen Einflüssen geprägt. Erfahrungen und genaue Beobachtungen von vielen Generationen flossen in diese Heilkunst ein.

Dabei haben sich chinesische Ärzte stets auch mit dem beschäftigt, was man mit allen Sinnen wahrnehmen kann und was man fühlt, also auch mit dem subjektiven Empfinden.

Die Grundbegriffe *Qi* (Lebensenergie, sprich: »tchi«) und *Xue* (Lebensblut, sprich: »hsiö«), die Polaritäten *Yin* als weibliches Prinzip und *Yang* als männliches Prinzip sowie die fünf Wandlungsphasen sind nur vor diesem Hintergrund zu verstehen.

Die Traditionelle Chinesische Medizin (TCM) beschäftigte sich vor allem mit der Gesunderhaltung und der Lebensverlängerung, dem »anti-aging«, und weniger mit dem Kampf gegen Krankheiten, der in unserer Kultur der medizinische Schwerpunkt ist. Gesundheit wurde als freier, harmonischer Fluss der Lebensenergie Qi verstanden, vergleichbar dem altdeutschen Odem, Xue war das Blut, der Lebenssaft. Nach dieser Vorstellung ist beispielsweise bei einer schmerzhaften Regelblutung der freie Fluss von Qi und Xue gestört.

Die fünf Wandlungsphasen und ihre Entsprechungen

In der TCM wurden zusammenhängende Funktionen und Kreisprozesse in der umgebenden Natur und im Menschen beobachtet und zur Lehre der fünf Wandlungsphasen entwickelt, die fünf verschiedenen Elementen zugeordnet wurden. Den fünf Grundelementen Wasser, Feuer, Erde, Holz und Luft entsprechen in diesem System vielfältige Erscheinungen, wie z. B. Jahreszeitenkreislauf, Farben, innere Organe, Gefühle, Lebensalter, Schwangerschaftsphasen. Die Wechselwirkungen zwischen diesen fünf Wandlungsphasen (sog. fünf Elementen) sind zahlreich und bilden Hervorbringungszyklen bzw. Mutter-Kind-Beziehungen sowie Kontrollzyklen. Der Wandlungsphase Wasser bzw. dem Funktionskreis Niere entsprechen z. B. der Winter, die Farbe schwarz, der Geschmack salzig, das Gefühl Angst, der Wille, die Ohren, die Knochen, Zähne und Kopfhaare, die Fortpflanzungsorgane, Niere und Blase, der letzte Schwangerschaftsabschnitt und der Lebensabend.

Diese Sichtweise, in zyklischen Wandlungsphasen oder Kreisprozessen und in Gegensatzpaaren wie Yin und Yang zu denken und Materie als verdichtete Energie aufzufassen, wurde in unserem Kulturkreis von der modernen Physik wieder entdeckt, ausgedrückt in der berühmten Formel von Einstein $E = mc^2$.

Die Praxis der chinesischen Medizin

Symptome wie Schmerzen oder Fruchtbarkeitsstörungen stellen nach der chinesischen Medizin Zeichen von Blockaden, Ungleichgewichten oder Unordnungen dar. Zur Diagnose werden alle Sinne (hören, sehen, riechen, fühlen) benutzt, um den Gesamtzustand einer Person zu erfassen und Disharmoniemuster festzustellen. Dabei wird z. B. eine Patientin nach der

Art der Regelschmerzen gefragt (stechend, krampfend, ziehend), der Beschaffenheit des Regelblutes (Farbe, Menge, Klumpen), aber auch nach Rücken-, Schulter- oder Kopfschmerzen, nach Leistungsfähigkeit und Schlafgewohnheiten sowie nach Art und Zeitpunkt des Stuhlganges. Zudem wird der Puls getastet, die Zunge betrachtet und die Persönlichkeit als Ganzes wahrgenommen. Zahlreiche Behandlungsverfahren, allein oder kombiniert, werden benutzt, um das Gleichgewicht in einem Organismus wiederherzustellen. Dazu gehören:

- Akupunktur und Moxibustion
- Ernährung
- Akupressur und Tuina-Massage
- Chinesische Arzneimittelkunde
- Qigong
- Schröpfen
- Lebensstil, Lebenspflege
- Atemübungen

Durch entsprechende Ernährung, Qigong, Akupressur und die Lebenspflege kann die Patientin gemeinsam mit ihrem Partner aktiv werden und zur Genesung beitragen.

Akupunktur und Moxibustion

Der chinesische Begriff für Akupunktur »zhen jiu« beinhaltet »Stechen und Brennen«. Unter Akupunkturtherapie (lat. Acus = Nadel, punctio = stechen) wird bei uns häufig nur das Stechen verstanden. Dabei werden feine, sterile Stahlnadeln an bestimmten »Körperöffnungen«, den Akupunkturpunkten, eingeführt, um den Qi-Fluss und damit den Selbstheilungsprozess des Körpers anzuregen. Die Energie fließt nach chinesischer Vorstellung in Energieleitbahnen, den Meridianen, die verschiedene Körperbereiche und Organe miteinander verbinden. Während der Akupunktur kann der Meridianverlauf häufig von der Patientin empfunden werden, z. B. als Druck, Kribbeln oder Wärme, dem sogenannten De-Qi-Gefühl.

Neben der Körperakupunktur werden Ohr-, Hand- oder Schädelakupunktur angewandt. Bei der Ohrakupunktur können kleine Dauernadeln über ein bis zwei Wochen belassen werden. Bei der Laserakupunktur werden die Punkte völlig schmerzfrei mit Laser stimuliert, bei der Elektroakupunktur mit kleinen Stromimpulsen. Die Moxibustion, das gezielte Erwärmen der Akupunkturpunkte mit getrocknetem, glimmendem Beifußkraut, ist eine ebenso wichtige ergänzende Therapieform, die sich auch zur Selbstanwendung eignet.

Während einer Akupunktursitzung sollte die Patientin möglichst bequem und warm ca. 20–30 Minuten liegen. Störungen im Regelverlauf sollten am besten eine Woche vor der Menstruation zweimal pro Woche behandelt werden, Endometriose als chronische Störung einmal pro Woche über einen längeren Zeitraum.

Ernährung

Der Weg der Gesundheit führt nach der chinesischen Medizin über die Küche. Viele Nahrungsmittel, wie beispielsweise chinesische Engelswurzel, Zimt, Ingwer oder Bohnen, stellen gleichzeitig Nahrungs- und Heilmittel dar.

Auch bei der Ernährung bleibt das Prinzip der Harmonisierung auf der Grundlage einer individuellen Diagnose erhalten. So wird z. B. einer Patientin mit deutlichen Kältezeichen empfohlen, eher warme Speisen mit Zimt und Ingwer zu sich zu nehmen. Für eine andere Endometriosepatientin mit starken Hitzezeichen wäre eine solche Empfehlung durchaus falsch. Ist die Energie erst einmal ausgeglichen, wandelt sich auch die Ernährungsempfehlung. Es gibt also keine Diät, die dauerhaft für alle sinnvoll bleibt.

Akupressur und Tuina

Die Begriffe Akupressur und Tuina-Massage stehen für spezielle Massage- und chiropraktische Techniken, bei denen der energetische Haushalt gezielt mit den Händen bearbeitet wird. Verschiedene Techniken wie Stoßen (*Tui*), Kneifen, Anheben (*Na*), Reiben, Drücken, Drehen, Dehnen und

Schütteln kommen dabei zur Anwendung. Akupressur kann auch von der Patientin oder dem Partner in den Grundzügen erlernt und zu Hause praktiziert werden. Bei Unfruchtbarkeit werden vor allem der Unterleib, Rücken und die Füße massiert.

Chinesische Arzneimittelkunde

Die »inneren« Heilmittel stellen im Gegensatz zur »äußeren« Akupunktur die wichtigste Therapieform der chinesischen Medizin dar. Ähnlich der Akupunktur wird auch hier eine Harmonisierung der Energien angestrebt. Dazu werden entsprechend dem Disharmoniemuster verschiedene Arzneimittel (in China neben Kräutern auch tierische Produkte oder Mineralien) zu einer Rezeptur gemischt. Selten wird nur ein Heilkraut verordnet. Meist wird eine Rezeptur aus mehreren Kräutern speziell zusammengestellt. So können Patientinnen mit Endometriose je nach Energiemuster oft ganz unterschiedliche Kräuterzusammenstellungen erhalten, es gibt also nicht die eine gleiche Pille für alle Endometriosepatientinnen. Die Kräuter gibt es mittlerweile auch in Granulatform und als Kräutertabletten. Daneben werden auch Kräuterweine, Kräuterbäder, Packungen, Lotionen, Cremes, Zäpfchen und Einläufe verordnet.

Eine einmal verordnete Kräutermischung wird im Laufe der Behandlung den veränderten Symptomen und auch dem Zyklusverlauf angepasst. Die Behandlung der Endometriose sollte nur von sowohl in Akupunktur als auch in Kräuterkunde ausgebildeten Ärzten durchgeführt werden.

Qigong

Durch sanfte fließende Bewegungen im Einklang mit dem Atem werden beim Qigong (Arbeit am Qi) die Körperenergie und der Geist beeinflusst. Dabei gibt es ganz spezielle Übungen, durch die, regelmäßiges Üben vorausgesetzt, das Qi bewegt, der Körper entspannt und innere Harmonie erreicht werden kann. Auch Störungen und Blockaden im Fluss des Qi können so aufgelöst werden. Viele Übungen imitieren Tierbewegungen und sind auch nach ihnen benannt. Die Übungen sind schnell erlernbar und können leicht zu Hause geübt werden, um die Energiebahnen in

Schwung zu bringen. Qigong stärkt vor allem die Funktionskreise Milz, Leber und Nieren. Während der Menstruation sollte Qigong nicht geübt werden, da hierdurch das Yang zu sehr angehoben wird. Es gibt verschiedene Qigong-Formen, neben religiösen (stilles Qigong) auch kämpferische (hartes Qigong) und medizinische (weiches Qigong).

Schröpfen

Hierbei werden spezielle Schröpfgläser auf die Akupunkturpunkte gesetzt, wobei ein Unterdruck mechanisch oder durch Erhitzen erzeugt wird. Dadurch wird das Bindegewebe gereizt und die Durchblutung angeregt. Auch muskuläre Verspannungen werden gelöst. Nach der TCM wird Schröpfen vor allem zur Ausleitung von eingedrungenen Störungen wie Wind, Hitze und Feuchtigkeit verwendet und um Stauungen im Xue-Fluss zu lösen. Auch die abendländische Naturheilkunde besitzt eine lange Schröpftradition.

Endometriose aus Sicht der TCM

Der Begriff Endometriose wird in den Klassikern der chinesischen Medizin selbstverständlich nicht erwähnt, da er moderne Diagnostik (Ultraschall, Bauchspiegelung) voraussetzt. Beschrieben werden jedoch die klinischen Symptome wie starke Regelschmerzen als »schmerzhafter Mondfluss«, tastbare Wucherungen als »abdominale Massen« oder unerfüllter Kinderwunsch als »Suche nach dem Kind«.

Nach Vorstellung der TCM geht Endometriose ähnlich wie in der westlichen Medizin auf einen behinderten Blutfluss zurück, der die Meridiane und die sog. Luo-Gefäße, die kleinen Netzgefäße, erreicht hat. Dieser Xue-Stau bringt »das Blut dazu, die Leitbahnen zu verlassen«. Blutfluss und Blutstau ist dabei eher im Sinne unserer Dichter zu verstehen, wenn sie »vom Stocken des Blutes in den Adern« sprechen. Bei Endometriosepatientinnen können Fülle- und Mangelzustände gefunden werden, häufig auch gemischt. Meist findet sich zugleich ein Nieren-Yang-Mangel und ein Qi- und Xue-Stau. Die Ursachen für den Xue-Stau können z. B. Kälte, ein mangelnder Qi-Fluss oder Schleimbelastung sein.

Nierenmangel

Meist liegt bei Endometriose auch eine Schwäche des Funktionskreises Niere vor, erkennbar an erhöhter Ängstlichkeit, Rückenschmerzen, Neigung zum Frieren und Gelbkörperschwäche.

Häufig sind die Disharmoniemuster Mischformen, d. h., ein kombinierter Xue- und Qi-Stau (Füllemuster) mit Nieren-Yang-Mangel oder Milz-Qi-Mangel. Ein innerer Schaden des Yang kann bedeuten, dass von Menschen, die man liebt und um die man besorgt ist, eine latente Bedrohung in Form von Abwertungen oder (sexuellem) Missbrauch ausgeht, d. h., vor denen man ständig Angst oder übergroßen Respekt hatte und in deren Gegenwart man sich »blockiert« fühlte. Wind-Kälte kann von außen eindringen, während ungeschützter offener Zustände, z. B. während einer Geburt (kalte, hektische, ärgerliche Umgebung) oder der Menstruation (intensive sexuelle Betätigung, Baden in kaltem Wasser).

Qi-Stau kann verursacht werden durch lang andauernde unterdrückte Wut oder unterdrückte eigene Bedürfnisse und Enttäuschungen, die das Leber-Qi verknoten und das Blut gegenläufig fließen lassen. Das Blut sammelt und staut sich im Bauchraum. Ist das Nieren-Yang schwach, wird das Blut nicht absorbiert. Bei einer Operation können diese kleinen Blutaustritte beobachtet werden.

Innerlich fühlen sich Patientinnen mit Endometriose oft wie in einem Gefängnis, hilflos und ausgeliefert oder haben das Gefühl, vor einem großen Berg zu stehen.

Xue-Stau bedeutet eine Blockade des Blutflusses oder der inneren Lebendigkeit. Dieses Störungsmuster entwickelt sich häufig als Folge anderer Disharmoniemuster, wie z. B. Kälte im Unterleib, Hitze und Nässe oder auch aufgrund eines chronischen Xue-Mangels sowie durch einen Yin- oder Yang-Mangel. Es kann aber auch nach Operationen, Unfällen und großen Blutverlusten auftreten. Bei längerem Bestehen führt ein Xue-Stau meist zu ernsthaften Erkrankungen. Schleimbelastung kann durch Fehlernährung entstehen. Neben den üblichen schleimfördernden Nahrungsmitteln (Fette), kann auch träge machende geistige Nahrung dazu beitragen.

Therapieempfehlungen für eine Endometriosebehandlung mit TCM

Alle therapeutischen Maßnahmen zielen darauf ab, Qi und Xue wieder zu bewegen, den Funktionskreis Niere zu stärken, eingedrungene Störungen auszuleiten und das innere Gleichgewicht wiederherzustellen. Konventionelle Medikamente wie GnRH-Analoga verhindern die Menstruation und wollen so den Schmerzen beikommen, verstärken nach der TCM aber den Blutstau und führen zu einem Yin-Mangel mit leerer Hitze (Hitzewallungen, Schweißausbrüche). Daher stellen sich nach dem Absetzen der Medikamente oft die gleichen oder schlimmere Beschwerden als vorher wieder ein. Bei einem gleichzeitigen Xue-Mangel bleiben Nebenwirkungen, wie z. B. Schwindel und Schwäche, oft auch nach Absetzen der Medikamente bestehen. Andere Medikamente, progesteronähnliche Substanzen, wie Utrogest oder Duphaston, wirken erwärmend und heben das Nieren-Yang an. Ebenso wirken Testosteronderivate wie Danazol. Sie verstärken aber einen vorbestehenden Milz-Qi-Mangel und einen Nieren-Yin-Mangel und fördern so eine Blutschwäche. Dadurch sind die Symptome des Blutstaus vordergründig nicht mehr so offensichtlich. Eine Pille wie Valette® oder ähnlich wirkende Pillen geben ein inneres Hormongleichgewicht vor und wirken stärkend auf das Nieren-Yang, bringen den Körper in eine gewisse Stabilität und können so zu einer Beruhigung beitragen. Bei Nieren-Yin-Mangel jedoch kann sich dieser verstärken, es kommt zu leerer Hitze und häufig trotz Pille zu Blutungen. Besteht Kinderwunsch, wird die Pille auch als belastend empfunden, da sie dem sehnlichen Wunsch, wenn auch nur vorübergehend, im Wege steht.

Tab. 16.1: Hauptsächliche Disharmoniemuster bei Endometriose

Muster	Blutung	Schmerztyp	Symptome	Therapie
Füllemuster				
Xue- und Qi-Stau und Hitze	Stark, schwallartig, überlaufend, kräftig, hellrot oder dunkelrot, große, Klumpen, oft kürzerer Zyklus (< als 26 Tage)	Sehr starke Schmerzen vor oder während der Regel, ortsständig, wie mit einem Messer stechend, krampfend, Kälte und Abgang von Koagel bessert Beschwerden	Kopfschmerzen, roter Kopf, Hitzegefühle, Durst, Verstopfung, eingesperrtes Gefühl, Schulterschmerzen, Brustspannen, Schmerzen beim Geschlechtsverkehr, dunkler Urin	Xue- und Qi-Stau lösen, Hitze kühlen, Blutungen stillen, unterdrückten Ärger/Zorn ausleiten
Xue- und Qi-Stau mit Feuchtigkeit und Schleim	Schleimiges, klebriges Regelblut	Stechende, ziehende, zerrende Schmerzen, Gefühl des Eingesperrtseins	Ausfluss, Ödeme, Zysten, Gewichtszunahme, Brustspannen, Schweregefühl	Qi- und Xue-Stau lösen, Feuchtigkeit ausleiten, Schleimblockaden aufbrechen
Mangelmuster				
Xue- und Qi-Stau und Kälte bei Nieren-Yang-Mangel	Wenig rotes Blut mit vielen, dunklen Klümpchen, oft kein gleichmäßiger Blutfluss	Stechende Schmerzen vor oder während der Regel, Verlangen nach Wärme, Wärme bessert	Rückenschmerzen, Knieschmerzen, Kältegefühl, kalte Füße, Schüttelfrost	Erwärmen, Niere stärken, Qi- und Xue-Stau lösen, Meridiane durchgängig machen
Xue- und Qi-Stau und Milz-Qi-Schwäche und Xue-Mangel	Klar und wässrig, trüb, spärliches Regelblut	Leeregefühl, ziehen nach unten, Druck und Massage bessert, schwächere Schmerzen gegen Regelende	Appetitlosigkeit, Durchfall bei Regelbeginn, häufiges Wasserlassen, Müdigkeit, Schwindelgefühl	Xue- und Qi-Stau lösen, Milz-Qi stärken,

Diese Disharmoniemuster können auch in Mischformen auftreten.

Innere und äußere Harmonie suchen

Die Behandlung kann von jeder Patientin selbst aktiv unterstützt werden. In der Vorstellung der chinesischen Medizin ist der menschliche Körper ein kleiner Kosmos, in dem sich der große, äußere Kosmos widerspiegelt. Der Mensch soll sich idealerweise im Gleichklang mit der Natur und ihren Rhythmen befinden. Die Lebenspflege (*yang sheng*) im Sinne einer »inneren« und »äußeren« Harmonisierung zielt auf die Förderung der Gesundheit und auf die Vermeidung von Stagnationszuständen ab.

Phasen von Aktivität mit darauf folgenden Phasen der Erholung und regelmäßige Ruhe-, Arbeits- und Essenszeiten, angepasst an den Rhythmus des äußeren Kosmos – also an Tag und Nacht und den Wechsel der Jahreszeiten – und an den inneren Biorhythmus, sind anzustreben. Die Ernährung nach den Gesichtspunkten der TCM kann sehr zum Heilungsprozess beitragen.

Eine bekömmliche Ernährung wählen

Nahrungsmittel sollten entsprechend der Disharmoniemuster ausgewählt werden, meist tun dies die Patientinnen bereits von sich aus. Die Beratung durch ausgebildete und entsprechend erfahrene TCM-Diätetik-Therapeuten ist in jedem Fall empfehlenswert.

Die Nahrungsmittel sollten leicht gedünstet oder blanchiert und warm gegessen werden. Hauptsächlich sollen die Speisen aus Getreide, Mais, Hülsenfrüchten (Bohnen, Erbsen) und Gemüse zusammengesetzt sein.

Nahrungsmittel, die bei Endometriose zu empfehlen sind:

- *Um das Immunsystem zu beruhigen und die Entzündung zu reduzieren:* Fischöl mit Omega-3-Fettsäuren, z. B. Wildlachs, Makrele, Hering, Lebertran, Nachtkerzen-, Sonnenblumen-, Sesam- und Perillasamenöl, Leinsamen-, schwarzes Johannisbeerenkern- und Traubenkernöl, Brokkoli, Speisechrysanthemenblüten, Ananas, Andenbeeren, Vitamine B6, E, C, A, Selen, Magnesium, Kalzium

- *Östrogensenkend wirken:* Sojabohnen (gekocht, als Misopaste oder Tofu, Sojasprossen), Brokkoli, Rosenkohl, Kohl, Yamswurzel, Leinsamen, Maracuja, Hülsenfrüchte
- *Einen Xue-Stau lösen:* Stangensellerie, Auberginen, Pfirsiche (vor allem die Kerne), Brokkoli, Färberdistelöl, Safran
- *Einen Qi-Stau lösen:* Zitrusfrüchte mit Schale, chinesischer Lauch, Koriander, Liebstöckel, Löwenzahn, Chinakohl, Chicorée, Artischocke, Rosmarin, Thymian, Bärlauch, Grüntee, Rettich
- *Zur Stärkung der Abwehr:* Astragaluswurzel, Ginseng, Süßholzwurzel, Gerstenmalz, Blütenpollen
- *Bei innerer Kälte:* Zimt, Ingwer, Beifuß, Sternanis, Anis, Nelken, Bockshornkleesamen, Walnüsse
- *Zur Verbesserung der Verdauung:* indischer Flohsamen, Leinsamen, Rhabarber, Pflaumensaft, Topinambur, getrocknete Pflaumen und Feigen, Sauerkrautsaft, Spargel, Chiasamen
- *Bei Blähungen:* Kümmel, Fenchel, Anissamen, Petersilie
- *Bei Übelkeit:* Ingwer, Dillsamen, Galgant, Weißdornsaft
- *Zur Stärkung des Nieren-Qi:* Schalentiere, Walnüsse, Datteln, Dattelsirup, Fenchel, frische Sprossen, Weizengrassaft, Haferflocken, Algen
- *Bei Neigung zu Blaseninfektionen:* Cranberrys, Preiselbeeren, Wassermelonenkerne

Auf den Lebensstil achten

Das Essen sollte in kleinen Mengen, regelmäßig und ohne Zeitdruck eingenommen werden. Möglichst vermieden werden sollte:

- hastiges Essen in angespannter Umgebung
- raffinierter Zucker, künstliche Süßstoffe (Saccharin, Isomalt, Cyclamat, Aspartam)
- Weizenmehl, östrogenhaltiges Fleisch (Massentierhaltung) und Nahrungsmittel mit konservierenden und künstlichen Zusätzen und Farbstoffen
- Kaffee, Alkohol in großen Mengen, Tiefkühlkost (schwächt das Nieren-Yang)

- Fast Food

Daneben können Tuina-Massage, Akupressur und Qigong leicht erlernt und zu Hause unterstützend durchgeführt werden. Auch Räucherungen mit Weihrauch, Myrrhe, Adlerholz (Oud) wirken blutstau- und Qi-lösend und haben sich bei Endometriose bewährt.

Weitere Informationen zu einem gesunden Lebensstil finden Sie im Kapitel *Lebenspflege* (▶ Kap. 26).

Schulmedizin oder TCM?

Beide Medizinsysteme können sehr gut komplementär, also ergänzend, angewendet werden, sodass es heute keine Entweder-Oder-Frage mehr ist.

Wünschenswert ist eine enge Zusammenarbeit von Schulmedizin und TCM im einzelnen Fall. Zudem kann die TCM erfolgreich eine schulmedizinische Therapie, z. B. eine Kinderwunschbehandlung, unterstützen, aber auch Nebenwirkungen lindern oder beseitigen, wie medikamentenbedingte Kopf- und Brustschmerzen, klimakterische Symptome (Hitzewallungen und Schweißausbrüche) sowie Schlaf- und Befindlichkeitsstörungen.

Literatur

Schweizer-Arau A (2009) Hoffnung bei unerfülltem Kinderwunsch – Die Fruchtbarkeit fördern mit chinesischer Medizin. Wiggensbach: Stadelmann Verlag.

Schweizer-Arau A (2015) Sanfte Wege zum Wunschkind: IVF (fast) ohne Hormone. München: Kösel Verlag.

Internet

www.tcm.edu (Homepage der ältesten TCM-Ärztegesellschaft in Deutschland mit umfangreichen Hinweisen zur chinesischen Medizin)

www.agtcm.de (Homepage einer berufsübergreifenden Organisation für chinesische Medizin, mit Suchfunktion zu Ärzten und Heilpraktikern)

www.giovanni-maciocia.com (englischsprachige Homepage des bekannten TCM-Therapeuten Giovanni Maciocia mit ausführlichen Informationen zu gynäkologischen Problemen und Angaben zu von ihm zusammengestellten TCM-Kräutermischungen Women Treasure)

Adressliste von TCM-Apotheken

www.tcm-apo.de (Homepage der Arbeitsgemeinschaft von TCM-Apotheken in Deutschland mit einer Adressenliste der angeschlossenen Apotheken und Hinweisen zu chinesischen Kräutern)

17 Homöopathie: Die Kraft der Potenzierung

Dr. med. Ute Bullemer

Die klassische Homöopathie erfüllt den Wunsch vieler Frauen nach einer ganzheitlichen Behandlung. Für Frauen mit Endometriose ist eine homöopathische Behandlung oft sehr lohnend und hilfreich. Es ist möglich, dass Sie durch eine homöopathische Behandlung schmerzfrei werden, Endometrioseherde können sich zurückbilden, die Bildung neuer Endometrioseherde kann verhindert werden und ein Kinderwunsch kann in Erfüllung gehen. Dafür gibt es natürlich keine Garantie, aber die Erfahrung zeigt, dass dies unter einer homöopathischen Behandlung häufiger geschieht. Sie können die Homöopathie allein anwenden oder aber mit anderen Therapien, z. B. einer Operation oder einer Hormontherapie, kombinieren. Ich möchte Ihnen in diesem Kapitel die Homöopathie erläutern und Beispiele homöopathischer Behandlungen geben. Sie werden zwei homöopathische Arzneimittel kennenlernen, die bei der Behandlung endometriosebedingter Beschwerden hilfreich sind.

Samuel Hahnemann legte den Grundstein

Begründet wurde die Homöopathie vor rund 250 Jahren vom deutschen Arzt, Chemiker und Pharmazeuten Samuel Hahnemann. Er stellte im Selbstversuch fest, dass die Einnahme von Chinarinde bei einem gesunden Menschen die gleichen Symptome hervorruft, unter denen Malariakranke leiden. Daraufhin setzte er Chinarinde bei Malariakranken ein und konnte sie heilen. Daraus leitete er das Grundprinzip der Homöopathie ab:

»Ähnliches werde durch Ähnliches geheilt«. Das bedeutet, dass der Homöopath ein Arzneimittel auswählt, dessen Arzneimittelbild dem Krankheitszustand des Patienten möglichst ähnlich ist.

Wie aber lernt man nun die Arzneimittelbilder der einzelnen Arzneien kennen? Samuel Hahnemann, seine Schüler und Nachfolger haben mehrere Tausend Arzneimittel aus dem Mineralreich, dem Pflanzenreich und dem Tierreich (z. B. Schwefel, Tollkirsche, Schlangengift) an gesunden Menschen erprobt und Erfahrungen mit der Behandlung Kranker gesammelt. Auch heute noch wird dieses Wissen ständig erweitert. Hahnemann setzte in der Therapie auch giftige Stoffe ein, z. B. Quecksilber. Dabei stand er vor dem Dilemma, dass die Stoffe unverdünnt zwar wirksam waren, aber auch unerwünschte Giftwirkungen hatten. Wenn er sie zur Abschwächung der Giftwirkung verdünnte, wurden sie zu schwach und verloren ihre Heilwirkung. Da entdeckte er den Vorgang der Potenzierung: Durch kräftiges Schütteln oder Verreiben bei jedem Verdünnungsschritt werden die schädlichen Wirkungen des Mittels verringert, seine Heilwirkung jedoch wird vermehrt.

Mit der Potenzierung gelang Hahnemann etwas Geniales: Er verschob die therapeutische Wirkung von der materiellen auf die energetische Ebene. Durch die Potenzierung verliert die Ursprungssubstanz ihre stofflich-chemische Wirkung sowie ihre Nebenwirkungen. Die arzneiliche und heilsame Information dieser Substanz bleibt aber erhalten und wird sogar mit zunehmender Potenzierung kräftiger. Unser Organismus, der ebenso als energetisches Wesen aufgefasst werden kann, kann diese Information aufnehmen und verstehen, sodass er sein inneres, gesundes Gleichgewicht wiederherstellen kann.

Die Dosis homöopathischer Mittel wird nach den Verdünnungsreihen benannt: In Zehnerschritten verdünnte Mittel werden D-Potenzen genannt; in Hunderterschritten verdünnte Mittel werden C-Potenzen genannt; in 50.000er-Schritten verdünnte Mittel werden LM- oder Q-Potenzen genannt.

Ein Homöopath will es genau wissen

Die Homöopathie lebt von der Zusammenarbeit zwischen Patientin und Behandler. Gespräche haben einen sehr hohen Stellenwert. Sollten Sie sich zu einer homöopathischen Behandlung entschließen, sollten Sie die Bereitschaft mitbringen, Ihrem Homöopathen mehr von sich zu erzählen, als Sie dies von der schulmedizinischen Behandlung normalerweise gewohnt sind.

An dieser Stelle müssen wir zwei Wege der homöopathischen Therapie unterscheiden: Es gibt einmal die Möglichkeit, ein Akutmittel für akute Beschwerden, wie z. B. Periodenschmerzen, zu finden. Dies geht meist relativ schnell, dauert in etwa 20–30 Minuten. Dazu müssen Sie so genau wie möglich beschreiben, wie sich Ihre Schmerzen anfühlen. Sind sie stechend, brennend, krampfartig oder kolikartig? Wo spüren Sie den Schmerz genau? Beginnt der Schmerz schon vor Einsetzen der Blutung oder erst mit deren Einsetzen? Was macht die Schmerzen besser erträglich oder was verschlechtert sie? Gibt es Begleitbeschwerden wie Kopfschmerzen, Übelkeit oder Durchfall? Wie ist Ihre Stimmung? Je genauer und detaillierter Ihre Beschreibung ausfällt, umso besser, denn jedes Detail kann wichtig sein, um ein gutes Heilmittel zu finden.

Die zweite Möglichkeit der homöopathischen Behandlung ist die chronische oder konstitutionelle Behandlung. Schon Hahnemann hatte beobachtet, dass er bei akuten Beschwerden sehr erfolgreich therapieren konnte, die Beschwerden aber immer wiederkamen. Er schloss daraus, dass es für chronische Krankheiten tiefer wirkende Mittel geben müsse, um auch die Krankheitsanlage zu beeinflussen. Diese Krankheitsanlage nannte er Miasma.

Homöopathie hilft bei Endometriose

Es kann also sein, dass Sie ein gutes Akutmittel für Periodenschmerzen finden, welches Ihnen immer wieder in der akuten Schmerzsituation hilft. Dieses Akutmittel ist aber nicht in der Lage, die Endometriose an sich zu beeinflussen. Eventuell bilden sich trotzdem neue Endometrioseherde oder die Verwachsungen nehmen zu. In dieser Situation brauchen wir ein tiefwirkendes Mittel, das in der Lage ist, die Krankheitsanlage der Endometriose zu beeinflussen. Die Erfahrung zeigt, dass es solche tiefwirkenden homöopathischen Mittel bei Endometriose gibt.

Wie findet man nun ein solches Arzneimittel? Auch hier bedarf es wieder der guten Zusammenarbeit zwischen Patientin und Behandler. Beide führen ein langes Gespräch, meist ein bis zwei Stunden, in dem es sowohl um die körperlichen Beschwerden als auch um das sonstige Befinden der Patientin geht. In dieser Anamnese benötigt der Homöopath zunächst all die Informationen, die der schulmedizinisch behandelnde Ärztin auch wissen muss: Die Symptome, die Vorgeschichte, alle Untersuchungen und deren Befunde sowie die bisherigen Therapien.

Zusätzlich wird er Sie aber auch genau über die Umstände der Erkrankung befragen, z. B. ob es einen zeitlichen Zusammenhang mit dem Auftreten der ersten Krankheitssymptome und Ihrer Lebenssituation zu dieser Zeit gab. Auch Allgemeinsymptome werden hinterfragt, wie Schlaf, Appetit, Schweiß, Sexualität, Vorlieben oder Abneigungen gegenüber Nahrungsmitteln, Wärme- und Kälteempfindlichkeit und vieles mehr.

Auch Ihre Lebens- und Familiengeschichte ist wichtig. Große Bedeutung kommt Ihrer Gemütsverfassung zu. Gab es Schicksalsschläge? Für die homöopathische Behandlung gilt grundsätzlich: Je genauer der Behandler Sie in Ihrer Einzigartigkeit und Unverwechselbarkeit als Mensch erkennen und verstehen kann, umso leichter kann er für Sie ein passendes Arzneimittel finden.

Jedes Mittel wird individuell ausgewählt

Aus der Vielzahl der Informationen, die der Homöopath bei der Anamnese erhalten hat, muss er nun das Wichtigste und Charakteristischste heraussuchen. Er wird das herausfiltern, was Sie als einzigartigen Menschen auszeichnet und den besonderen Verlauf Ihrer Erkrankung zeigt. Passend zu dem Bild, das er von Ihnen und Ihrer Erkrankung gewonnen hat, muss er nun versuchen, das richtige Mittel für Sie zu finden – vergleichbar einem Schlüssel für das dazugehörige Schloss. Dies geschieht nach dem oben beschriebenen Ähnlichkeitsgesetz. Er benutzt dazu Hilfsmittel wie das sog. Repertorium. In diesem Buch sind alle Symptome, die bei Arzneimittelprüfungen aufgetreten sind, nach einem bestimmten System geordnet. Sie werden ein Mittel verordnet bekommen, das Sie entweder in Form von Tropfen oder in Form von Globuli – das sind stecknadelkopfgroße Kügelchen – einnehmen. Es kann sein, dass Sie das Mittel täglich einnehmen müssen oder in langen zeitlichen Abständen.

Jetzt ist es wichtig, dass Sie genau beobachten, wie es Ihnen geht und ob sich Ihre Symptome verändern. Wie entwickelt sich Ihre Stimmung? Tauchen neue Symptome auf oder beobachten Sie alte Symptome, die Sie von früher kennen, aber lange nicht mehr hatten? All dies ist wichtig und kommt im Folgegespräch zur Sprache, das etwa zwei bis acht Wochen nach der ersten Mittelgabe stattfindet. Je nach Verlauf folgen dann weitere Gespräche in längeren zeitlichen Abständen.

Oftmals ist es nicht einfach, auf Anhieb das passende Arzneimittel zu finden. Manchmal benötigt man mehrere Mittel, wenn sich die Symptomatik ändert. Es ist also etwas Geduld nötig und die Bereitschaft, sich genau zu beobachten. Mit einer konstitutionellen homöopathischen Behandlung lässt sich das Fortschreiten der Endometriose oft aufhalten. Möglicherweise bilden sich Endometrioseherde und Verwachsungen auch zurück. Oft können die endometriosebedingten Beschwerden, wie Unterbauchschmerzen oder Zwischenblutungen, deutlich verbessert werden. Auch die Möglichkeit, schwanger zu werden, verbessert sich unter einer homöopathischen Therapie.

Dies wird eindrucksvoll durch eine Studie an der Universitäts-Frauenklinik Heidelberg bestätigt. Der Arzt Martin Schantz zeigt in einer Verlaufsstudie an 22 Frauen mit Endometriose, dass sich unter einer homöopathischen Behandlung über ein Jahr Schmerzzustände deutlich besserten, sich tastbare Endometrioseherde zurückbildeten und mehr Frauen schwanger wurden als unter alleiniger schulmedizinischer Therapie.

Beispielhafte, homöopathische Behandlungen von Endometriosepatientinnen

Frau A., Lektorin, 30 Jahre alt

Frau A. ist groß, sehr schlank und sportlich. Hier ist ihr Bericht bei der Anamnese:

> »Vor jeder Periode falle ich in ein Stimmungsloch, bin ohne Grund traurig und weine über Dinge, die mir sonst nichts ausmachen. In dieser Zeit bin ich auch gereizt, fange mit meinen Kolleginnen im Verlag an zu streiten und fahre meinen Freund wegen Kleinigkeiten an. Ich habe herausgefunden, dass es mir hilft, mich in dieser Zeit abzulenken, z. B. putze ich dann oft die ganze Wohnung, was ich sonst überhaupt nicht gern tue. Was mir auch hilft, ist Sport. Ich gehe dann 15 Kilometer joggen oder powere mich mit dem Rennrad aus. Wenn die Blutung dann kommt, wird die Stimmung zwar besser, ich habe aber ganz furchtbare Bauchschmerzen. Ich nehme starke Schmerzmittel, aber die will ich ja auch nicht mein Leben lang nehmen. Ich war erst 16, als meine erste Periode kam. Meine Mutter hatte auch so heftige Periodenschmerzen, sodass ich als Mädchen immer gehofft habe, nie eine Periode zu bekommen. Als vor zwei Jahren bei einer Bauchspiegelung die Endometriose entdeckt wurde, hat man mir die Pille verordnet, die ich aber nicht vertragen habe. Als ich den ersten Freund hatte – da war ich 22 –, bekam ich ständig Blasenentzündungen. Sex ist für mich schwierig, weil ich Schmerzen dabei habe und immer wieder Blasenentzündungen bekomme. Ich bin ein sehr verfrorener Typ, habe oft kalte Füße. Ich mag's gerne warm, liebe Sonne, Sauna und ein warmes Bad. Ich bin ein richtiger Bewegungsmensch und habe immer schon viel Sport gemacht. Tanzen ist auch eine Leidenschaft von mir. Wenn ich keine Zeit für Sport habe, sind meine Schmerzen schlimmer. Am besten geht es mir, wenn ich mich so richtig auspowern kann.«

Wenn wir diesen Bericht betrachten, fallen uns einige wichtige Aspekte auf:

- hormonelle Veränderungen machen Probleme
- Sexualität macht Probleme
- großes Bedürfnis nach Bewegung und Besserung durch körperliche Bewegung
- Kälteempfindlichkeit und Bedürfnis nach Wärme

Diese Symptomkombination hat große Ähnlichkeit mit dem Arzneimittelbild von *Sepia*. Frau A. bekam daher *Sepia* C200, *Sepia* C1000 und *Sepia* C10.000 nacheinander in großen zeitlichen Abständen über drei Jahre.

Hier ist ihr Bericht nach drei Jahren:

»Ich habe kaum noch Schmerzen bei der Regel. Auch diese schlechte Stimmung vor der Periode ist weg. Ich habe jetzt eine neue Partnerschaft und kann mir sogar vorstellen, schwanger zu werden. Früher wollte ich keine Kinder. Ich hatte keine Blasenentzündungen mehr und kann Sexualität jetzt genießen. Ich muss mich nicht mehr fürchten, wenn die Periode kommt, denn es geht mir gut dabei.«

Das Arzneimittelbild von Sepia (Tinte des Tintenfisches)

An dieser Stelle kann ich Ihnen nur ein vereinfachtes Bild der Arzneimittel geben. Nicht alle Aspekte können berücksichtigt werden. Wenn Sie sich aber für die homöopathische Arzneimittellehre interessieren, finden Sie am Kapitelende Buchempfehlungen zum Weiterlesen (▸ Literatur).

Für Frauen, die Sepia brauchen, ist das »Frauwerden« schwierig: Oft kommt die erste Periode spät und die Figur bleibt eher jungenhaft. Sie lieben Sport, vor allem solchen, bei dem sie sich so richtig austoben können. Sexualität kann schwierig sein, z. B. können sie wenig Lust haben oder Schmerzen beim Sex. Für Frauen, die Sepia brauchen, ist die klassische Frauenrolle oft nicht attraktiv. Sie haben ihren Lebensmittelpunkt meist außerhalb der Familie, z. B. im Beruf. Es gibt viele hormonelle Probleme wie Zyklusunregelmäßigkeiten oder prämenstruelles Syndrom. Andere häufige Probleme im gynäkologischen Bereich sind: Herpes genitalis, wiederkehrende Pilzinfektionen, Bakterieninfektionen, Eierstockzysten oder das Syndrom der polyzystischen Eierstöcke. Sepia ist auch ein wichtiges Mittel bei unerfülltem Kinderwunsch, wobei der Kinderwunsch oft ambivalent ist. Es besteht die Sorge, dass Kinder sie abhängig machen und ihre Eigenständigkeit gefährden. Eigenständigkeit und Freiheit sind sehr wichtig für Frauen, die Sepia brauchen.

Frau K., 43 Jahre alt, verheiratet, eine Tochter, Geschäftsfrau

»Schon seit zehn Jahren weiß ich, dass ich Endometriose habe. Ich hatte damals ein großes Myom in der Gebärmutter und sehr starke und schmerzhafte Periodenblutungen. Da meine Frauenärztin meinte, ich könne mit dem Myom nicht schwanger werden, ließ ich mich operieren. Das Myom konnte entfernt werden, und zusätzlich entdeckte man viele kleine Endometrioseherde im Bauchraum. Diese hatten Verwachsungen zwischen der Beckenwand, dem Darm, der Gebärmutter und den Eierstöcken gemacht. Die Verwachsungen konnten während der OP gelöst und die Endometrioseherde mit dem Laser entfernt werden. Nach einem Jahr wurde ich tatsächlich schwanger. Alles lief gut, bis auf die Geburt. Der Muttermund war zu fest und wollte nicht aufgehen. Daher bekam ich einen Kaiserschnitt. Aber ich war überglücklich über meine Tochter. Beim Kaiserschnitt stellten die Ärzte übrigens wieder Verwachsungen im Bauchraum fest. Leider heilte die Kaiserschnittnarbe nicht, erst eiterte sie, und dann bildete sich viel Narbenkeloid (wildes Fleisch).

Mit dem Bindegewebe habe ich auch sonst viele Probleme: ich habe Krampfadern an beiden Beinen und Hämorrhoiden. Außerdem habe ich Schwierigkeiten mit den Bändern und Gelenken. Ich knicke dauernd um oder verrenke mir etwas. Ich habe Überbeine an den Handgelenken und Knoten in der Schilddrüse. Zu Eiterungen neige ich auch: Wunden eitern leicht, ich hatte schon viele vereiterte Zähne und eitrige Nebenhöhlenentzündungen.

Ich schwitze leicht; eine kleine Anstrengung genügt, und mir läuft der Schweiß. Hitze mag ich gar nicht. Nachts strecke ich die Füße aus dem Bett, auch im Winter, um mich abzukühlen.

Leider habe ich wieder mehr Bauchschmerzen und starke Periodenblutungen. Meine Frauenärztin hat wieder Myome in der Gebärmutter festgestellt und vermutet auch, dass die Endometriose wieder aktiv ist. Sie hat mir wieder eine OP vorgeschlagen. Ich möchte aber erst mal etwas anderes ausprobieren.«

Soweit der Bericht von Frau K. Was fällt uns daran auf?

Sie neigt offensichtlich zu Myomen, Endometriose und Verwachsungen. Außerdem hat sie Schwierigkeiten mit ihrem Bindegewebe. Entweder das Bindegewebe ist zu weich (wie in ihren Venen oder den Bändern) oder sie hat Verhärtungen des Bindegewebes (Myome, Schilddrüsenknoten, Überbeine, Narbenkeloid oder ein verhärteter Muttermund). Auch Verwachsungen, zu denen sie neigt, sind eine Form von verhärtetem Bindegewebe. Auch die Neigung zu Eiterungen ziehen sich durch ihre Geschichte (Narben-Eiterungen, vereiterte Zähne, eitrige Nebenhöhlen). Sie schwitzt viel und ist empfindlich auf Hitze.

All diese Aspekte zusammen führen zum Arzneimittel von *Calcium fluoricum.* Dies ist ein Mineral und wird auch Flusspat genannt.

Frau K. bekommt *Calcium fluoricum* in Form von Tropfen verschrieben und nimmt zweimal pro Woche drei Tropfen in Wasser aufgelöst ein.

Nach vier Monaten kommt sie zu einer Nachbesprechung und berichtet:

> »Ich habe kaum noch Bauchschmerzen. Meine Periodenblutungen sind deutlich schwächer und ohne Probleme. Die Myome sind noch da, aber sie sind nicht gewachsen, und ich spüre sie nicht. Auf die OP habe ich verzichtet, denn es geht mir gut.«

Sie wird noch über ein weiteres Jahr mit *Calcium fluoricum* Tropfen behandelt. Sie bleibt schmerzfrei, die Myome wachsen nicht, und von einer Endometriose ist nichts zu spüren.

Das Arzneimittelbild von Calcium fluoricum (Flusspat)

Menschen, die *Calcium fluoricum* brauchen, haben häufig Probleme mit dem Bindegewebe, den Knochen, den Zähnen und neigen zu Verwachsungen und Eiterungen. Diese Probleme sind chronisch. Typisch sind Verhärtungen und Knotenbildungen, wie z. B. Myome, Fibrome, Brustknoten, Schilddrüsenknoten, Überbeine (Sehnenknoten) oder Endometrioseherde. Das Bindegewebe kann aber auch zu weich sein, sodass es zu Krampfadern, Hämorrhoiden, weichen Bändern oder Senkungsbeschwerden kommt. Sie sind oft hitzeempfindlich und schwitzen leicht. Interessanterweise machen sie sich häufig Sorgen ums Geld und haben Angst, zu verarmen.

Soweit die beiden Beispiele. Natürlich gibt es neben *Sepia* und *Calcium fluoricum* noch viele andere homöopathische Arzneimittel, die bei der

Behandlung der Endometriose eine Rolle spielen. Hier sollen nur einige exemplarisch genannt werden: *Phosphorus*, *Calcium silicatum*, *Carcinosinum*, *Tuberculinum*, *Folliculinum*. Voraussetzung für eine gute Heilwirkung ist immer, dass das Mittel nach der Ähnlichkeitsregel gut zu Ihren Symptomen und Ihrer individuellen Reaktionsweise passt. Meiner Erfahrung nach kann man eine chronische homöopathische Behandlung nicht selbst machen. Dazu braucht es die Begleitung eines erfahrenen Behandlers.

Literatur

Graf F (1994): Homöopathie und die Gesunderhaltung von Frauen. Freiburg. Herder Verlag.

Internet

www.dzvhae.de (Internetseite des Deutschen Zentralvereins homöopathischer Ärzte. Hier finden Sie Adressen von gut ausgebildeten homöopathischen Ärztinnen)

www.bph-online.de (Internetseite des Bundesverbandes Patienten für Homöopathie)

18 Unterstützung der Krankheitsbewältigung

Prof. Dr. med. Dr. rer. nat. Mechthild Neises-Rudolf

Das psychosomatische Verstehen jeder Erkrankung, auch der Endometriose, bedeutet, neben den körperlichen Aspekten auch die seelischen und sozialen Aspekte mit zu berücksichtigen. Für die Patientin entstehen aufgrund ihrer Erkrankung psychosoziale Belastungen, sowohl bei der Diagnosestellung als auch im weiteren Krankheitsverlauf. Besondere Belastungen entstehen häufig durch eine lange Vorgeschichte, ohne dass es zu einer Diagnosestellung kommt. In dieser Phase fühlen sich die Patientinnen alleingelassen und nicht verstanden. Eine Patientin sagte dazu:

> »Das größte Problem war, nach Jahren die Diagnose zu bekommen. Offensichtlich hatte ich die Erkrankung schon mit Anfang 20, jetzt bin ich Ende 30. Es hat neun Jahre gedauert, bis ich die richtige Diagnose bekommen habe.«

In dieser Phase haben Patientinnen oft die Sorge, dass man ihre körperliche Erkrankung nicht ernst nimmt und stattdessen voreilig an eine seelische Erkrankung denkt. Diese Erfahrungen können zu einer misstrauischen Haltung gegenüber Ärztinnen führen. Eine Patientin formulierte dies so:

> »Ich frage mich immer wieder mal, warum ich das gekriegt habe und warum die Ärztinnen nicht wirklich was dagegen machen können. Jedes Mal, wenn ich wieder ins Krankenhaus muss, frage ich mich, warum ich es wieder bekommen habe, und jedes Mal bin ich frustriert, weil ich von den Ärztinnen keine Antwort bekomme.«

Dieses Beispiel zeigt auch die besondere Belastung, die im chronischen Verlauf der Erkrankung liegt. Die Erkrankung kann auch nach vollständiger Operation wieder auftreten.

Die Wechselwirkungen zwischen Körper und Seele und ihre Diagnostik

Die Psychosomatik befasst sich mit den Wechselwirkungen von Körper und Seele. Dabei geht es um den seelischen Einfluss auf körperliche Beschwerden, aber auch um die Auswirkungen körperlicher Beschwerden auf das seelische Befinden, was insbesondere bei Endometriose eine Rolle spielt. Die psychosomatisch orientierte Diagnostik hat das Ziel, die verschiedenen Symptome und Belastungen, wie z. B. Unterbauchschmerz, Sexualstörungen, insbesondere Schmerzen beim Geschlechtsverkehr, und unerfüllten Kinderwunsch, in ein Gesamtbild der Beschwerden und der Persönlichkeit einzuordnen. Die psychosomatisch orientierte Diagnostik erfordert die gleichzeitige Abklärung der körperlichen und der psychosozialen Einflussfaktoren und deren Einbeziehung in die Behandlungsstrategie. Dabei geht es um die Verhaltens- und Erlebensebene der Patientin und auch um ihre Sozialstressoren. Vor dem Hintergrund der Persönlichkeit der Patientin und ihrer Konflikte wird abgeklärt, ob eine depressive Erkrankung oder eine Angststörung bei ihr eine Rolle spielen, wann die Patientin Stress erlebt und welche Möglichkeiten der Stressbewältigung es gibt. Schließlich sind die sogenannten Stressoren im Beruf und in der Familie zu erfassen. Zu den Belastungen im Beruf beschreibt eine Patientin:

> »Wenn meine Schmerzen stark sind, bin ich gar nicht in der Lage, zu arbeiten. Ich muss dann den Tag im Bett bleiben. Aber das kommt nicht oft vor. Der Chef ist wirklich verständnisvoll, aber ich fühle mich dann den Kollegen gegenüber schlecht, sodass ich immer versuche, trotzdem zu arbeiten, oder ich hole die Stunden an guten Tagen nach.«

Psychosoziale Belastungen durch die Endometriose

Die Endometriose mit ihren oft ausgeprägten Symptomen und dem damit verbundenen Leidensdruck führt für die betroffene Patientin nicht selten zu einer Notlage und Krise mit Auswirkung auf die Paarbeziehung, insbesondere wenn es zu Schmerzen beim Geschlechtsverkehr kommt, was häufig der Fall ist. Die Sexualität wird dann nicht selten ganz vermieden aus der Angst heraus, wieder Schmerzen zu erleben und den Geschlechtsverkehr abbrechen zu müssen, was die Frau häufig für sich, aber auch für den Partner als beschämend erlebt. Stellt sich dann eine generelle Lustlosigkeit ein, kann dies Konflikte in der Partnerschaft verstärken, zumal die Endometriose bei der geschlechtsreifen Frau, also in der fruchtbaren Lebensphase, häufig chronisch verläuft, d. h. immer wieder auftritt. Wie die einzelne Frau die Krankheitssymptome erlebt und bewältigt, ist sehr unterschiedlich. So können leichte Organbefunde zu chronischen, belastenden Unterbauchschmerzen führen, es können aber bei einer Bauchspiegelung auch ausgedehnte körperliche Befunde festgestellt werden, ohne dass vorher Schmerzen bestanden haben.

Die Medizin liefert in der Regel keine eindeutige Erklärung, warum die Endometriose entsteht. Dies führt zu zusätzlichem Stress, wie alles Unbekannte und nicht Erklärbare. Häufig gibt es Assoziationen zu Krebs und etwas sehr Bedrohlichem, wie eine Patientin dies formulierte:

> »Manchmal habe ich auch nachts intensive Schmerzen, dann kann ich mich nicht rühren. Manchmal denke ich, das kann nicht die Endometriose sein, das muss was Ernsteres sein …«

Das Krankheitsbild, das vielen Menschen unbekannt ist, kann auch im sozialen Umfeld und in der Familie zu Belastungen führen, wenn es an Verständnis für die Patientin fehlt. Die Erkrankung hat auch Auswirkungen auf den Freundeskreis, insbesondere wenn soziale Kontakte eingeschränkt werden müssen. Eine Patientin formulierte dies so:

> »Das sind dann so zehn Tage, da kann ich gar nichts planen, manchmal kann ich nicht mal rausgehen. Inzwischen weiß ich, dass ich dann meine Pläne ändern oder Verabredungen absagen muss. Meine Freunde wissen das auch. Man muss immer überlegen, bevor man plant, das ist Teil meines Lebens.«

Somatopsychische Erkrankungen als Folge einer Endometriose

Aus diesen Sorgen und Belastungen können sich im Laufe der Erkrankung Angststörungen entwickeln, auch bei Frauen, die bisher noch nie darunter gelitten haben. Häufig sind diese auch mit depressiven Verstimmungen verbunden. Je nach Ausprägung kann eine sog. Anpassungsstörung oder Belastungsreaktion vorliegen. Diese können Anlass sein für stützende Gespräche im Rahmen der Psychosomatischen Grundversorgung oder auch einer Psychotherapie (s. u.).

Die Belastungen einer chronischen Erkrankung sind immer schwerwiegend, weil sie dem Grundbedürfnis nach Heilung widersprechen. Die Krankheit bringt häufige Arztbesuche mit sich und fordert in hohem Maße die Mitarbeit der Patientin. Dies kann zu Abhängigkeitsgefühlen gegenüber Ärzten und der medizinischen Behandlung führen.

Die Betroffenen brauchen immer wieder Mut und Kraft, sich diesen Aufgaben und Beeinträchtigungen zu stellen, die Krankheit und deren Folgen in ihren Lebensalltag zu integrieren und dabei manchmal täglich, um die eigene Lebensqualität zu kämpfen.

Besondere Belastung junger Frauen

Die Belastungen junger Frauen sind oft besonders groß, da sie mit ihrem eigenen Anspruch an Leistungsfähigkeit und Funktion in Konflikt kommen. Beeinträchtigungen werden als Stigmatisierung erlebt und können zu Neid und Enttäuschung führen, sodass gerade chronisch kranke, junge Frauen ins soziale Abseits geraten können. Auch sind sie besonders belastet durch den unerfüllten Kinderwunsch. Eine solche »Fruchtbarkeitskrise« kann depressive Reaktionen mit Beeinträchtigung des Selbstwertgefühls nach sich ziehen, da der ursprüngliche Lebensentwurf zerstört wird. Dies kann weitere Erkrankungen zur Folge haben, wie z. B. Somatisierungsstörungen (körperliche Beschwerden mit seelischer Verursachung). Für Patientinnen kann es manchmal schwierig sein, zu akzeptieren, dass psychosoziale Aspekte im Verlauf einer körperlichen Erkrankung wie der Endometriose überhaupt eine Rolle spielen. Um solche persönlichen Aspekte herauszuarbeiten, die im seelischen Bereich liegen und die Lebenssituation betreffen, braucht es eine vertrauensvolle Beziehung zur Ärztin. Die Patientin benötigt unter Umständen längere Zeit, um sich auf solche Gespräche einzulassen. Körperliche Erkrankungen und die psychischen Folgereaktionen können zu heftigen Gefühlen führen wie: Enttäuschung, Wut, Angst, Trauer, Verzweiflung, Ohnmacht, Schuld- und Schamgefühle. Diese lassen sich oft leichter aushalten, wenn darüber gesprochen werden kann, sowohl mit der Ärztin als auch mit dem Partner und anderen nahestehenden Personen. Das Miteinander-Sprechen über die Beschwerden, die damit verbundenen Belastungen und Gefühle hilft bei einer gesunden Regulation von schwierigen Gefühlen, die sich sonst manchmal geradezu »aufstauen« können. Das gemeinsame Gespräch verstärkt die Verbundenheit in der Partnerschaft miteinander und hilft Angehörigen sich besser einfühlen zu können.

Erleben und Bewältigung von Schmerzen

Für das Schmerzerleben haben seelische Faktoren generell eine große Bedeutung, insbesondere bei chronischen Schmerzzuständen. Schmerzwahrnehmung und Stimmungsregulation werden durch sog. »Neurotransmitter« beeinflusst, Botenstoffe im Gehirn und den Nervenzellen. Daher spielen sowohl körperliche als auch seelische Faktoren bei der Schmerzwahrnehmung eine Rolle, was erklärt, dass das Empfinden von Schmerz immer ein höchst subjektives Geschehen ist. Aus der psychosomatischen Perspektive weiß man, dass Depressionen auf die Schmerzwahrnehmung einen verstärkenden Einfluss haben.

Es ist wichtig, die psychischen Einflussmöglichkeiten auf das Schmerzerleben zu kennen, damit nicht unterschieden wird zwischen körperlichem als »wirklichem« Schmerz und psychischem als »eingebildetem« Schmerz. Starke Schmerzreize können bei unzureichender Behandlung Spuren im Nervensystem hinterlassen im Sinne eines »Schmerzgedächtnisses«. Solche Veränderungen machen die Nervenzellen empfindlicher für weitere Schmerzreize, was sich als gesteigerte Schmerzempfindsamkeit zeigen kann. Dies spricht dafür, dass bei Schmerz eine möglichst frühzeitige, umfassende Behandlung durch Schmerztherapeuten stattfinden sollte, möglichst in Zusammenarbeit mit weiteren Berufsgruppen – darunter Physiotherapeuten sowie Psychologische und Ärztliche Psychotherapeuten. Unter ihrer Anleitung lassen sich körperorientierte Entspannungsverfahren (z. B. das Jacobson-Training) erfolgreich erlernen und körperorientierte Psychotherapieverfahren unterstützen die Körperwahrnehmung und damit den Umgang mit Schmerzen und den schmerzbedingten Einschränkungen (► Kap. 4).

Schmerzen machen Angst

Durch das ständige Erleben von Schmerzen sind Frauen mit Endometriose in besonderer Weise belastet:

> »Ich sitze jetzt hier und kann es schon spüren, dass meine Regel eine Woche her ist, und dann wird es langsam schlechter. Und am Ende vom Zyklus ist es richtig schlecht, das nagt an mir die ganze Zeit. Manchmal wünsche ich mir, ich könnte mit der Hand da hineingreifen und rausreißen, was da so weh tut. Für mich ist das ganz körperlich …«

Das Erleben von chronischen Schmerzen kann auch zu der zunehmenden Überzeugung führen, an einer schweren, fortschreitenden körperlichen Erkrankung zu leiden, die bisher nicht diagnostiziert wurde. Manche Patientinnen, insbesondere wenn sie in der eigenen Familie schon Krebserkrankungen erlebt haben, glauben, an einer bisher nicht erkannten Krebserkrankung zu leiden. In solchen Fällen sollte die Betroffene nicht zögern, Beratung und Unterstützung von ärztlicher Seite in Anspruch zu nehmen. Solche Sorgen und Ängste können auch Thema in einer psychotherapeutischen Behandlung sein.

Schmerzwahrnehmung: Geprägt durch die frühe Lebensgeschichte

Es gibt auch wichtige Erfahrungen in der Lebensgeschichte, die das Schmerzerleben im Erwachsenenalter ungünstig beeinflussen können. Dazu gehören emotionale Ablehnung in der Herkunftsfamilie und körperliche Misshandlung durch die Eltern, aber auch das Erleben ständiger Auseinandersetzungen zwischen den Elternteilen, frühe Trennungserlebnisse durch elterliche Scheidung oder Tod eines Elternteils, Übernahme früher Verantwortung, die Übernahme einer Sündenbock- oder Vermittlerrolle in der Familie und eine ausgeprägte Leistungsorientierung. Solche Erfahrungen können generell die Bewältigungsmöglichkeiten, insbesondere bei chronischen Belastungen im Erwachsenenleben, beeinträchtigen. Sie können zusätzlich ein Hinweis sein, wann psychotherapeutische Hilfe angezeigt ist.

Gelegentlich wird vonseiten der Patientin oder auch von deren Behandlern die Frage gestellt, ob ein Zusammenhang besteht zwischen chronischen Schmerzen und der Erfahrung sexueller Gewalt. Dazu war das Ergebnis in der Leitlinie zum »Chronischen Unterbauchschmerz der Frau«, dass mithilfe statistischer Auswertung zahlreicher Studien kein eindeutiger Zusammenhang gezeigt werden konnte (Siedentopf et al. 2009).

Unentbehrlich: Die Psychosomatische Grundversorgung

Das Einbeziehen seelischer und sozialer Aspekte bei der Endometriose wird innerhalb der Gynäkologie durch die Psychosomatische Grundversorgung gewährleistet. Die Ärztin sollte Erfahrung damit haben und sie der Patientin anbieten können. Andernfalls sollte die Patientin sie einfordern. An erster Stelle der psychosomatischen Versorgung steht eine vertrauensvolle Arzt-Patientin-Beziehung. Im Erstgespräch muss sich der Frauenarzt umfassend über die persönliche Befindlichkeit der Patientin, ihre familiäre und berufliche Lebenssituation, den bisherigen Krankheitsverlauf und die lebensgeschichtlich wichtigen Ereignisse und Erfahrungen informieren. In diesem Gespräch macht sich der Frauenarzt ein Bild von der Schwere der körperlichen Erkrankung und der Schwere der damit verbundenen seelischen Belastungen, sei es aufgrund der Erkrankung, der Behandlungsfolgen (Verlust von Organen, wie z. B. der Eierstöcke und Eileiter) und der Krankheitsfolgen (unerfüllter Kinderwunsch). Ärztin und Patientin müssen gemeinsam beraten, was durch die Frauenärztin im Sinne einer stützenden Begleitung und Beratung zu klären und zu behandeln ist, oder ob eine Psychotherapie nötig ist und gewünscht wird. Depressionen und Angststörungen sollten immer in einer Psychotherapie durch eine fachkompetente Ärztin oder Psychologen behandelt werden. Für die Behandlung der Endometriose ist fast immer die Behandlung durch ein Team notwendig, das neben Gynäkologinnen häufig auch Physiotherapeuten, Schmerztherapeuten und Psychotherapeuten umfasst. Innerhalb dieses Teams ist eine vorrangige Hauptbezugsperson notwendig.

Hilfen zur Krankheitsbewältigung

Wichtig ist es, dem chronischen Verlauf der Erkrankung schon frühzeitig vorzubeugen und Hilfen zu geben, die die Krankheitsbewältigung fördern. Dazu gehören die Entscheidungsbeteiligung im Behandlungsprozess, die Wissensvermittlung, die Anleitung zu Entspannungsübungen, die Stärkung der Eigenverantwortung der Patientin und die Rückgewinnung von Kontrolle über die Krankheit. Dies kann vermittelt werden durch Gruppenangebote und Gesprächskreise für Betroffene, geleitet durch Ärztinnen und Psychologen, sowie durch Informationsveranstaltungen, wie sie von Selbsthilfegruppen organisiert werden. Darüber hinaus gibt es Spezialsprechstunden, z. B. eine Schmerzsprechstunde, die psychosomatische Betreuung bei einer Kinderwunschbehandlung, eine Sexualberatung oder -therapie bei Problemen mit der Sexualität. Erwähnt werden soll auch die berufliche Rehabilitation mit Abklärung der Möglichkeiten einer individuellen Arbeitsplatzgestaltung.

Eine psychotherapeutische Behandlung kann empfehlenswert sein

Bei der psychotherapeutischen Behandlung chronisch Schmerzkranker ist zunächst wichtig, dass sich eine stabile und tragende Arzt-Patientin-Beziehung aufgebaut hat. Die Abklärung der körperlichen Befunde bei einer Endometriose ist wichtig, jedoch sollte man bei jeder weiteren und vor allem invasiven Diagnostik bedenken, mit welchem Ziel sie durchgeführt wird und für welche Behandlungsmöglichkeiten sie zwingend Voraussetzung ist. Wichtig ist, inwieweit die Patientin davon ausgeht, dass ausschließlich körperliche Ursachen bei ihr eine Rolle spielen, und inwieweit sie wünscht, psychosoziale Aspekte mit in die Behandlung einzubeziehen. Für die psychosomatisch-psychotherapeutische Arbeit ist das Akzeptieren seelischer und sozialer Bedingungen und Erlebensweisen eine wichtige Voraussetzung.

Für die psychotherapeutische Behandlungsmethode gibt es keine generelle Empfehlung. In Betracht kommen sowohl die verhaltenstherapeutischen Behandlungsangebote wie auch die psychodynamischen Behandlungsangebote, die weiter unten vorgestellt werden.

Welche Psychotherapeuten gibt es?

Fachärztinnen für Psychosomatische Medizin und Psychotherapie

Der Facharzt für Psychosomatische Medizin und Psychotherapie hat sich auf die Diagnostik, Therapie, Prävention und Rehabilitation von Krankheiten und Leidenszuständen spezialisiert, die maßgeblich von psychosozialen und psychosomatischen Faktoren einschließlich dadurch bedingter psychosomatischer Wechselwirkungen verursacht werden. Hierzu gehören auch psychische Begleitsymptome körperlicher Erkrankungen, z. B. Ängste und Depressionen.

Ärztliche Psychotherapeuten – fachgebunden

Ärztinnen können neben ihrem Facharzt durch eine Weiterbildung die Zusatzbezeichnung »Psychotherapie – fachgebunden« erwerben. Der Schwerpunkt in der Arbeit dieser Ärzte liegt in der Behandlung körperlich Kranker. Darüber hinaus haben sie die Kompetenz erworben, psychotherapeutisch zu arbeiten. Sie sind mit den psychosozialen Fragestellungen ihres Faches vertraut und können Patientinnen oder Patienten selbst psychotherapeutisch behandeln.

Psychologische Psychotherapeuten

Psychologen oder Psychologinnen, die zusätzlich eine Psychotherapieausbildung abgeschlossen haben, nennt man Psychologische Psychotherapeuten. Ein Psychologiestudium allein sagt nichts über eine psychotherapeutische Kompetenz aus. Psychologische Psychotherapeuten erhalten eine Approbation und können eine Psychotherapie wie Ärztinnen über die Kassenärztliche Vereinigung abrechnen, d. h., die Kosten werden durch die jeweilige Krankenkasse der Patientin übernommen.

Was Sie bei der Wahl der Therapie bedenken sollten

Bei Psychologen und Ärztinnen ist darauf zu achten, in welchem psychotherapeutischen Verfahren sie ausgebildet sind: Verhaltenstherapie oder psychodynamische Verfahren (dazu gehören die tiefenpsychologisch fundierte Psychotherapie und die psychoanalytische Psychotherapie). Außerdem ist eine *Systemische Therapie* möglich, z. B. wenn sich durch die Erkrankung der Frau schon vorher bestehende Konflikte in der Familie zuspitzen. Eine *Paartherapie* ist empfehlenswert, wenn die Belastungen durch die Erkrankung der Frau zu schwerwiegenden Konflikten in der Paarbeziehung führen. Liegt der Schwerpunkt dabei in einer gestörten oder vermiedenen Sexualität, empfiehlt sich für das Paar eine *Sexualtherapie*, die auf verhaltenstherapeutischen Techniken basiert. Sollte die betroffene Frau in einer besonderen Belastungssituation bzw. Krise sein, ist es ratsam, zunächst im Einzelsetting eine *Krisenintervention* durchzuführen und nach einer Stabilisierungsphase neu zu entscheiden, wo der Schwerpunkt der weiteren Psychotherapie liegen soll. Derzeit werden von den Krankenkassen die Kosten für folgende Psychotherapieverfahren übernommen: Für die Verhaltenstherapie, die psychodynamischen Therapien und die Systemische Therapie.

Welche Psychotherapieverfahren gibt es?

Verhaltenstherapie

Die Verhaltenstherapie geht zurück auf die sogenannte Lerntheorie und die Annahme, dass im Laufe einer Lebenslerngeschichte bestimmte Erfahrungen und Situationen das Verhalten beeinflusst und maßgeblich geprägt haben. Die Verhaltenstherapie zielt darauf ab, ein bestimmtes Verhalten, das aktuell als störend oder belastend erlebt wird, wie z. B. das Vermeidungsverhalten bei Angststörungen, aufzugeben bzw. zu verändern. Das Ziel ist es, neue Einstellungen und Verhaltensmuster zu erarbeiten und zu festigen, mit denen letztlich die Lebensqualität gebessert wird. In der Arbeit mit körperlich kranken Menschen muss es das Ziel sein, die Krankheitsbewältigung zu unterstützen und zu verbessern und beim Umgang mit Ängsten und Schmerzen zu helfen.

Häufig sind es nicht die Ereignisse selbst, auf die ein Mensch reagiert, sondern seine speziellen Wahrnehmungen und die Interpretationen, mit denen er diesen Ereignissen spezielle Bedeutungen zuschreibt, auf die er dann gefühlsmäßig reagiert.

Als sog. »Denkfehler« lässt sich das »polarisierte Denken« beschreiben. Hierunter wird die Neigung zum Denken in Extremen verstanden, wie z. B. gut/böse und niemals/immer. Dabei mangelt es der Patientin an Differenzierungsmöglichkeiten. Auch die »selektive Abstraktion« soll erwähnt werden, bei der bestimmte Aspekte von Ereignissen oder Situationen herausgegriffen und überbewertet werden und dann auf Kosten anderer bestimmend für das eigene Befinden und für weitere Handlungen sind. Bei der Therapie lernt die Patientin, sich selbst zu beobachten und z. B. ihre automatisch aufkommenden Gedanken zu notieren. Anhand dieser Aufzeichnungen werden die Bewertungen auch im Hinblick auf ihre destruktiven Tendenzen analysiert. Im Verlauf lernt die Patientin anhand ihrer automatischen Gedanken und der damit verbundenen Hypothesen über sich und die Umwelt, diese differenzierter wahrzunehmen und »auf ihren Wahrheitsgehalt hin zu überprüfen«. Der Patientin wird bewusst, dass ihre Bewertungen und Schlussfolgerungen nicht immer unbedingt zwingend sind und sie erkennt zunehmend differenzierter ihren Anteil an der Gestaltung ihrer Lebenswelt. Mit dem Therapeuten zusammen werden alternative Gedankenkonzepte und Bewertungen erprobt.

Psychodynamische Therapieverfahren

Bei den psychodynamischen Therapieverfahren wird die Entstehung psychosomatischer Symptome in Bezug gesetzt zur lebensgeschichtlichen Entwicklung und den daraus verinnerlichten Konflikten. Bei der tiefenpsychologisch fundierten Psychotherapie wird in einem Zeitrahmen von 25–100 Stunden an einem aktuellen Problem, einer aktuellen Belastung gearbeitet und der Bezug zur Biografie hergestellt, soweit die Patientin dies einbringt. Ansonsten ist der Fokus im Hier und Jetzt. Die Psychoanalyse arbeitet in einem umfangreicheren Zeitrahmen, dabei sind bis zu 300 Stunden möglich. Dieser Ansatz und Zeitrahmen ist wichtig, wenn es das Ziel ist, Veränderungen in der Persönlichkeitsstruktur zu erreichen. Stehen die körperlichen Beschwerden im Vordergrund, bietet sich die tiefenpsychologisch fundierte Psychotherapie an mit einem stützenden Ansatz und der Zielsetzung, die Krankheitsbewältigung und die Lebensqualität zu verbessern. Die regelmäßig über einen längeren Zeitraum durchgeführte stützende Therapie fokussiert die Auswirkungen der Krankheit. Im Vordergrund steht dabei, die gesunden Anteile der Persönlichkeit zu stärken im Sinne einer Ressourcenorientierung. Die therapeutische Arbeit orientiert sich zur Unterstützung des Selbstwertgefühls an diesen Stärken. Eine konfliktzentrierte Psychotherapie schließt das Beziehungsgeschehen in der Vergangenheit und in der Gegenwart ein und hat zum Ziel, seelische Kräfte, die an ungeeignete Konfliktlösungsversuche gebunden sind, zu mobilisieren und letztlich für eine Lösung anstehender Probleme und Entscheidungen verfügbar zu machen. Das Angebot einer tiefenpsychologisch fundierten Psychotherapie sollte Frauen zur Verfügung stehen, die im Verlaufe ihrer Erkrankung ein stärkeres Bedürfnis nach Selbsterfahrung und Klärung ihrer persönlichen Konflikte verspüren. Insbesondere in der Arbeit mit Frauen nach Organverlust und Verlust ihrer Fruchtbarkeit ist ein häufiger Fokus das reduzierte Selbstwertgefühl als Frau und unter Umständen die damit verbundene Identitätskrise.

Ergänzende Therapien zur Krankheitsbewältigung

Entspannungstechniken

Neben diesen etablierten Psychotherapieverfahren können Entspannungstechniken zur Anwendung kommen. Nicht selten bringen Patientinnen schon positive Erfahrungen mit Autogenem Training, Progressiver Muskelentspannung nach Jacobson oder auch mit fernöstlichen Techniken wie Yoga und Meditation mit. Generell sind Entspannungstechniken geeignet, in schwierigen Lebenssituationen zur Entlastung beizutragen, z. B. im Sinne eines besseren Umganges mit Stresssituationen.

Kreative Therapien

Es gibt ein breites Angebot an Gestaltungs-, Bewegungs-, Musik- und Maltherapie. Sie werden mit dem Ziel eingesetzt, Zugang zu sich zu finden. Die kreative Beschäftigung soll der Patientin ermöglichen, ihre Gefühle in einer sicheren und für sie nicht bedrohlichen Weise auszudrücken und neue Fähigkeiten an sich zu entdecken. Insbesondere Kunsttherapien unterstützen so die Bewältigung von oft sehr belastend erlebten körperlichen Veränderungen. Kreative Therapieangebote, wie z. B. die Gestaltungstherapie, schaffen Raum, um Belastungen in ihrer Bedeutung in sehr persönlicher Art und Weise zu verarbeiten und einzuordnen.

Schlussfolgerung

Die Frage nach Ursache und Folge, d. h., was hat zu was geführt, lässt sich nicht immer beantworten. Unabhängig davon sind sowohl die organischen als auch die psychischen Beschwerdeanteil zu behandeln. Beschwerden sind häufig eine Kombination aus verschiedenen Auslösern und Auswirkungen.

Alle Angebote sowohl im Rahmen der Psychosomatischen Grundversorgung und der Psychotherapie haben einen wichtigen Stellenwert im Krankheitsverlauf. Ziel ist es stets, einen chronischen Verlauf zu verhindern bzw. abzumildern. Darüber hinaus kann Psychotherapie helfen und Anleitung geben in den folgenden Bereichen:

- Beschwerden weniger ängstlich interpretieren
- Ablenkungsstrategien gezielt einsetzen
- Konzentration auf Schönes und Sinnstiftendes
- Auseinandersetzung mit der eignen und familiären Lebensgeschichte

Auch mit diesem Beitrag soll ein Baustein zum Expertentum für den Umgang mit der eigenen Krankheit an die Hand gegeben werden.

Literatur

Siedentopf F, Kölm P, Kentenich H. Chronischer Unterbauchschmerz der Frau (2009) Leitlinie der Deutschen Gesellschaft für Psychosomatische Frauenheilkunde und Geburtshilfe. Berlin: Verlag S. Kramarz. S. 67–69.

Sillem M, Siedentopf F, Mechsner S (2015) Leitsymptom chronischer Unterbauchschmerz der Frau. Berlin: Springer.

Internet

www.awmf.org/leitlinien/detail/II/016-001.html, AWMF-Leitlinie Chronischer Unterbauchschmerz der Frau

www.awmf.org/uploads/tx_szleitlinien/051-001p1_S3_Funktionelle_Koerperbeschwerden_2020-01.pdf

www.dgpfg.de, Deutsche Gesellschaft für Psychosomatische Frauenheilkunde und Geburtshilfe, DGPFG e. V.
www.dgpm.de, Deutsche Gesellschaft für Psychosomatische Medizin und Ärztliche Psychotherapie, DGPM e. V.

19 Partnerschaft und Sexualität

Dr. med. Roswitha Engel-Széchényi

Das Symptom »Schmerzen beim Geschlechtsverkehr« (Dyspareunie, in seiner Extremform der Vaginismus) sowie Libidoverlust belasten Endometriose-Patientinnen häufig und haben biopsychosoziale sowie partnerschaftliche Folgen. Mit den behandelnden Ärzten findet aber ein Gespräch über sexuelle Beeinträchtigungen im Rahmen der Erkrankung selten statt und bleibt so oftmals nur ein Vermerk in der Krankenakte. Betroffenen Patientinnen und Paaren fehlt der Ansprechpartner für diese Thematik, was zur Chronifizierung der sexuellen Funktionsstörungen beiträgt.

Auf genaue Nachfrage berichten Patientinnen sehr differenziert von den Einschränkungen in ihrem Sexualleben. So nimmt der Dysmenorrhoe-Schmerz jede Lust auf Körperlichkeit während der Tage und hat einen Überstrahlungseffekt auf die Wochen davor und danach. Der »Unterleib« wird im Körpergedächtnis zunehmend vom Lust- zum Schmerzort. Verstärkte Durchblutung bei sexueller Erregung wird im Unterbauch und der Vagina sowohl bei Masturbation als auch bei partnerschaftlicher Sexualität als schmerzhaft empfunden und daher vermieden. Schmerzen, die durch Anstoßen an Endometrioseherde (z. B. in der Vagina oder im Douglas'schen Raum) entstehen, tragen zum Angst-Anspannungs-Schmerz-Teufelskreis bei und führen zu einer chronischen zusätzlichen Beckenbodenverspannung, die ihrerseits einen Penetrationsschmerz aufrechterhält. So kann sich über eine langanhaltende Dyspareunie sekundär ein Vaginismus mit der Unfähigkeit der Penetration von Finger oder Penis entwickeln. Auch eine Libido-Störung kann sich so entwickeln. All dies führt zu komplexen Beziehungsproblemen. Die Patientin fühlt sich defizitär und zusätzlich zur Dysmenorrhoe-Symptomatik mit der sexuellen Problematik »bestraft«. Es entstehen Schuldgefühle dem Partner gegenüber sowie Angst vor Beziehungsverlust. Der Partner zeigt oftmals Verständnis und Geduld, muss aber eigene sexuelle Wünsche und Bedürfnisse verdrängen. Als besonders belastend werden von beiden Partnern das komplette Einstellen jeglicher Körperkontakte sowie die Sprachlosigkeit über das Thema empfunden.

Die Endometriose-Diagnose sowie die operative Sanierung derselben wecken dann die unausgesprochene Erwartung, das mit Beseitigung der Endometrioseherde auch die sexuelle Symptomatik verschwindet. Diese Hoffnung wird postoperativ leider oft enttäuscht, da der somato-psychische-psychosomatische Teufelskreis sowie das Körper-Schmerz-Gedächtnis nicht gelöscht sind.

Die postoperativ notwendige Endometriose-Medikation beeinflusst häufig die Stimmung und trübt zusätzlich das Lebensgefühl.

So löst sich die sexuelle Symptomatik selten von allein und bedarf einer fachgerechten sexualtherapeutischen Behandlung. Fundierte Sexualtherapie wird aber selten angeboten, gerade bei Endometriose Patientinnen gilt es ja stets genau zu differenzieren, welche Symptomatik (noch oder wieder) von der Endometriose kommt, und welche auf somato-psychischer Ebene lokalisiert ist.

Zusätzlich wird Sexualtherapie von Krankenkassen nicht übernommen und stellt eine Selbstzahlerleistung dar, welches den Zugang zu qualifizierter Hilfe schwierig gestaltet.

Stellt sich eine Endometriose Patientin mit einer Sexualstörung vor, erfolgt zunächst eine genaue Sexualanamnese zur Differenzierung und zeitlicher Einordnung der Symptomatik in Bezug auf die Endometriose-Erkrankung.

Die Sexualanamnese wird im Folgenden um eine bio-psycho-soziale Anamnese erweitert, um zusätzliche Faktoren, die die sexuelle Gesundheit der Patientin beeinträchtigen könnten, zu erfassen. Das Anamnesegespräch sollte in einer ruhigen, vertrauensbildenden Atmosphäre stattfinden, in der die Patientin Gelegenheit hat, sich verbal zu öffnen.

Der Patientin sollte mittels anatomischen Bildmaterials das Zustandekommens eines Vaginismus/der chronischen nichtorganischen Dyspareunie erklärt werden, was für die Akzeptanz der Erkrankung sowie für das Therapiekonzept von großer Wichtigkeit ist.

Vaginismus/chronische nichtorganische Dyspareunie entwickelt sich als ein gegenseitig verstärkender somatopsychischer-psychosomatischer Teufelskreis.

Negative Penetrationserfahrungen (z. B. schmerzhafter Sex) hinterlassen bei den Betroffenen eine negative »Erinnerungsspur« in den Mandelkernen des Limbischen Systems (»irgendetwas geht da unten nicht, ist unangenehm, tut weh«). Unangenehme Gedächtnisinhalte werden aber wesentlich nachhaltiger gespeichert als angenehme, sodass bei einer folgenden potenziellen Penetrationssituation diese unangenehmen Gedächtnisinhalte reaktiviert werden, und der Körper in Sekundenbruchteilen vor der drohenden Gefahr »Achtung, da tut gleich was weh« gewarnt wird. Dies führt zu einer Angstreaktion mit Muskelanspannung im Bereich der Beckenbodenmuskulatur. Bestimmte Muskelbereiche scheinen sich mit der Zeit chronisch zu verspannen, sodass Berührung oder Palpation immer mehr Schmerz auslösen. Mit jeder neuen Schmerzerfahrung werden Schmerzgedächtnisinhalte im Sinne eines Teufelskreises verstärkt. Schuld, Insuffizienz und Angstgefühle der Patientin tragen negativ zur Aufrechterhaltung dieses Teufelskreises bei. Dass dieser Teufelskreis irgendwann auch die Libido beeinträchtigt und zu kompletten Lustlosigkeit führt, ist leicht nachvollziehbar.

Therapie

Die Therapie von Patientinnen mit sexuellen Schwierigkeiten beginnt sexual edukatorisch zunächst mit einer Anleitung zur visuellen Selbsterkundung des eigenen äußeren Genitales, da oftmals keine genauen Kenntnisse über diese Körperbereich vorliegen.

Die Therapie chronisch nichtorganisch dyspareunischer Patientinnen beginnt meist mit der Anleitung zur Eigenmassage schmerzender innerer muskulärer Beckenbodenbereiche, um durch Muskellockerung Schmerzlinderung bei Berührung zu erlangen.

Im Folgenden werden die Patientinnen zu Einführübungen mit dem eigenen Finger oder mit Dilatoren angeleitet. Hierbei ist wichtig, dass die Penetration (zum ersten Mal/wieder) schmerz- und angstfrei erlebbar ist, wenn sie durch sich selbst erfolgt. Sofern ein Partner vorhanden ist, wird dieser in die Therapie mit einbezogen. Das Paar erhält Körperübungen nach der Sensate-Fokus-Methode. Diese ermöglicht ein angstfreies Spüren von Zärtlichkeit, Körperlichkeit und Lust, indem lediglich vorher festgelegte Körperregionen absichtslos berührt werden dürfen, und ein Koitusverbot ausgesprochen wird. Dies führt zu einer großen Entlastung der Paare, die sich in Folge besser fallen lassen und spüren können, oftmals gelangt auch so die Lust ins Körperspiel zurück. Sobald die Patientin in der Lage ist, ein Hilfsmittel in Penisgröße des Partners bei sich selbst schmerzfrei einzuführen, kann der Übertrag auf den Partner erfolgen. Dies ist ein wichtiger Schritt, da er für die Patientin große Kontrollabgabe bedeutet. Zunächst erfolgt dies durch Einführen des Fingers oder des Dilators durch den Partner, dann erst wird der erste penile Penetrationsversuch in Reiterposition unter voller Kontrolle der Frau angeleitet. Häufig entsteht durch die absichtslosen Körperberührungen wieder Lustgefühle zwischen dem Paar, welche bei Gelingen der beschriebenen Therapie nicht mehr durch Schmerz torpediert werden.

Organisch bedingte Schmerzzustände beim Geschlechtsverkehr (nichtoperable Endometriose-Herde im Douglas Raum, Narbenstränge, Verwachsungen) können sexualtherapeutisch nur verbessert werden, indem versucht wird, Alternativen des körperlichen Miteinanders zu finden, die einen für beide Beteiligten befriedigenden Ersatz darstellen. Hier geht es um Akzeptanz von körperlichen Voraussetzungen, die nicht zu ändern sind, und Kreativität, das Sexualleben unter den Gegebenheiten dennoch freudvoll zu gestalten.

Vaginismus und chronische nichtorganische Dyspareunie sind durch Sexualtherapie gut zu therapierende Sexualstörungen. Durch Abbau der Schmerzen und durch die Körperübungen gelingt meistens auch die Generierung einer Lustempfindung. Es gilt sie bei Endometriose-Patientinnen in der gynäkologischen Praxis frühzeitig zu detektieren, um chronische Verläufe zu verhindern und um sie einer geeigneten Therapie zuzuführen. Beides wird mittels Sexualtherapie (Körpertherapie) und nicht mittels Psychotherapie behandelt. Die Suche nach einem qualifizierten

Sexualtherapeuten gestaltet sich oft schwierig, da die Berufsbezeichnung nicht geschützt ist. Die Deutsche Gesellschaft für Sexualmedizin, Sexualtherapie und Sexualwissenschaft (DGSMTW Berlin) bietet auf ihrer Homepage eine nach Postleitzahlen geordnete Liste qualifizierter Therapeuten an.

Internet

https://www.dgsmtw.de/, DGSMTW Berlin

20 Ganzheitliche Medizin

Dr. med. Ewald Becherer

Die Ganzheitliche Medizin sieht den Menschen als eine Einheit mit drei verschiedenen Aspekten: Körper, Seele und Geist. Der geistige Aspekt eines Menschen umfasst das Denken und die bewusste Verarbeitung des Erlebten. Der seelische Aspekt beinhaltet die Gefühlswelt und unbewusste Anteile. Der körperliche Aspekt entspricht dem physischen Organismus mit seinen Strukturen und Funktionen. Diese drei Aspekte eines Menschen stehen in wechselseitiger Beziehung zueinander und haben Einfluss aufeinander.

Wenn man die wissenschaftliche Diskussion zur Entstehung der Endometriose um diese ganzheitliche Betrachtung erweitert, können sich – für Patientinnen, die sich darauf einlassen möchten – zusätzliche Behandlungsmöglichkeiten ergeben. Diese Betrachtungsweise und die Rückschlüsse daraus sind hypothetisch. Obwohl wissenschaftliche Erkenntnisse und praktische Erfahrungen damit sehr begrenzt sind, erscheint dieser Zugang zur Endometriose dennoch erwähnenswert, weil er manchen Patientinnen hilfereiche Lösungsansätze zum Umgang mit der Erkrankung bietet. Andererseits können sich viele Patientinnen einen solchen ganzheitlichen Hintergrund ihrer Erkrankung nicht vorstellen oder schließen ihn für sich aus.

Wissenschaftliche Theorie zur Entstehung der Endometriose

Die Entstehung der Endometriose ist wissenschaftlich noch nicht geklärt. Eine derzeit favorisierte Theorie (von Prof. G. Leyendecker, www.gerhard-leyendecker.de) sieht die Endometriose als eine Erkrankung der Gebärmutter an.

Sie beruht darauf, dass man aus funktionaler Sicht die Gebärmutter in einen inneren und äußeren Teil unterteilen kann. Der innere Teil besteht aus der Gebärmutterschleimhaut und einem inneren, schmalen Streifen der angrenzenden Muskelschicht, der äußere Teil aus einer dickeren und stärkeren äußeren Muskelschicht.

Die Gebärmutterschleimhaut dient dazu, ein neu entstandenes Lebewesen aufzunehmen. Die innere, schmale Muskelschicht transportiert mit ihrer peristaltischen Muskelbewegung die Spermien vom Muttermund zum Eileiter und sorgt dafür, dass sich der frühe Embryo möglichst weit oben in der Gebärmutterhöhle einnistet. Die starke äußere Muskelschicht hat die Aufgaben, die Monatsblutung, eine eventuelle Fehlgeburt und insbesondere den zu gebärenden Fetus aus der Gebärmutter hinauszudrücken.

Bei Frauen mit Endometriose findet man verstärkte und unkoordinierte peristaltische Muskelkontraktionen der inneren Muskelschicht (sog. Hyperperistaltik), die bewirken, dass kleine vitale Schleimhaut- und Muskelanteile ein- und abreißen. Diese Gewebefragmente können dann in die Muskelschicht der Gebärmutter oder durch die Eileiter in die Bauchhöhle gelangen. Zusätzlich können verstärkte Muskelkontraktionen der äußeren Muskelschicht die inneren Gebärmutterschichten so stark komprimieren, dass die innenliegenden Gebärmutterschichten verletzt werden können (sog. Autotraumatisierung). Der dadurch ausgelöste Versuch der Wundheilung sorgt für eine stärkere lokale Östrogenwirkung und schließlich zu einer Proliferation von Gebärmutterschleimhaut- und -muskelgewebe. Die Erkrankung entwickelt sich in Abhängigkeit von Stärke und Dauer der Hyperperistaltik und der mechanischen Verletzung. Der Grund für die gesteigerten Muskelkontraktionen ist nicht bekannt.

Ganzheitliche Betrachtungen zur Entstehung der Endometriose

Der Ort des Geschehens

In den schulmedizinischen Theorien zur Entstehung der Endometriose wird die Gebärmutter hauptsächlich in ihrer Funktion im Menstruationszyklus betrachtet. Aber das Zustandebringen von Menstruationszyklen entspricht nicht dem Wesen und der Aufgabe der Gebärmutter. Die Gebärmutter ist vielmehr dazu da, ein mit der Befruchtung neu entstandenes Lebewesen aufzunehmen, es zu ernähren und ihm den größer werdenden Raumbedarf zu gewähren. Neben der Gebärmutterschleimhaut dienen auch die beiden Muskelschichten diesem Zweck. Die beiden Muskelschichten sind entspannt, lassen sich dehnen und verhalten sich lange ruhig, bis es nach ca. neun Monaten an der Zeit ist, sich vom Ungeborenen zu trennen und es zu gebären. Dann entwickelt die äußere Muskelschicht eine enorme Kraft, um das ungeborene Kind aus der Gebärmutter hinauszubewegen. Sowohl die Muskelentspannung als auch die Muskelkontraktionen der Gebärmutter geschehen ohne die bewusste, willentliche Beeinflussbarkeit.

Die Gebärmutter ist also der Ort im Körper einer Frau, der ein neu entstandenes Lebewesen beherbergt, es mit Energie versorgt, ihm Raum gewährt, bis es reif genug ist, um sich dann von ihm zu trennen und es hinauszubewegen.

Dieses einzigartige und faszinierende Organ der Frau ist bei Endometriose erkrankt. Ist das ein Zufall? Warum macht die Gebärmutter das? Will sie etwas loswerden?

Der ganzheitliche Gedankengang

Jetzt kommt der hypothetische Gedankengang: In der ganzheitlichen Medizin gehen viele Behandler davon aus, dass Organe mit ganz bestimmten Themen des eigenen Lebens in Resonanz gehen – ohne unsere bewusste, willentliche Mitwirkung – und der Körper-Seele-Geist-Zusammenhang hier eine charakteristische Bedeutung haben kann. Wenn ein Organ durch Beschwerden auf sich aufmerksam macht, kann es sich lohnen zu fragen, warum sich gerade dieses Organ meldet, welche Aufgabe es im Körper hat, welche genauen Vorgänge im Organ zu den Beschwerden führen, was die unbewusst steuernde Kraft in unserem Organismus dazu veranlassen könnte und ob man dieses Geschehen über die Körper-Seele-Geist-Verbindung in einen Zusammenhang mit dem eigenen Leben bringen kann.

Jeder vor uns gibt anderen Menschen freiwillig oder unfreiwillig Raum in seinem Leben, versorgt sie mit Energie, trägt sie mit sich herum, bis es vielleicht irgendwann an der Zeit ist, sich von ihnen etwas zu lösen oder sie ganz aus dem eigenen Leben hinauszubewegen. Dies können Menschen sein, mit denen wir etwas zu tun haben oder hatten. Es können aber auch Erinnerungen, Bedürfnisse und Gefühle sein, die nachhaltig sind und uns vereinnahmen. Diesen »Raumeinnehmern« ist gemeinsam, dass sie mehr Raum einnehmen in unserem Leben, als es uns guttut. Wir müssen dann größere Anstrengungen unternehmen sowie geistige und seelische Kraft aufbringen, um diesen Raum zu begrenzen oder sogar wieder ganz freizubekommen. Die ganzheitliche Hypothese besteht nun darin, dass sich neben den geistigen und seelischen Kräften auch die körperliche Kraft desjenigen Organs an diesen Anstrengungen beteiligt, das sich auskennt mit Raum gewähren und aus dem Raum hinausbewegen: die Gebärmutter. Die verstärkten Muskelkontraktionen der Gebärmutter drücken vielleicht als Sprache des Körpers aus, dass sie etwas loswerden will. Vielleicht etwas, das auf der geistigen und seelischen Ebene nicht mehr präsent ist, was man weggesteckt hat, aber noch mit sich herumträgt und im Körpergedächtnis noch da ist.

Wer oder was hat in meinem Leben zu viel Raum eingenommen, ist möglicherweise die zentrale Frage bei Endometriose.

In Gesprächen mit Endometriose-Patientinnen zeigen sich immer wieder unterschiedliche Lebensereignisse, denen dieses Thema gemeinsam ist. Aber nicht bei allen.

Wissenschaftliche Erkenntnisse

In den letzten Jahren ergaben Untersuchungen Hinweise darauf, dass bei Patientinnen mit Endometriose bestimmte traumatische Erlebnisse in der Vorgeschichte häufiger vorkommen als bei anderen Frauen. Im Kindes- und Jugendalter kam es häufiger zu Gewalterfahrungen, körperlichem, sexuellem oder emotionalem Missbrauch. Oft mussten die späteren Endometriosepatientinnen zu früh eine überfordernde Verantwortung übernehmen, hatten unzuverlässige, unberechenbare oder überbeanspruchende Eltern, konnten sich in der Familie nicht sicher fühlen oder wurden in ihrer eigenen Entwicklung zu stark eingeschränkt.

Frau Dr. Schweizer-Arau behandelt Endometriose-Patientinnen mit einer von ihr neu entwickelten Behandlungsmethode, die sie »Systemische Autoregulationstherapie« nennt (▸ Kap. 22). Eine neuere Bezeichnung dafür ist »Sinosomatics«. Das Behandlungsverfahren beruht darauf, dass körperliche Empfindungen und Reaktionen verwoben sind mit traumatischen, schmerzhaften Erinnerungen. Sie stellte fest, dass viele Erinnerungen häufig erst in einer hypnotherapeutischen Trance zugänglich sind und eine begleitende Körpertherapie hilft, die Erinnerung von der dadurch ausgelösten Körperreaktion zu entkoppeln und besser zu verarbeiten. Sie konnte wissenschaftlich zeigen, dass dadurch eine nachhaltige Schmerzreduktion und eine langfristige Verbesserung der Lebensqualität möglich sind.

Auch in anderen Formen der Psychotherapie zeigt sich, dass solche Kindheits- und Jugenderlebnisse manchmal kaum oder nicht in ihrer ganzen Auswirkung bewusst oder nur mit tiefergehenden Therapieverfahren zugänglich sind und eine therapeutische Miteinbeziehung des Körpers hilfreicher ist, als eine psychisch-seelische Behandlung allein.

Meiner Erfahrung nach können nicht nur Erlebnisse im Kindes- und Jugendalter mit solchen körperlichen Empfindungen und Reaktionen verbunden sein, sondern auch vergleichbare Geschehnisse im Erwachsenenalter, wie unschöne sexuelle Erlebnisse, belastende Beziehungen, schwere emotionale Verletzungen oder übergriffige Menschen im nahen Umfeld.

Allerdings ist es nicht gerechtfertigt, bei jeder Endometriose-Patientin von einer noch nicht ausreichend verarbeiteten Belastungssituation oder einem zugrunde liegenden Trauma auszugehen. Und selbst wenn es im Leben einer Patientin solche Begebenheiten gegeben haben sollte, kann man die Endometriose nicht zwangsläufig darauf zurückführen. So bleibt dieser Gedankengang in jedem Einzelfall hypothetisch und eine Patientin kann nur für sich prüfen, ob sie einen solchen Zusammenhang für möglich erachtet und einen dementsprechenden Behandlungsversuch unternehmen will.

Ganzheitlich handeln und behandeln

Wer sich auf die Frage, *wer oder was hat in meinem Leben zu viel Raum eingenommen*, einlassen möchte und zunächst keine Antwort findet, kann mit Hypnotherapie, Kinesiologie, Energetischer Psychologie, Systemischer Autoregulationstherapie/Sinosomatics, psychotherapeutischen Verfahren oder Visualisierungen der »Methode Wildwuchs« versuchen, solche Zusammenhänge aufzuklären.

In der Behandlung geht es darum, das Erlebte und die Erinnerungen daran neu zu bewerten und im Hier und Jetzt mit den aktuell zur Verfügung stehenden Möglichkeiten zu bewältigen. Dies kann damit zusammenhängende körperliche Reaktionen auflösen und die Gebärmutter von den belastenden Verflechtungen entbinden, sodass ihre verstärkten Muskelkontraktionen mit der Hyperperistaltik, der Autotraumatisierung und dem lokalen Versuch der Selbstheilung aufhören können.

Um dies zu erreichen, kann eine professionelle Hilfe sinnvoll sein, manchmal sogar eine Traumatherapie. Neben den in diesem Ratgeber beschriebenen Methoden haben sich in der Traumatherapie EMDR (Eye Movement Desensitization and Reprocessing, übersetzt Desensibilisierung und Verarbeitung durch Augenbewegung) und Somatic Experiencing (übersetzt Körperliches Erleben, ein körperorientierter Ansatz zur Stress- und Traumalösung) bewährt. Darüber hinaus gibt es weitere Methoden der Körpertherapie und körperorientierten Psychotherapie, die eine gemeinsame Behandlung von Körper, Geist und Seele beinhalten. Hierzu können auch die Klopf-Verfahren der Energetischen Psychologie beitragen (▶ Kap. 23).

Manche Frauen entdecken ganz individuelle Behandlungspfade, auf denen sie das Zusammenwirken von Körper, Seele und Geist für sich erkunden und sich von negativen Emotionen oder Erinnerungen befreien. Der Beitrag »Möglichkeiten der Selbstheilung« (▶ Kap. 25) kann inspirieren und beschreibt mögliche Wege dorthin.

In den großen alt-überlieferten Philosophien und Heilweisen überall auf der Welt ist das Zusammenwirken von Körper, Seele und Geist ein elementarer Bestandteil. Dabei werden heilsame Erkenntnisse, Gedanken und Entschlüsse auch für den Körper fühlbar und erlebbar gemacht. Das therapeutische Miteinbeziehen körperlicher Empfindungen und Handlungen, also etwas Heilsames zu fühlen oder zu tun, unterstützt das Gesundwerden, weil man damit den behandlungsbedürftigen körperlichen Reaktionen auch auf der körperlichen Ebene mit heilsamen körperlichen Impulsen begegnet. Hierbei können Rituale eine gute Hilfe sein. Die moderne Medizin hatte diesen Aspekt weitgehend verloren und findet ihn allmählich wieder.

Wenn man bei Endometriose geistig-seelische Zusammenhänge für möglich hält, kann die Frage weiterhelfen, wer oder was in meinem Leben zu viel Raum eingenommen hat. Ist man fündig geworden, kann man neben der geistig-seelischen Neu-Verarbeitung solcher Zusammenhänge auch auf der körperlichen Ebene heilsame (Be-)Handlungen miteinbeziehen, um auf allen Ebenen den Raum wieder frei zu bekommen.

Für jeden Menschen ist es erstrebenswert und vielleicht auch heilsam, wenn man mit sich, seinem Leben und seiner Vergangenheit im Reinen ist, wenn man keine Last mit sich herumträgt, die vielleicht die Einheit von Körper, Seele und Geist loswerden will. Auch wenn wissenschaftlich fundiert Erkenntnisse dazu fehlen, ist im ganzheitlichen Denken vorstellbar, dass die Gebärmutter hierbei in besonderer Weise beteiligt sein könnte.

Heilung kommt von Inneren heraus, nicht von außen.

Literatur

Dahlke R (2007) Das große Buch der ganzheitlichen Therapien. München: Integral-Verlag.

Liel M (2021) Endometriose und Psyche: Ursachen, Auswirkungen und Bewältigungsstrategien. Grünwald: Komplett Media Verlag.

Northrup C (2017) Frauenkörper – Frauenweisheit: Wie Frauen ihre ursprüngliche Fähigkeit zur Selbstheilung wiederentdecken können. Hamburg: ZS-Verlag.

Bücher zu Ritualen zum Beispiel von Luisa Francia, Sandra Ingermann, Angaagaq und anderen

21 Achtsamkeitsbasierte Stressreduktion: Mit Schmerzen gelassener umgehen

Heike Born und Dr. med. Kai Born

Langanhaltender Stress kann eine ganze Reihe von körperlichen und psychischen Beschwerden auslösen und zu chronischen Krankheiten führen. Chronische Krankheiten können wiederum selbst Stress bewirken. So entwickelt sich rasch ein Teufelskreis, der die Symptome aufrechterhält und verschlimmert: Stress führt zu körperlichen Beschwerden, die körperlichen Beschwerden führen zu noch mehr Stress und der größere Stress wiederum zu mehr körperlichen Beschwerden und so weiter. Deshalb ist es sinnvoll, Fertigkeiten zur Stressregulation zu erlernen und die Prozesse zu verändern, die zur Aufschaukelung der Stressreaktionen beitragen. Das Programm Achtsamkeitsbasierte Stressreduktion (Mindfulness Based Stress Reduction, kurz MBSR) wurde in den 1980er-Jahren von Jon Kabat-Zinn in den USA entwickelt. Er ist Gründer der »Stress Reduction Clinic« und des Instituts für Achtsamkeit in Medizin, Gesundheitsvorsorge und Gesellschaft an der Universität von Massachusetts. MBSR wurde zunächst an chronisch kranken Menschen, insbesondere Schmerzpatienten, erprobt, denen die Organmedizin nur wenig oder gar nicht helfen konnte. Vor dem Hintergrund eigener Erfahrungen mit Meditation und Yoga konzipierte Kabat-Zinn ein achtwöchiges Programm, das den Betroffenen hilft, einen neuen Umgang mit dem eigenen Leid und dem damit verbundenen Stress zu entwickeln. Schwerpunkt sind dabei die Prinzipien Achtsamkeit und Akzeptanz.

Leben in der Gegenwart

Unter Achtsamkeit wird eine besondere Form der Aufmerksamkeitslenkung verstanden. Die Aufmerksamkeit ist absichtsvoll auf den gegenwärtigen Moment gerichtet. Die Gegenwart wird dabei nicht-wertend wahrgenommen und grundlegend bereitwillig akzeptiert. Dies ist keineswegs leicht, da unsere Aufmerksamkeit sprunghaft ist und unser Verstand alles sofort bewertet und die Dinge häufig anders haben will, als sie gerade sind. Oft sind wir nicht im Kontakt mit unserem gegenwärtigen Erleben, sondern sind mit Erinnerungen und Zukunftsplanungen beschäftigt. Wir vergleichen dabei die Gegenwart mit der Vergangenheit oder einer möglichen Zukunft. Die Gegenwart schneidet in unserer Bewertung meist schlecht ab, vor allem, wenn wir gerade körperliches oder emotionales Leid erleben. Diese Vergleichs- und Bewertungsprozesse geschehen weitgehend automatisch. Kabat-Zinn spricht deshalb von einem »Autopiloten«-Modus, in dem wir uns normalerweise befinden. Dieser Automatismus geht mit unflexiblen und häufig Stress erzeugenden Reaktionsweisen einher. Es bedarf regelmäßiger Übung, um dieser Automatik nicht die Führung über das eigene (Innen-)Leben zu überlassen. Durch die Schulung der Achtsamkeit in vielfältigen Übungen und den Austausch mit den Kursteilnehmern werden diese ungünstigen Stressmuster bewusst und können durchbrochen werden.

Das MBSR-Kursprogramm

Die grundlegenden Prinzipien stammen aus der buddhistischen Tradition, jedoch wurde das Programm von jeglichen religiösen oder esoterisch anmutenden Themen befreit und basiert auf den Ergebnissen der wissenschaftlichen Stress- und Psychologieforschung. Der Kurs besteht aus acht zweieinhalbstündigen wöchentlichen Sitzungen, einem Achtsamkeitstag und täglichen Übungen von circa 45-minütiger Dauer. Das tägliche Üben in diesen acht Wochen bedeutet zwar eine hohe zeitliche Verpflichtung, ist jedoch die Voraussetzung für gute Ergebnisse. Neben der praktischen Erfahrung wird Wissen aus der Stressforschung vermittelt: Stressentstehung und Stressfolgen, sinnvoller Umgang mit Stress, Achtsamkeit und Akzeptanz als Alternative zu automatischen Reaktionsweisen und zum anstrengenden Kampf gegen unangenehme Symptome, wertschätzendes Verhalten sich selbst und anderen gegenüber, achtsame Kommunikation und Umgang mit unangenehmen Gefühlen und Zuständen. Zu den praktischen Übungen gehören:

- Der *Bodyscan:* Eine achtsame Körperwahrnehmungsübung, bei der die einzelnen Regionen des Körpers nicht-wertend wahrgenommen werden, ohne Veränderungen bewirken zu wollen.
- Die *Sitzmeditation:* Eine Übung, in der der Teilnehmer lernt, seine innere Erfahrung in verschiedenen Bereichen aus einer neutralen Beobachterperspektive wahrzunehmen.
- Bewusstes Ausführen von *Yogaübungen* aus dem Hatha-Yoga.
- *Achtsamkeit im Alltag:* Alltagsaufgaben wie Abwaschen, Zähneputzen, Essen, Teetrinken mit voller Präsenz und vollem Bewusstsein ausführen.

Positive Wirkungen bei chronischen Schmerzzuständen

Am Achtsamkeitstag werden alle Übungen im Wechsel vertieft durchgeführt, was zu einer intensiven und schönen Erfahrung führen kann. Die Teilnehmer erhalten für ihre Übungen zu Hause eine CD, auf der die Übungen angeleitet werden.

Ein MBSR-Kurs ist intensiv und herausfordernd, besonders durch die täglichen Praxisübungen, kann aber nachweislich positive Ergebnisse bewirken. Wissenschaftlich konnten positive Wirkungen bei chronischen Schmerzsyndromen, Schuppenflechte (Psoriasis), Ängsten, stressbedingten Erschöpfungssyndromen und psychosomatischen Beschwerden nachgewiesen werden. Zur Rückfallvorsorge bei Depressionen wurde ein spezielles Programm entwickelt, das sich stärker auf den Umgang mit negativen Denkmustern und depressiven Zuständen konzentriert. Die Kurse werden erst seit kurzer Zeit in Deutschland angeboten, aber die Zahl der Angebote wächst. Das Vorgehen ist als zusätzliche Strategie zu einer sinnvollen medizinischen Behandlung gedacht, nicht als Alternative. Deshalb sollte das Vorhaben mit den behandelnden Ärzten und Ärztinnen besprochen und von diesen weiterhin begleitet werden.

Literatur

Kabat-Zinn J (2006) Gesund durch Meditation. Frankfurt: Fischer Verlag.
Kabat-Zinn J (2008) Zur Besinnung kommen. Freiburg: Arbor Verlag.

CDs

Kabat-Zinn J, Born H (2007) Achtsamkeit und Meditation im täglichen Leben. Freiburg: Arbor Verlag.
Kabat-Zinn J, Born H (2008) Bei sich selbst zu Hause sein. Freiburg: Arbor Verlag.

Internet

Unter www.mbsr-verband.org kann nach regionalen Kursen recherchiert werden.

22 Sinosomatics: Hypnotherapie trifft Chinesische Medizin

Dr. med. Annemarie Schweizer-Arau

Sinosomatics (früher Systemische Autoregulationstherapie (SART)) stellt eine körperorientierte Kombinationsbehandlung aus traditioneller ostasiatischer Medizin (Sino) und Hypnotherapie Ericksonscher Prägung dar. Dabei wird das gesamte System aus Körper, Geist und Seele (»somatics«) als untrennbare Einheit verstanden und behandelt und nicht nur einzelne Symptome. Dies basiert auf der »Autoregulation« heißt, dass dieses »System« sich selbst regulieren kann und die Ärztin der Patientin dabei hilft, ihre Selbstregulationskräfte zu aktivieren, gemäß Paracelsus (1493–1541), der einst sagte: »Der Patient ist der Arzt und der Arzt ist sein Gehilfe.

Konfliktbearbeitung in Trance

Bei Sinosomatics wird die Patientin zunächst in eine leichte Trance versetzt, einen halbschlafähnlichen Zustand, während dem sie ihre momentanen körperlichen Empfindungen schildern soll, z. B. Schmerzen, Druck- oder Schweregefühle. Diese Symptome werden als »somatische (körperliche) Marker« bezeichnet, weil sich in ihnen seelische Empfindungen und emotionale Erinnerungen der Patientin über den Körper ausdrücken. Oft findet die Frau in der Behandlung Zugang zu längst vergessenen, schmerzhaften Erinnerungen und Lebenserfahrungen, die mit diesen Symptomen in Verbindung gebracht werden können. Die Patientinnen sehen z. B. Bilder aus ihrer Vergangenheit vor ihrem inneren Auge oder sie reagieren körperlich, sie zittern, weinen oder empfinden sogar ganz plötzlich Schmerzen. Gleichzeitig auftretende Gefühle von z. B. Trauer, Angst, Wut oder Sorge werden dadurch reaktiviert und können nun therapeutisch bearbeitet werden. Im Gespräch werden neue Lösungswege für zurückliegende Konfliktsituationen erarbeitet, denen man sich zuvor hilflos oder ohnmächtig ausgeliefert gesehen hatte. Hat eine Patientin z. B. als Kind gelernt, »immer wenn ich weine, werde ich ausgescholten, ausgelacht oder belaste meine Umgebung«, lernte sie, ihre Tränen stets zu unterdrücken und die Zähne zusammenzubeißen. In Trance kann sie belastende Lebensereignisse nun nochmal erleben und anders reagieren. Erstaunlich ist dabei, wie Weinen nun als entspannend und befreiend erlebt werden kann, ohne hemmende Gefühle von Schuld oder Scham.

Gleichzeitig kommen Stimulationsmethoden der Traditionellen Chinesischen Medizin (TCM) zum Einsatz, um die während der Therapie aufkommenden somatischen Marker aufzulösen. Neben der klassischen Akupunktur mit Nadeln wird auch die Moxibustion angewendet, bei der Akupunkturpunkte durch glimmende Stäbchen aus Beifußkraut erwärmt werden, sowie die Schröpfmassage, bei der die Punkte durch Schröpfgläser auf der Haut stimuliert werden. Individuell zusammengestellte Kräutertees können zu Hause zubereitet werden und fördern ebenfalls den Selbstheilungsprozess. Auch Ernährungsempfehlungen und Qigong-Übungen kann die Patientin zu Hause selbst umsetzen.

Auf die innere Stimme hören lernen

Ziel des Wiedererlebens ist es, den inneren Selbstorganisationsprozess zu fördern. D. h., die Patientin soll lernen, ihr Verhalten zuerst an der eigenen Wahrnehmung, der inneren Stimme und individuellen körperlichen Bedürfnissen zu orientieren. Sie kann lernen, wieder auf die eigenen Gefühle zu vertrauen. Die Therapiesitzung wird beendet, wenn die Patientin Entspannung, innere Ruhe und Wohlbefinden wahrnimmt. Sie kehrt dann spontan in die Realität des Wachzustands zurück. Ziel der Therapie ist es, innere Geborgenheit, Zuversicht, Selbstwert und Selbstsicherheit zu stärken.

Die Hypnotherapie, die bei der Sinosomatics praktiziert wird, wurde von den Psychotherapeuten Milton Erickson und Ernest Rossi aus der traditionellen Hypnose entwickelt. Im Gegensatz zur klassischen Hypnose werden bei der Sinosomatics keine Suggestionen gegeben, d. h., es wird der Patientin nichts ein- oder ausgeredet. Ziel ist es vielmehr, die Selbstwahrnehmung und Achtsamkeit für sich zu fördern. Genutzt werden dabei die inneren Quellen und Fähigkeiten eines Menschen zur Problemlösung.

Eine Sitzung dauert etwa eine Stunde und wird meist ein- bis zweimal pro Monat durchgeführt.

Wissenschaftliche Bestätigung des andauernd guten Ansprechens von Sinosomatics bei Endometriose-Patientinnen

Nachdem wir zuerst rückblickend unsere Behandlungsergebnisse ausgewertet hatten, führten wir ab 2010 eine randomisierte, prospektive kontrollierte Studie mit 67 Patientinnen mit Beschwerden bei gesicherter Endometriose durch. Als Erfolg galt eine Schmerzreduktion um mindestens 50 % (Responder).

Nach sechs Monaten erlebten über die Hälfte der Patienten diese 50 % Schmerzreduktion, die nach zwei Jahren noch bei 56 % der Patientinnen anhielt. Komplett schmerzfrei waren 23 % geworden. Auch die Angstwerte, Depressionswerte und das Wohlbefinden hatten sich signifikant verbessert. Bisher haben 60 % der Patienten mit Kinderwunsch ein Baby geboren.

Bei dieser Studie waren die Patientinnen vor der Behandlung sowie nach drei und sechs Monaten neben Fragebögen mit einer funktionellen Kernspintomografie (fMRI) untersucht worden. In der Auswertung der Hirnscans konnten wir zeigen, dass der vordere Hippocampus – der

Hirnbereich, der emotionale Erinnerungen verarbeitet – nach der Therapie eine signifikant veränderte Zusammenarbeit mit verschiedenen Hirnarealen aufwies. Damit konnten wir indirekt bestätigen, wie wichtig die zentrale Schmerzverarbeitung beim sog. chronischen »Endometriose-schmerz« ist, eine Erkenntnis, die sich in den letzten Jahren bei chronischen Schmerzen jeglicher Art immer mehr durchsetzt.

In unserer Studie hatten 60 % der Patientinnen vorausgehende, traumatisierende Erlebnisse, wie Tod eines nahen Angehörigen, sexueller oder emotionaler Missbrauch, häusliche Gewalt oft unter Alkohol, religiöser Fanatismus, Augenzeugen von Mord, Nahtoderfahrungen oder Abtreibungen.

Zusammen mit Prof. Dr. Florian Beissner habe ich 2020 das Insula-Institut gegründet zur Neurowissenschaftlichen Forschung integrativer Heilkunst, und 2021 die Ausbildungsakademie für Sinosomatics.

Therapeuten, die Sinosomatics anwenden

- Dr. med. Annemarie Schweizer-Arau (Ärztin für Psychotherapie), 86911 Dießen am Ammersee, www.sart.de
- Prof. Dr. Florian Beissner, Aronstabweg 2, 30559 Hannover, https://www.praxis-dr-beissner.de/
- Liste mit Therapeuten auf https://www.sinosomatics.de/therapeut-innen

Literatur

Schweizer-Arau A (2013) Hoffnung bei unerfülltem Kinderwunsch – Die Fruchtbarkeit fördern mit chinesischer Medizin. Wiggensbach: Stadelmann Verlag.

Schweizer-Arau A (2015) Sanfte Wege zum Wunschkind – IVF (fast) ohne Hormone. München: Kösel-Verlag.

https://www.insula-institut.org, Homepage des Neurowissenschaftlichen Forschungsinstituts zur integrativen Heilkunst

23 Hypnotherapie, Kinesiologie, Energetische Psychologie und Quantenmedizin: Im Dialog mit dem Körper und dem Unbewussten

Thomas Ternes

In diesem Kapitel stelle ich vier Therapiemethoden vor, die sich gut in ein multimodales Behandlungskonzept der Endometriose integrieren lassen und die seelisch-geistig-emotionalen Zusammenhänge des Erkrankungsbildes positiv beeinflussen, die Krankheits- und Schmerzbewältigung unterstützen und die Aktivierung innerer Selbstheilungsprozesse fördern können. Dabei steht die Patientin mit ihrer ureigenen Biografie, ihren Wertvorstellungen und Glaubenssätzen im Mittelpunkt. Insbesondere die individuellen schmerz- und krankheitsauslösenden und -erhaltenden Faktoren sind dabei von Bedeutung.

Bei jeder Störung oder Erkrankung, die sich im Körper manifestiert, ist auch von einem Ungleichgewicht auf seelischer Ebene auszugehen. Dabei kann es sich um seelische Verletzungen und Traumata aus der Vergangenheit, die uns teilweise bewusst sind, oder um unbewusste Inhalte handeln, die uns nicht direkt zugänglich sind, jedoch unser Denken und Fühlen beeinflussen. Diese aus dem Bewusstsein verdrängten Inhalte, wie etwa schmerzhafte Lebenserfahrungen, die Trauer, Wut, Hilflosigkeit oder Angst in uns ausgelöst haben, können sich in körperlichen und psychischen Krankheitssymptomen ausdrücken. So ist es wichtig, den Blick nach innen zu richten, um mögliche Ursachen und unbewusste Blockaden aufzudecken. Die eigene Aufmerksamkeit wird auf die Lebensbereiche gelenkt, die nicht in der Balance sind: das können ungelöste persönliche oder familiäre Probleme, Beziehungskonflikte, beruflicher Ärger oder Ängste und Sorgen sein. *Möchten mein Körper und meine Seele mir mit dieser Krankheit/diesem Schmerz etwas mitteilen?*

In den Dialog mit unserer Seele und unserem Unbewussten zu gelangen, kann uns Antworten auf wichtige Fragen liefern: *Was tut mir nicht gut*

(Verhaltensweisen, Menschen, Selbstbewertungen)? Wo achte ich nicht auf meine wahren Bedürfnisse? Was darf ich in meinem Leben verändern, damit es mir besser geht? Habe ich es wirklich verdient, gesund und glücklich zu sein? Die Patientin lernt, ihre innersten Bedürfnisse und Gefühle in belastenden Lebenssituationen zu erforschen, um herauszufinden, was sie wirklich für ihr inneres seelisches Gleichgewicht benötigt. Die von mir hier vorgestellten Behandlungsmethoden können die Patientin auf dieser Reise in ihr Unbewusstes begleiten und haben sich in meiner täglichen Praxisarbeit sehr bewährt. Sie werden häufig miteinander kombiniert eingesetzt und bereits wenige Sitzungen können eine deutliche Veränderung bewirken. Darüber hinaus eignen sich die Selbsthypnose, die Techniken der Energetischen Psychologie und der Quantenheilung auch zur Selbstanwendung der Patientin zu Hause.

Hypnose und Hypnotherapie

Die Renaissance der Hypnose

Eine Vielzahl von wissenschaftlichen Studien und die klinische Erfahrung zeigen, dass viele psychische und körperliche Probleme, die im Rahmen einer chronischen Erkrankung wie der Endometriose auftreten können, wirkungsvoll mit der Hypnotherapie behandelt bzw. begleitet werden können. Dazu zählen neben der positiven Beeinflussung des Schmerzerlebens in Intensität und Dauer die psychosoziale Stressbelastung, Ängste und Depressionen, Müdigkeit und Erschöpfung, Unwohlsein und Übelkeit, auftretende Verdauungsprobleme und Schlafstörungen.

Werden hypnotherapeutische Interventionen im Rahmen einer Psychotherapie eingesetzt, können unverarbeitete seelische Verletzungen, ungelöste Konflikte, wie z. B. unerfüllter Kinderwunsch oder andere belastende Lebensereignisse und Traumata, Gewalt- oder Missbrauchserfahrungen gelöst oder zumindest aufgearbeitet werden. Hierbei können diese tiefliegenden seelischen Verletzungen mögliche Mitverursacher oder Auslöser von körperlichen und psychischen Erkrankungen sein.

Die Arbeit mit dem Unbewussten ist eine tiefgehende und für meine Patientinnen häufig bereichernde Erfahrung; sie hilft, die Seele zu entlasten und unbewusste Lösungsprozesse anzuregen. Auf diese Weise werden Scham- und Schuldgefühle abgebaut, Probleme mit dem eigenen Körper, der eigenen Sexualität oder der Rolle als Frau bearbeitet.

Persönliche und körpereigene Ressourcen werden aktiviert, d. h. die gesunden Anteile der Patientin werden gefördert und gestärkt. Dazu zählen innere Potenziale und Fähigkeiten, die der Patientin oftmals gar nicht bewusst sind, um diese als Kraftquellen nutzen zu können. Die Resilienz und die Fähigkeit, mit Krisen umzugehen, werden unterstützt. In meiner Praxis lege ich großen Wert auf die Stärkung des Selbstwertes und der Selbstwirksamkeit der Patientin, damit wird das Vertrauen in die eigenen Kompetenzen gestärkt und die Patientin macht die Erfahrung, auch in schwierigen Lebenssituationen *selbst* etwas be*wirken* zu können.

Die moderne Hypnotherapie

Die Hypnose blickt auf eine jahrtausendealte Geschichte zurück, bereits im antiken Ägypten und Griechenland (*Hypnos* ist in der griechischen Mythologie der Gott des Schlafes) wurde der Heilschlaf zur Behandlung der Kranken eingesetzt, aber auch die Schamanen und Heiler zahlreicher Naturvölker nutzten Rituale mit Trommeln, rhythmischen Gesängen und Tänzen, die tranceartige Zustände hervorbrachten.

Aus dieser traditionellen Form der Hypnose, bei der der Hypnotiseur mit seiner Autorität, seinen direkten Suggestionen und seinen »besonderen Fähigkeiten« im Mittelpunkt stand, hat sich die *moderne, indirekte Form* der Hypnose und Hypnotherapie entwickelt. Diese wurde entscheidend durch die Technik und das Menschenbild des US-amerikanischen Psychiaters und Psychologen Dr. Milton H. Erickson (1901–1980) geprägt. Erickson, der in seinem Leben mehrfach an Kinderlähmung erkrankte und zeitweise vollständig gelähmt war, gelang es durch die Selbsthypnose und die Kraft der Imagination, dass er nicht mehr auf den Rollstuhl angewiesen war.

Erickson revolutionierte die therapeutische Hypnose durch eine besondere Form der Kommunikation mit dem Unbewussten der Patienten in einer gleichberechtigten, wertschätzenden Art und Weise. Dieser patientenzentrierte, lösungs- und ressourcenorientierte therapeutische Ansatz nutzt die Wirkung von inneren Bildern, Metaphern, Geschichten und Analogien. In Kooperation mit der Patientin werden Fähigkeiten und Kompetenzen gefördert, unbewusste Suchprozesse eingeleitet und Problemlösungen erarbeitet.

Die Anerkennung der Hypnotherapie

In den letzten Jahrzehnten erlebte die Hypnose vor allem im psychotherapeutischen und ärztlichen Kontext eine Renaissance. Die Hypnotherapie integriert zudem die Erkenntnisse der modernen Gehirn- und Schmerzforschung, der Neurologie und der Psychiatrie. Viele Hypnotherapeuten kombinieren in ihrer Therapie verschiedene hypnotherapeutische Ansätze und Schulen, so auch in meiner Praxis.

Die wissenschaftliche Anerkennung der Hypnotherapie nach dem deutschen Psychotherapeutengesetz erfolgte erst 2006, im anglo-amerikanischen Sprachraum bereits ca. 60 Jahre zuvor. Die Effektivität der Hypnotherapie mit einem nachgewiesenen Wirkungsgrad von 62–85 % konnte in umfangreichen Studien belegt werden. Damit ist sie mindestens ebenso effektiv wie andere psychotherapeutische Verfahren, jedoch mit einer meist erheblich verkürzten Therapiedauer. Bei richtiger Anwendung lassen sich auch sehr gute medizinische Erfolge erzielen.

Diese während der hypnotischen Trance erzeugten hirnphysiologischen Veränderungen konnten mit bildgebenden Verfahren – der Kernspinresonanztomografie (MRT) und der Elektroenzephalografie (EEG) – wissenschaftlich nachgewiesen werden. Die Hypnose verändert zudem nachweislich die Schmerzverarbeitung und stärkt das Immunsystem.

Hypnotherapie in der Praxis: Die Schmerzbehandlung

Bis zur Einführung des Äthers war die Hypnose die wichtigste und wirkungsvollste Methode der Schmerzkontrolle. Hypnose kann sowohl bei akutem und chronischem Schmerzgeschehen, bei organischen Schmerzzuständen oder psychosomatischen und somatoformen Schmerzen eingesetzt werden. Die Anwendungsmöglichkeiten im Bereich der Analgesie und Anästhesie sind vielfältig: diagnostische und operative Eingriffe, Notfallversorgung, zahnmedizinische Behandlungen, großflächige Verbrennungen und Wundheilung, Chemotherapie, Fibromyalgie, Migräne, Kopf- und Rückenschmerzen bis hin zur Geburtsvorbereitung (Hypnobirthing). Im Rahmen des Schmerzmanagements hat sich die Kombination mit der kognitiven Verhaltenstherapie sehr bewährt.

Die Anwendung der Hypnose, am Beispiel der Endometriose, ist zum einen *symptombezogen* und strebt eine Schmerzreduktion, eine verbesserte Schmerzbewältigung und eine Löschung des Schmerzgedächtnisses sowie die Reduzierung von Analgetika (Schmerzmitteln) an. Eine erhöhte Selbstwirksamkeit bezüglich der Schmerzkontrolle durch die Selbsthypnose und somit eine Steigerung des körperlichen und emotionalen Wohlbefindens und der Lebensqualität sind weitere Therapieziele. Zum anderen wird die Hypnose *problembezogen* eingesetzt, d. h., die schmerzauslösenden und -aufrechterhaltenden Faktoren werden im Sinne einer Problemlösung bearbeitet.

Die Hypnotherapie (auch Hypnosetherapie) nutzt Tranceprozesse, in Form von veränderten Bewusstseinszuständen, um therapeutische Veränderungen hervorzurufen. Die Trance stellt sich als ein ganz natürlicher Zustand leichter bis tiefster Entspannung dar, der sich von alleine einstellt, ähnlich dem Zustand kurz vor dem Einschlafen, beim Tagträumen oder einer langen Autobahnfahrt und wird durch geeignete Techniken weiter vertieft (z. B. Blickfixation der Augen auf einen Punkt).

In der Praxis führe ich die Patientin mit beruhigender Stimme in eine Atmosphäre der Entspannung und des Wohlgefühls, in der sie einen (wach-)traumähnlichen Zustand der Gelassenheit und Versenkung oder auch höchster Konzentration erlebt. Der Aufmerksamkeitsfokus der Patientin wird auf das innere Erleben gerichtet, auf innere Bilder und Vorstellungen, intensive Gefühle und Körperempfindungen. Die hypnotische Trance ist die Grundlage für den Veränderungs- und Heilungsprozess, unbewusste Such- und Lösungsprozesse werden angeregt und innere Selbstorganisationsvorgänge werden gefördert.

Die Patientin befindet sich in einem Zustand physiologischer Entspannung und Harmonisierung des ganzen Körpers. Das Gehirn erzeugt verlangsamte Hirnströme, die Bewusstseinszuständen leichter bis tiefer Trance entsprechen. Der Stresshormonspiegel sinkt nachweislich. Währenddessen ist das kritische Verstandesdenken eingeschränkt, die unbewussten Schichten des Bewusstseins sind stärker aktiviert und empfänglicher für Anregungen, erwünschte Körperempfindungen und neue Vorstellungen seitens des Hypnotherapeuten.

Das innere Erleben in der Trance verändern

Die Schmerzpatientin beschreibt ihre inneren Bilder, die sie in der Trance zum Schmerz erlebt, *z. B. ein glühend heißes, brennendes, rotes, spitzes Gebilde, das sich an ihrer Gebärmutter festgesetzt hat.* In der Vorstellung wird dieses Bild in Farbe, Form und Empfindung positiv verändert oder die Patientin reist an einen Ort des Wohlbefindens. Ausgehend von diesem imaginären Ort wird der schmerzende Körper wie aus einer Distanz heraus wahrgenommen – aus einer Beobachterposition. Dies führt häufig zu einer Linderung der Schmerzen und des Leidens, kurzfristig kann es auch zur Schmerzfreiheit kommen.

Die Patientin begibt sich unter Anleitung in ihrer Vorstellung auf mentale Reisen, schlendert am weißen Sandstrand von Thailand entlang oder bekommt auf der Fahrt in einem Heißluftballon über schöne Landschaften den nötigen Abstand zu ihren Ängsten und Sorgen. Unter einem Wasserfall im hellen Sonnenlicht oder in einem klaren Bergsee zu baden, wirkt lösend auf Verspannungen und Schmerzen bzw. erleichtert deren Bewältigung im Alltag. Die Arbeit mit Persönlichkeitsanteilen (Ego-States), mit dem Inneren Kind oder dem Inneren Heiler, der in der Trance aufgesucht wird, bringt häufig neue Einsichten und Erkenntnisse hervor.

Die Therapie zeigt Anregungen zum besseren Umgang mit sich selbst auf und lädt zur Umdeutung und Neubewertung und zum Perspektivwechsel der aktuellen Situation ein. Positiv veränderte körperliche und seelische Zustände, wie sie von der Patientin als zukünftiges Therapieziel anvisiert werden, können bereits »vorab« in der Trancesitzung erfahren werden (Progression). Kompetenzen und Ressourcen, die der Patientin in der Vergangenheit hilfreich waren (Regression), werden wieder aktiviert. Unbewusste Fähigkeiten und Möglichkeiten des jeweiligen Menschen werden als unerschöpfliche Quelle zur kreativen Selbstheilung und positiven Veränderung aus sich selbst heraus genutzt.

Nach der Sitzung verspürt die Patientin in der Regel größere Gelassenheit, stärkere Zuversicht und Wohlbefinden. Sie hat wieder Zugang zu ihren Ressourcen und Vertrauen in ihre inneren Fähigkeiten und die eigenen Gefühle bzw. die innere Stimme. Hier ergeben sich wirkungsvolle Möglichkeiten der Unterstützung für Patienten und deren Angehörige in einer Zeit der besonderen körperlichen, psychischen und sozialen Belastung.

Die Selbsthypnosetechnik

Einen wichtigen Stellenwert für das Erreichen des Therapieerfolgs nimmt die Selbsthypnose ein. In der Praxis vermittele ich meinen Patienten Selbsthypnosetechniken, damit sie sich selbstbestimmt in einen Trancezustand versetzen können. Somit werden die gemeinsam entwickelten Strategien der Hypnotherapie fortgeführt. Dazu stellt sich die Patientin die zuvor erarbeiteten inneren Bilder zur Schmerzlinderung und -kontrolle erneut intensiv vor. Das subjektive Schmerzempfinden wird positiv verändert, Ängste und das Gefühl, ausgeliefert zu sein, werden reduziert. Studienergebnisse bestätigen die positive Wirkung der (Selbst-)Hypnose bei der Reduktion der Schmerzintensität, der Stabilisierung des Immunsystems und der Aktivierung der Selbstheilungskräfte.

Auswahl eines Hypnotherapeuten

Bei der Auswahl eines geeigneten Hypnotherapeuten (bzw. Hypnosetherapeuten) ist unbedingt darauf zu achten, dass es sich um einen qualifizierten Therapeuten (Psychologe, Ärztin oder Heilpraktiker) mit umfassender hypnotherapeutischer Ausbildung handelt. Seriöse Ausbildungsinstitute sind beispielsweise die Milton Erickson Gesellschaft für Klinische Hypnose (MEG) und die Deutsche Gesellschaft für Hypnose und Hypnotherapie (DGH). Die gesetzlichen Krankenkassen übernehmen die Kosten für eine hypnotherapeutische Behandlung in der Regel nicht.

Kinesiologie – Der Körper kennt die Wahrheit

Die Kinesiologie ist eine ganzheitliche alternativmedizinische Diagnose- und Therapiemethode zur Linderung körperlicher und seelischer Beschwerden, zur Steigerung des Wohlbefindens und der Lebensqualität und hat sich in vielen Praxen von Heilpraktikern, Ärztinnen und Zahnärzten bewährt. Die Verfahren sind wissenschaftlich noch nicht anerkannt, helfen jedoch, die Arbeit des Therapeuten entscheidend zu erleichtern und zu verbessern. Sie sind klar strukturiert, effektiv und präzise und häufig lassen sich kürzere Behandlungszeiten erzielen. In meiner Praxis wende ich kinesiologische Verfahren im Sinne einer Hinweisdiagnostik an oder ich nutze die Psychokinesiologie für die psychotherapeutische Arbeit in Kombination mit weiteren Therapieformen.

Die Kinesiologie wird vor allem bei stressbedingten Erkrankungen, emotionalen Belastungen, Burnout und Erschöpfung, akuten und chronischen Schmerzen, Selbstwertproblematik, Allergien und Unverträglichkeiten, toxischen Belastungen, Stoffwechselstörungen, Suchtverhalten und Schlafstörungen, Lern- und Entwicklungsstörungen eingesetzt.

Hierzu werden bestehende energetische Schwächen, stresserzeugende Faktoren und gesundheitliche Störungen im Energiesystem der Patientin, die krankheitsverursachend oder -unterhaltend sein können, aufgedeckt und korrigiert. Über das Zusammenwirken von Muskeln, Organen, Emotionen und Denkstrukturen erhalten wir Zugang zu bewussten und unbewussten Stressfaktoren, die sich auf körperlicher oder seelischer Ebene zeigen können. Damit verbessern kinesiologische Balancen die Kommunikation mit uns selbst, helfen Stress abzubauen, lösen Blockaden, aktivieren die Selbstheilungskräfte des Körpers, fördern unser persönliches Wachstum und führen zu Leistungssteigerungen in vielen Lebensbereichen.

Entwicklungen der Kinesiologie

Der Begriff Kinesiologie bedeutet »*Lehre von der Bewegung*« (griech. *kìnesis* = Bewegung und *logos* = Lehre) und wurde Anfang der 60er-Jahre des letzten Jahrhunderts von dem amerikanischen Chiropraktiker *Dr. George Goodheart* (1918–2008) begründet. Es folgt eine Auswahl der seitdem daraus hervorgegangenen Verfahren:

- Applied Kinesiology (Goodheart)
- Touch for Health (Thie)
- Behavioral Kinesiology (Diamond)
- Edu-Kinestetik und Brain-Gym (Dennison)
- Klinische Kinesiologie (Beardall)
- Health Kinesiology (Scott)
- Psychokinesiologie und Angewandte Neurobiologie (Klinghardt)

Dabei stützt sich die Kinesiologie im medizinisch-therapeutischen Bereich auf die Erkenntnisse der modernen Hirnforschung, der chinesischen Medizin, der Chiropraktik, Pädagogik, Psychologie und der Ernährungs- und Bewegungslehre.

Innere Blockaden aufspüren und lösen

Die Kinesiologie geht von der Annahme aus, dass die Lebensenergie entlang von Energiebahnen durch den Körper fließt, den sog. Meridianen, diese stehen in Verbindung mit bestimmten inneren Organen und Gefühlen. Belastende Erlebnisse, negative Gedanken und Gefühle, Traumata und negative Beziehungserfahrungen schwächen das körpereigene Energiesystem und stören oder blockieren den Energiefluss. Es kommt zu körperlichen Beschwerden und psychischen Problemen. Ziel ist es, die Ursache dieser tief im Unbewussten liegenden Energieblockaden und seelischen Konflikte aufzudecken, um den gesunden Energiefluss in den Meridianen mit den geeigneten Korrekturen wiederherzustellen.

Die (Psycho-)Kinesiologie geht ferner davon aus, dass bei jedem schwerwiegenden oder traumatischen Ereignis im Unterbewusstsein der

Patientin einschränkende Glaubenssätze entstehen können *(z. B.: »Ich bin nicht liebenswert, ich bin nicht gut genug«)*, die lebenslang gespeichert werden, immer aktiv sind und das Verhalten der Patientin beeinflussen und den Körper veranlassen, chronische Beschwerden oder Schmerzzustände hervorzurufen.

Der kinesiologische Muskeltest

Das zentrale Diagnoseinstrument des Kinesiologen ist der *kinesiologische Muskeltest*, der im Sinne eines körpereigenen Biofeedbacksystems funktioniert und uns über die getestete Muskelspannung Rückmeldung über den energetischen, emotionalen, funktionellen und gesundheitlichen Zustand der Patienten und ihres Energiesystems gibt. Laut Goodheart sollen die psychischen Stressoren oder physischen Blockaden und Störungen die Haltekraft der willkürlichen Muskulatur schwächen.

Durch die manuelle Testung beispielsweise des Armes der Patientin (*Arm testet schwach oder stark*) kann ihr Körper direkt *befragt* werden und Auskunft darüber geben: *Was ihn stärkt und was ihn schwächt; was den Organismus belastet bzw. Energieblockaden verursacht und mit welcher Methode diese behandelt und aufgelöst werden können.* So werden beispielsweise Funktionsstörungen des Körpers und seiner Organe, Energiezustände, Allergene, geeignete Heilmittel, optimale Therapiemöglichkeiten untersucht bzw. ausgetestet und mit einer individuell auf die Patientin abgestimmten Behandlung harmonisiert und korrigiert. Diese Korrekturen können durch das Klopfen bestimmter Reflexpunkte (MFT, ▶ Energetische Psychologie), Augenbewegungen, Bewegungs- und Energieübungen, positive Glaubenssätze, Farbbrillen, imaginäres Familienstellen etc. durchgeführt werden. Die Patientin erhält zudem Korrekturübungen für die Anwednung zu Hause.

Die Psychokinesiologie – ungelöste seelische Konflikte auflösen

Die *Psychokinesiologie (PK)* wurde von dem deutschen Arzt Dr. Dietrich Klinghardt in den USA entwickelt und stellt eine Verbindung aus Körperarbeit und Psychotherapie dar. Durch den Muskeltest erhalten wir Informationen auf mehreren Ebenen, die über den bewussten Verstand hinausgehen. Wir bekommen Zugang zum Unbewussten und zum Körpergedächtnis der Patientin, das alle Erfahrungen im Körper gespeichert hat, um die sog. *ungelösten seelischen Konflikte (USK)* bewusst zu machen und aufzulösen, die wahrscheinlich für die Blockaden ganz bestimmter Meridiane und die Erkrankung verantwortlich sind. Klinghardt ordnet z. B. dem Blasenmeridian die Gefühle *sich schämen, sich verletzt fühlen*; dem Lungenmeridian die Gefühle *chronischer Kummer, nicht bewältigte Trennung* zu. Der häufigste Grund für die Entstehung eines USK ist laut Klinghardt, dass die Patientin zum Zeitpunkt des Konfliktes nicht in der Lage war, ihre Gefühle auszudrücken bzw. zu verarbeiten. Das können beispielsweise psychisch-emotionale Konflikte, Beziehungskonflikte, Schicksalsschläge oder seelische Traumata sein. Die PK zeigt, dass das Lösen der Blockaden der jeweiligen Meridiane auch das seelische Befinden der Patientin bessert und die Selbstheilungskräfte aktiviert.

Energetische Psychologie (EP)

Die Wirkung der Energetischen Psychologie

Die *Energetische Psychologie (EP)* bezeichnet einen neuen effektiven Ansatz der Psychotherapie zur Behandlung psychisch-seelischer Probleme, zur Veränderung negativ empfundener Emotionen und Gefühle, einschränkender Glaubenssätze und zur positiven Beeinflussung körperlicher Beschwerden und Schmerzen. Unter dem Begriff Energetische Psychologie (auch *Energetische Psychotherapie*) werden verschiedene energetische Behandlungskonzepte zusammengefasst, die unter Einbeziehung des Körpers und des Meridiansystems das Energiesystem des Körpers positiv beeinflussen.

Die Ursprünge der Energetischen Psychologie liegen in der Traditionellen Chinesischen Medizin (TCM), der Hypnotherapie, des NLP, der angewandten Kinesiologie und den Erkenntnissen der modernen Hirnforschung. Die Verfahren der EP werden häufig lösungs- und ressourcenorientiert im Rahmen einer Kurzzeitintervention eingesetzt und lassen sich gut in andere psychotherapeutische Konzepte integrieren. Dabei eignen sich die allermeisten dieser Methoden auch zur Selbstbehandlung, sind leicht zu erlernen und oft reichen wenige Anwendungen, um nachhaltige Erfolge zu erzielen. Stress kann reduziert werden, psychische oder physische Probleme werden gelindert oder gänzlich aufgelöst, tiefgehende Veränderungs- und Selbstheilungsprozesse werden eingeleitet.

Die auch als *Klopfakupressur* oder *Meridiantherapie* bezeichneten energetischen Heilmethoden gehen von der Annahme aus, dass durch das Klopfen oder Halten ausgewählter Akupunkturpunkte, die auf den Energiebahnen des Körpers liegen, die jeweiligen Energieblockaden gelöst werden. Die durch das sanfte und rhythmische Klopfen erzeugten Impulse entstressen das gestörte Energiesystem und harmonisieren den Energiefluss im Körper. Dabei wird an das zu behandelnde Thema gedacht, bzw. bestimmte kurze Sätze werden repetiert. Es stellt praktisch eine psychologische Version der Akupunktur dar, die allerdings keine Nadeln verwendet, häufig verbunden mit einem rasch wahrnehmbaren Gefühl der Erleichterung.

Die Verfahren der Energetischen Psychologie

Die Entwicklung der Methoden der Energetischen Psychologie Anfang der 1990er Jahre geht vor allem auf den australischen Psychiater *John Diamond*, den US-amerikanischen Ingenieur und Coach *Gary Craig (EFT = Emotional Freedom Techniques)* sowie den US-amerikanischen Psychologen *Roger Callahan (TFT = Thought Field Therapy)* zurück. Später folgten wichtige Beiträge des US-amerikanischen Psychologen *Fred P. Gallo (EDxTM = Energy Diagnostic and Treatment Methods, NAEM = Negative Affect Erasing Me-*

thod) und anderer. Für den deutschsprachigen Raum sind vor allem der Psychologe *Rainer Franke (MET* = Meridian-Energie-Techniken*)*, der Arzt *Dietrich Klinghardt (MFT = Mentalfeld-Techniken)* sowie der Psychiater *Michael Bohne (PEP = Prozess- und Embodimentfokussierte Psychologie)* zu nennen. Die Methoden haben sich in der klinischen Praxis als sicher und effektiv etabliert.

Der Behandlungsablauf am Beispiel der EFT-Methode

Für das zu behandelnde Thema der Patientin (z. B. Belastung, Hilflosigkeit, Schmerzwahrnehmung etc.) wird eine Kernaussage formuliert, die die belastenden Gefühle und Emotionen möglichst zutreffend beschreibt: »*Meine Endometriose belastet mich stark*«, oder: »*Meine Schmerzen machen mich hilflos*«. Dann nimmt die Patientin auf einer subjektiven Stressskala von 0–10 ihre Einschätzung der aktuellen Belastung vor, die im Laufe der Behandlung erneut abgefragt wird. Während der Behandlungssequenz klopft die Patientin 14 ausgewählte Akupunkturpunkte leicht und rhythmisch auf Gesicht, Oberkörper und Hand, dabei wird der zuvor formulierte Satz bei jedem Punkt repetiert. Es folgen bestimmte Augenbewegungen, das Summen einer Melodie, das Rückwärtszählen, um eine neue neurophysiologische Regulation in verschiedenen Hirnarealen und die Synchronisation beider Hirnhemisphären anzuregen. Ziel dabei ist es, den Wert 0 auf der subjektiven Skala zu erreichen. In der Regel erscheinen weitere belastende Gefühle bzw. Aspekte zum behandelten Thema, die in gleicher Weise therapiert werden, bis die empfundene Belastung ebenfalls auf 0 gesenkt worden ist.

Eine Weiterentwicklung stellt das *Energy EFT* nach Silvia Hartmann dar, wobei die negativen Aspekte nicht nur reduziert bzw. gelöscht werden, sondern im Anschluss daran positive Energie aufgebaut wird. Das etwas verkürzte EFT-Protokoll folgt dem zuvor beschriebenen Verlauf, um beispielsweise Energie, Lebensfreude, Wohlgefühl und innere Stärke zu steigern. Auf der abgewandelten Energy-EFT-Skala von -10 bis +10 wird der Wert von +10 angestrebt.

Indikationen der Energetischen Psychologie

Schwierige Lebenssituationen, wie im Fall der Endometriose, werden oft durch negative Gedanken begleitet, die wiederum belastende Gefühle hervorrufen, die die negativen Gedanken weiter verstärken. Die EP kann diesen Teufelskreis aus belastenden Gedanken und Gefühlen durchbrechen helfen, die Handlungsfähigkeit und Bewältigung des Alltags der Patientin fördern.

Die Energetische Psychologie kann effektiv angewendet werden bei energetischen, emotionalen und kognitiven Blockaden, zudem können wir auch auf die psychogenen Ursachen körperlicher Beschwerden und Schmerzen positiv Einfluss nehmen. Das Klopfen und die Auseinandersetzung mit dem persönlichen Schmerzmuster kann Erleichterung bringen, Heilungsprozesse bei akuten und chronischen Erkrankungen werden gefördert. Dabei kann EFT die Stresshormone (Kortisolspiegel) nachweislich signifikant stärker senken als Entspannung oder die Gesprächstherapie.

Für die Energetische Psychologie ergibt sich ein breites Anwendungsspektrum:

- akute und chronische Schmerzen
- Verspannungen und Blockaden
- Schlafstörungen
- Migräne
- Allergien
- Ängste, Phobien und Panikattacken
- Traurigkeit und depressive Verstimmungen
- Hilflosigkeitsgefühle und mangelnder Selbstwert
- traumatische Erlebnisse und seelische Verletzungen
- Scham- und Schuldgefühle, Selbstvorwürfe oder Selbstsabotage
- negative Gewohnheiten, Süchte und Zwänge
- Essstörungen und Gewichtsreduktion
- Stress, Kummer, Sorgen, Frustration und unterdrückte Wut

Quantenheilung erleben

Die Quantenheilung, auch als 2-Punkt-Methode bezeichnet, wurde unabhängig von den beiden amerikanischen Chiropraktikern Dr. Richard Bartlett und Dr. Frank Kinslow Ende der 1990 Jahre wiederentdeckt und weiterentwickelt. Diese Methoden werden mit den Erkenntnissen der Quantenphysik, der modernen Bewusstseinsforschung sowie mit jahrtausendealten Heiltraditionen in Verbindung gebracht. Obwohl es verschiedene Erklärungsansätze gibt, die von seriösen Wissenschaftlern untermauert werden, ist die Wirkungsweise letztlich noch nicht eindeutig geklärt und für einige schwer nachvollziehbar. Dennoch ist es empfehlenswert, diese Verfahren sowohl in bestehende medizinische als auch komplementärmedizinische Konzepte zu integrieren, da es ein einfaches, oft nur wenige Minuten andauerndes und effizientes Verfahren ist, um Heilimpulse zu setzen und Veränderungsprozesse auf körperlicher, seelischer, geistiger und spiritueller Ebene anzuregen.

Seit den Anfängen sind hieraus unterschiedliche Anwendungssysteme entstanden, die sehr schnell und ohne medizinische Vorkenntnisse zu erlernen und anzuwenden sind: Dr. Richard Bartlett mit Matrix Energetics, Dr. Frank Kinslow mit Quantum Entrainment (QE), später in Deutschland Andrew Blake mit Quantum Consciousness Transformation (QCT) und Fei Long mit QUEST u. a. Die Verfahren eignen sich sowohl zur Selbstanwendung als auch zur therapeutischen Behandlung und Veränderungsarbeit. Sind diese neuen Wege der Therapie erfolgreich, können Beschwerden in kurzer Zeit gelindert oder ganz aufgelöst werden.

Heilung aus dem Bewusstsein – Die Anwendung in der Praxis

Bei der Quantenheilung arbeite ich in meiner Praxis in der Regel mit sanfter Berührung zweier energetisch sensibler Punkte auf dem Körper der Patientin (z. B. Nabelbereich und Stirn) oder in ihrem Energiefeld, die ich intuitiv finde und halte und die mit dem zu bearbeitenden Thema in Verbindung stehen. Parallel wird die klare Intention der gewünschten

Veränderung in einem möglichst neutralen und erwartungsfreien Geisteszustand formuliert: *z. B.: »Mein Unterleib fühlt sich angenehm warm und wohlig an«*. Blake konzentriert sich in seiner Behandlungsabfolge vor allem auf 1. den *zentralen Lösungspunkt*, 2. den *Integrationspunkt hilfreicher Ressourcen* und 3. den *Verbindungspunkt mit dem idealen zukünftigen Selbst.*

Das vegetative Nervensystem wird dabei unmittelbar in einen Entspannungszustand versetzt, in dem tiefe Heilungsprozesse stattfinden können: körperlich, seelisch und mental. Dr. Kinslow spricht auch von *»sich des reinen Bewusstseins gewahr werden«*, einem Bewusstseinszustand ähnlich dem der Meditation, in dem Reorganisations- und Selbstheilungsprozesse ausgelöst werden. Alles, was bei der Patientin nicht optimal funktioniert, wird harmonisiert und neu organisiert. Fehlfunktionen werden korrigiert. In bewusster Einstimmung auf das Quantenfeld wird die ursprüngliche Ordnung der Matrix, die energetische Grundform allen Seins, die alle grundlegenden Informationen enthält, wiederhergestellt. Die Patientin erlebt ein unmittelbares, langanhaltendes Wohlgefühl und mitunter tiefgreifende Heilungsprozesse. Dies wird von ihr oft als Schwanken, Kribbeln, Wärme oder Energiewelle wahrgenommen. Dr. Bartlett spricht von einer Energetischen Welle (Skalar-Welle), die durch das Bewusstsein des Anwenders der Matrix kollabiert und die gewünschte Veränderung hervorruft.

Unser Bewusstsein erschafft unsere Realität?

Die Welt der Quanten möchte ich hier nur kurz skizzieren. Die Erkenntnisse der Quantenphysik lassen die Interpretation zu, dass die Quantenheilungsmethode das Vorhandensein des Quantenfeldes nutze. Es wird auch als Feld unbegrenzter Möglichkeiten und schöpferischer Intelligenz bezeichnet. Quanten sind kleinste Teilchen, kleinste Informationseinheiten, Grundbausteine der Materie des gesamten Universums und damit der uns umgebenden physischen Realität. Wahrscheinlich können wir durch unser Bewusstsein mittels einer klaren Absicht das Verhalten der Quanten und damit das Verhalten von Energie und Materie steuern und somit unsere erlebte Wirklichkeit beeinflussen. Unter der Prämisse, dass Materie nicht fest ist, sondern aus Information und Energieschwingungen besteht, kann das Energiefeld der Patientin anscheinend durch energetische Impulse zur Selbstregulation und damit zur Selbstheilung angeregt werden.

Damit wäre die Wirkung unserer Gedanken, Gefühle, unserer inneren Bilder und Absichten viel stärker als bisher angenommen. Nicht nur die Materie unseres Körpers besteht aus Quanten, sondern auch Bewusstseinsprozesse, unsere Gedanken und Gefühle. Zahlreiche wissenschaftliche Studien lassen vermuten, dass die Erwartungshaltung (die formulierte Absicht: *Was möchte ich erreichen?*) der Patientin und des Therapeuten Auswirkungen auf das Ergebnis haben.

Literatur

Alman BM, Lambrou PT (2019) Selbsthypnose: Ein Handbuch zur Selbsttherapie. 13. Aufl. Heidelberg: Carl Auer Verlag.

Blake A (2010) QCT – Quantum Consciousness Transformation: Das Praxisbuch der Zwei-Punkt-Methode zur Quantenheilung durch Bewusstseinstransformation (Inkl. CD). Nietsch Verlag.

Franke R, Schlieske I (2006) Klopfen Sie sich frei! M. E. T. – Meridian-Energie-Techniken. Einfaches Beklopfen zur Selbsthilfe. Reinbek: Rowohlt-Verlag.

Goldschmidt A (2013) Alles klar mit Kinesiologie: Hellwach und voller Energie durch den Alltag. VAK Verlag.

Hartmann S (2013) Energy EFT: Die neue Dimension der Klopfakupressur: Entfesseln Sie Ihre volle Lebensenergie! Kirchzarten: VAK-Verlag.

Kaiser Rekkas A (2013) Klinische Hypnose und Hypnotherapie: Praxisbezogenes Lehrbuch für die Ausbildung. Heidelberg: Carl Auer Verlag.

Jensen MP (2015) Hypnose bei chronischem Schmerz: Ein Behandlungsmanual. Heidelberg: Carl Auer Verlag.

Kinslow F (2016) Quantenheilung: Wirkt sofort und jeder kann es lernen.17. Aufl. Kirchzarten: VAK Verlag.

Klinghardt D (2004) Lehrbuch der Psycho-Kinesiologie. INK – Institut für Neurobiologie.

Klinghardt F, Schmeer A (2015) Mentalfeld-Techniken – ganz praktisch: 20 Methoden für Selbsthilfe und Heilung (Klopfakupressur). Kirchzarten: VAK Verlag.

Long F (2013) Quantenheilung leicht gemacht. Basel: Sphinx Verlag.

Internet

www.praxis-ternes.de (Homepage des Autors)
www.thomas-david-ternes.de (Homepage in Vorbereitung)

www.meg-hypnose.de (Milton H. Erickson Gesellschaft für Klinische Hypnose e. V.)
www.dgh-hypnose.de (Deutsche Gesellschaft für Hypnose und Hypnotherapie e. V.)
www.dgak.de (Deutsche Gesellschaft für Angewandte Kinesiologie e. V.)
www.iak-freiburg.de (Institut für Angewandte Kinesiologie; Seminarangebote)
www.eft-dach.org (EFT-DACH e. V.)

24 Methode Wildwuchs: Vertrauen Sie auf Ihre Selbstheilungskräfte

Angelika Koppe

Langjährige Erfahrungen in der Selbstheilungsberatung von Frauen mit Endometriose zeigen, wie wichtig und sinnvoll die eigene Initiative beim Prozess des Gesundwerdens ist. Die Verunsicherung durch das Leiden, der Umgang mit Schmerzen, Operation und unerfülltem Kinderwunsch sind Herausforderungen, denen sich viele Frauen gestellt haben und dabei neue Wege im Heilungsprozess für sich entdecken konnten.

Die Methode Wildwuchs ist ein Selbstheilungsweg und gleichzeitig ein Konzept zur Beratung und Begleitung von Menschen in Selbstheilungsprozessen. Betroffene Frauen werden in diesem Prozess fachkundig dazu angeleitet, den Körper in seinen Befindlichkeiten zu verstehen und selbstbestimmte, das eigene Wohlbefinden und die Gesundheit fördernde Schritte zu entwickeln. Ziel ist es, eigenverantwortlich ein Trainingsprogramm für sich zu erstellen, das alltagstauglich ist und die Lebenslust fördert.

Aus unserer langjährigen Arbeit mit der Methode Wildwuchs in ganz Europa verfügen wir über differenzierte Kenntnisse über Selbstheilungsprozesse bei Frauenerkrankungen wie Endometriose, Zysten, Myomen und Schilddrüsenleiden.

Innere Bilder als Kommunikationsmittel

Herzstück der Methode Wildwuchs ist die Arbeit mit unterschiedlichen Visualisierungstechniken. Unter Visualisierung oder Imagination versteht man das Sichtbarwerden von Bildern vor dem inneren Auge, also mithilfe der eigenen Vorstellungskraft. Diese Techniken eröffnen als »innere Reisen« tiefliegende Bewusstseinsschichten, die wichtige Informationen über das Körperinnenleben mit seinen »seelisch-biologischen Vernetzungen« bereithalten. Die »Inneren Bilder« sind wie ein Bindeglied zwischen bewusstem Denken, psycho-sozialen Themen und Körperprozessen. Der Körper kann mithilfe innerer Bilder mit uns kommunizieren, kann uns begreifbar machen, was ihm fehlt. Wir können durch innere Bilder in einen Dialog mit unserem Körper treten, um herauszufinden, was wir selbst tun können, um unsere Gesundheit zu fördern.

Der Beratungszyklus der Methode Wildwuchs verläuft als Drei-Schritte-Programm

Am Beginn steht die Eigendiagnose anhand innerer Bilder. Die Visualisierung »Körpererkundung« leitet dazu an, das Körperinnere zu »besuchen«. So können die Menschen auf ihren Körper mit seinen Befindlichkeiten und Symptomen zugehen und ihre inneren Körperzustände wahrnehmen. Dazu eine Patientin mit Endometriose:

> »Durch die Arbeit mit inneren Bildern habe ich einen ganz anderen Kontakt zu meinem Körper und seinen Organen bekommen. Ich war oft verblüfft, wie genau die inneren Bilder mir das Körperinnere gezeigt haben, so als würde man tatsächlich im Körper herumwandern und sich alles anschauen. Im Körperinneren habe ich genaue Hinweise bekommen, was ich für meine Gesundheitsförderung brauche, z. B. ganz konkrete Handlungsanweisungen, was ich im Alltag tun kann.«

In der nächsten Phase der Methode Wildwuchs sollen Möglichkeiten von Eigenverantwortlichkeit im Krankheits- und Heilungsgeschehen aufgespürt werden. Es geht darum zu erforschen, wie weit ein Mensch durch »un-gewusste« Einflüsse bestimmte Körperbefindlichkeiten mit bewirkt oder aufrechterhält. Es geht um die Verbundenheit von Körperprozessen und gewohnten Lebensmustern – nicht als Schuldzuweisung, sondern als Quelle von Handlungsmacht. Dieser Schritt führt auch dazu, dass die Frauen ihren individuellen Trauerprozess wahrnehmen und verstehen und ein heilsamer Umgang damit aktiviert wird. Eine Patientin:

> »Diese Visualisierungen waren eine Reise zu meinem wahren Ich, manchmal schmerzhaft und traurig, wenn alte Muster auftauchten, von denen ich mich verabschieden musste, um Neues zuzulassen.«

Kreieren Sie Ihr Gesundheitsprogramm

Im letzten Abschnitt der Methode Wildwuchs werden Schritte zur Selbstheilung kreiert. Es sind alltagstaugliche Handlungen, die als vierwöchiges Gesundheitstraining individuell mit und für die betroffenen Frauen entwickelt werden. Bestandteile des Gesundheitstrainings sind z. B. sogenannte »Heilsame Visualisierungen«, die die persönliche Selbstheilungskompetenz stärken helfen. Des Weiteren können neue Alltagserfahrungen gesundheitsförderlich wirken, etwa die Wertschätzung des eigenen Körpers, das Aufgeben überlebter Denk- und Verhaltensmuster, inspirierende Mutproben für neues Verhalten oder Alltagsrituale, die die Lebensfreude stärken. Eine Patientin beschreibt es so:

> »Für mich ist das Gesundheits-Trainings-Programm für meine alltägliche Gesundheitsförderung wichtig: Es ist ein Konzept mit Handlungen und Visualisierungen für zu Hause. Diese Aufgaben waren ein Halt in dem ›Krankheits-Ängste-Hoffnungen-Durcheinander‹. Sie retteten mich z. B. auch vor meinem alten Denken, dass mich die Krankheit dominieren und mich ohnmächtig machen könnte. Ich hatte etwas in der Hand, das ich tun konnte. Egal, wie schlecht es mir geht, das tut mir jedes Mal wieder gut! Es gibt mir das Gefühl, in Kontakt mit meinem Körper immer auf dem richtigen Weg zu sein.«

Literatur

Koppe A (2012) Mut zur Selbstheilung: Anleitung zum Gespräch mit dem eigenen Körper – Methode Wildwuchs. Selbstverlag.

Koppe A (2017) Selbstheilung bei Endometriose: nach der Methode Wildwuchs. Mit Beispielen aus der Praxis. München: Nymphenburger Verlag.

Audioprogramm: Mut zur Selbstheilung unter: www.methode-wildwuchs.com

Internet

www.methode-wildwuchs.com (Homepage der Autorin für weitere Informationen und das Kursprogramm)

25 Möglichkeiten der Selbstheilung

Joachim Faulstich

Perspektivwechsel

Dieses Kapitel betrachtet die Endometriose und die Möglichkeiten ihrer Heilung aus einem anderen Blickwinkel: Es geht um die Frage, welche Rolle die Kräfte der Selbstheilung spielen und auf welchem Wege es möglich sein könnte, sie anzuregen.

Das relativ junge Forschungsgebiet der Psychoneuroimmunologie hat in den vergangenen Jahren wunderbare Beweise dafür vorgelegt, dass Körper und Seele im letzten Grund eine Einheit bilden, dass sie nicht voneinander zu trennen sind. Gefühle und Gedanken können Botenstoffe in Bewegung setzen, die das Immunsystem beeinflussen – im Schlechten wie im Guten. Wenn das Immunsystem geschwächt ist, sind wir anfälliger für Erkrankungen. Wenn es uns gelingt, es zu stärken, können die Kräfte der Selbstheilung manchmal auch schwerwiegende Erkrankungen beeinflussen.

Mehrere Abschnitte dieses Buches haben bereits Methoden beschrieben, die unsere Selbstheilungskräfte anregen können: Psychotherapie, Entspannungsverfahren, Hypnotherapie und in gewisser Weise auch Osteopathie und Homöopathie. Dieses Kapitel gibt einen kurzen Überblick über den Stand der Forschung und lenkt den Blick gleichzeitig auf Methoden und Weltbilder, in denen sich jahrtausendealte Erfahrungen spiegeln. Sie sind sozusagen von der Zeit geprüft und werden mehr und mehr von der modernen Forschung bestätigt.

Selbstheilungskraft und Bewusstsein

Die alte Vorstellung eines Immunsystems, das als in sich geschlossenes biologisches Regelwerk wie ein Automat die Abwehr unerwünschter Eindringlinge wie Viren und Bakterien regelt und Wucherungen erkennt und auflöst, gehört der Vergangenheit an. Das Immunsystem ist in hohem Maße vom Bewusstsein des Menschen abhängig, sowohl von dem, was er im Alltag denkt, als auch von dem großen Bereich des Unbewussten. Tatsächlich sind es persönliche Glaubensvorstellungen, die Selbstheilungsprozesse in Gang setzen oder verhindern können, Vorstellungen von dem, was wir für möglich halten oder was wir uns persönlich zugestehen und erlauben.

In der Sprache der Wissenschaft werden die Selbstheilungskräfte Placeboeffekt genannt. In den Studien der Pharmaforschung erhält eine Patientengruppe ein neues Mittel mit wirksamen Substanzen, eine zweite Gruppe (ohne es zu wissen) gleich aussehende Pillen, in der sich keinerlei Wirkstoff befindet, das Placebo. Stets werden einige Patienten der Placebogruppe gesund, manchmal sogar ein nicht unerheblicher Prozentsatz. Dies ist die eigentlich wichtige und in der medizinischen Wissenschaft noch immer zu wenig beachtete Erkenntnis aller Arzneimittelstudien, denn hier zeigt sich, dass Bewusstseinskräfte zumindest im Einzelfall chemischen Wirkstoffen ebenbürtig oder ihnen sogar überlegen sein können. Wie ist das möglich?

Die Zauberkraft des Placebos

Der »Wirkstoff« des Placebos ist etwas gänzlich Immaterielles: Die Information, dass dieses neue Medikament heilen kann. Karin Meissner vom Institut für medizinische Psychologie der Universität München hat eine Theorie entwickelt, die erklärt, wie aus bloßer Information biologische Veränderungen entstehen können: Jedes Organ hat im Gehirn einen Bereich, in dem es repräsentiert ist, gleichsam ein geistiges Abbild. Wenn die heilende Information das Bewusstsein erreicht (»Diese Tablette wird dir helfen«), aktiviert sie die dort gespeicherten Daten. Über die Nervenbahnen und das System der chemischen Botenstoffe und ihrer Rezeptoren, die überall im Körper zu finden sind, gelangt die Information »Heilung« bis zu dem betroffenen Organ, das sich nun offenbar dem gespeicherten Bild des gesunden Zustandes anpasst. Das Wachbewusstsein der Patientin muss keinerlei Kenntnisse von den komplizierten biologischen Prozessen haben, braucht nicht die geringste Vorstellung, wie der gesunde Zustand aussieht – es genügen der Wunsch, gesund zu werden, und der feste Glaube, dass nun eine wirkungsvolle Therapie begonnen wurde. Das im Gehirn und möglicherweise auch direkt in den Organen verborgene Wissen ist wie eine Blaupause der Gesundheit, ein ordnender Faktor, der es dem Körper möglich macht, krankhafte Veränderungen rückgängig zu machen, gesteuert allein durch den Geist.

Der Begriff des Glaubens hat in diesem Sinne keine religiöse Komponente, man könnte auch von innerer Überzeugung sprechen. Diese Haltung lässt sich allerdings nicht durch einen bloßen Willensakt hervorrufen. Denn manchmal sind wir in unserem Alltagsbewusstsein bereit, die Möglichkeit einer Heilung anzunehmen und vielleicht sogar fest darauf zu vertrauen – aber in den tieferen, verborgenen Schichten unseres Bewusstseins schlummert ein Anteil der Persönlichkeit, der eine Heilung nicht für möglich oder vielleicht auch für nicht berechtigt hält. Gegen das Unbewusste, in dem die Lehren des Lebens und vor allem frühe Erfahrungen gespeichert sind, hat unser aktiver Wille nur geringe Macht. Um mit diesen tiefen Schichten in Verbindung zu treten, müssen Patientinnen eine besondere Sprache sprechen: Es ist eine Sprache der Bilder und der einfachen Worte.

Wege zum Selbst

Was dies bedeuten könnte, möchte ich am Beispiel einer sehr alten Philosophie erläutern, die von den Ureinwohnern Hawaiis entwickelt wurde. Die Heilkundigen dieser tropischen Inseln sprachen von drei Persönlichkeiten, die den Menschen ausmachen. Sie gaben diesen Anteilen den Namen Unteres, Mittleres und Höheres Selbst. Das Mittlere Selbst entspricht dem Alltagsbewusstsein: Hier entsteht der Wille, etwas zu verändern. Das höhere Selbst ist der Teil der Persönlichkeit, der Veränderungen bewirken kann, der aus der Kraft des Willens und der Absicht eine materielle Heilung möglich macht. Entscheidend ist aber das Untere Selbst: Nur dieser Teil der Persönlichkeit kann das Bild der Heilung dem Höheren Selbst übergeben. Damit es das tut, muss es vollständig davon überzeugt sein, dass die Heilung möglich und berechtigt ist. Erst dann ist es bereit, den Wunsch zur Veränderung an das Höhere Selbst weiterzuleiten, das nun aktiv werden und eine Heilung bewirken kann.

Das Untere Selbst denkt einfach und direkt. Es kennt keine Verneinung, sondern nimmt alles wörtlich. »Ich bitte darum, dass meine Krankheit verschwindet«, ist ein Satz, den es nicht oder womöglich falsch versteht – es kann nur mit klaren, positiven Bildern des erwünschten Zustandes etwas anfangen. In einem inneren Dialog mit dem Unteren Selbst geht es also darum, ein plastisches Bild völliger Gesundheit zu erzeugen und darum zu bitten, dieses Bild dem Höheren Selbst weiterzugeben.

Dies ist aber im Grunde erst der zweite Schritt. Die Kahunas (»Hüter des Geheimnisses«) im alten Hawaii forderten alle Patientinnen auf, zunächst genau zu prüfen, ob im Leben alles »in Ordnung« ist, ob es ungelöste Konflikte gibt, die das Leben ins Ungleichgewicht gebracht haben. Das Untere Selbst hat bisweilen die Tendenz zur Selbstbestrafung, wenn es der Überzeugung ist, die Patientin habe jemandem Unrecht getan – ganz gleich, ob das der Wahrheit entspricht oder nicht. Weil in diesem Teil der Persönlichkeit alle Stimmen unserer Lebensgeschichte gespeichert sind, lebt hier auch der innere Kritiker, der oft unnachgiebig ist und gerne mit Schuldzuweisungen arbeitet. Nicht wenige Patientinnen haben einen besonders harten Kritiker. In diesem Fall kann eine Psychotherapie helfen, ein realistischeres Bild der eigenen Persönlichkeit zu entwickeln. In jedem

Fall empfehlen die Kahunas, Konflikte einvernehmlich zu lösen und wenn irgendwie möglich einander zu vergeben, nicht zuletzt auch sich selbst.

Wenn so der Boden bereitet ist, kann es dennoch sein, dass das Untere Selbst an der Möglichkeit einer Heilung zweifelt: Wieder sind die Lebenserfahrungen von entscheidender Bedeutung, denn sie führen nicht selten zu einer großen Skepsis. Wenn der verborgene oder offene Zweifel zu groß ist, muss das Untere Selbst zusätzlich in besonderem Maße beeindruckt werden, um ausreichend überzeugt zu sein, dass eine Veränderung überhaupt möglich ist.

Die alte Philosophie Hawaiis hat viele Entsprechungen in der modernen Psychologie, in der Suggestions- und Placeboforschung. Es macht deshalb Sinn, sie ernst zu nehmen. Vier Dinge sind demnach wichtig, um die Kräfte der Selbstheilung zu stärken: Der klare und feste Wunsch, geheilt zu werden, die Bereitschaft zur Veränderung persönlicher Lebensumstände, die intensive Beschäftigung mit einem heilenden Bild und die Förderung einer tiefen, inneren Überzeugung.

Die Macht des Rituals

Eine Möglichkeit, die innere Überzeugung zu stärken, sind Rituale, also in jeder Weise besondere und damit bedeutungsvolle Handlungen. Man kann solche Rituale selbst entwickeln, kann mit seinem Unteren Selbst sprechen wie mit einer im Raum anwesenden Person, kann immer wieder in das heilende Bild gehen und darum bitten, dass es Wirklichkeit wird. Dann aber sollte man es ruhen lassen, sollte nicht sofort die Wirkung überprüfen. Es macht keinen Sinn, einen Samen zu pflanzen und am nächsten Tag schon in der Erde zu graben, um nachzusehen, ob er wächst, sagt die Philosophie Hawaiis.

Auch die Rituale selbst benötigen eine gewisse Zeit. Es ist wichtig, stets eine besondere Situation zu schaffen, die uns für einen Moment innehalten lässt, die unseren Alltag überschreitet und verwandelt. Erst dann entfalten sie ihre Wirkung. Wenn das Ritual einmal entwickelt ist, sollte es nicht mehr verändert werden: Auch in der Wiederholung einer stets gleichen Handlung liegt eine große Kraft. Die Handlung selbst ist aber nur eine Ebene; genauso wichtig ist das, was sich auf der Leinwand des Geistes abspielt. Es sind innere Bilder, die unmittelbar das Unbewusste berühren und die Selbstheilungskräfte in Schwingung versetzen können.

Manchmal kann es hilfreich sein, sich von Menschen behandeln zu lassen, die über die Kenntnis archaischer Rituale verfügen, Handlungen, die magisch erscheinen, wie aus einer fernen Zeit. In der Praxis eines Geistheilers oder eines Schamanen kann das Bewusstsein der Patientin etwas »Zauberhaftes« erfahren, einen besonderen Moment, der weit aus dem Alltäglichen herausragt. Das magische Ritual des Handauflegens oder eine schamanische Zeremonie, begleitet von Trommelklängen, kann Schichten des Bewusstseins ansprechen, die tief verborgen sind, jene Ebene, die von den Hawaiianern »Unteres Selbst« genannt wurde. Es sind sehr alte Schichten, die aus der Frühzeit der Menschheit stammen, die aber heute keineswegs inaktiv sind, sondern im Alltag nur überlagert werden vom analytischen, rationalen Geist, wie die moderne Forschung heute weiß.

Die meisten Menschen erinnern sich vielleicht an Szenen ihrer Kindheit, wenn die Mutter oder der Vater mit einer Handbewegung oder einem »Zauberspruch«, mit dem Hauch des Atems oder einer zarten Berührung Schmerzen zum Verschwinden brachten. Dieser kindliche Glaube, der den Vorstellungen unserer Vorfahren entspricht, ist noch immer da – und im besonderen Moment eines Rituals kann es sein, dass aus der alten Erinnerung jene innere Gewissheit wird, die ein Bild der Heilung erzeugt.

Aber dieses Bild ist nicht zu erzwingen. Die Kraft der Selbstheilung ist kein Hirngespinst, sie ist real, aber es gibt sie nicht auf Rezept. Es nützt nichts, Heiler und Schamanen als weitere Stationen auf dem medizinischen Weg zu betrachten. Viel wichtiger ist es, mit den eigenen inneren Vorstellungen mehr und mehr in Kontakt zu kommen. Dann können sich heilende Bilder wie von selbst entwickeln, manchmal sogar völlig überraschend in bedeutungsvollen Träumen. Wenn uns solche Bilder geschenkt werden, sollten wir sie achten und ernst nehmen – und ihnen folgen.

Diese Erkenntnis bedeutet, dass es notwendig ist, für den eigenen Weg die volle Verantwortung zu übernehmen. Die Entscheidung über das, was als nächstes zu tun ist, kann keine Ärztin und auch kein Partner abnehmen. Wenn die Symptome sich dann nicht oder nur langsam verändern, wäre es aber falsch, wenn sich Patientinnen selbst eine Schuld zuweisen würden. Verantwortung für den eigenen Weg zu übernehmen, bedeutet ja nicht, dass es ein Patentrezept gibt. Was es allerdings braucht, ist Vertrauen und die Bereitschaft, seinen eigenen Vorstellungen zu folgen. Vielleicht auch die Bereitschaft, loszulassen und das Heft nicht mehr vollständig in die Hand zu nehmen. Denn bei aller Gewissheit, dass die Macht der Selbstheilung in besonderen Fällen geradezu Wunder wirkt, kann es hilfreich sein, sich vertrauensvoll Kräften zu überlassen, die größer sind, als unser Alltagsbewusstsein glauben mag.

Literatur und CDs

Faulstich J (2006) Das heilende Bewusstsein: Wunder und Hoffnung an den Grenzen der Medizin. München: Knaur mens sana.
Film zum Buch: Rätselhafte Heilung (ARD 2006).
Faulstich J (2008) Das heilende Bewusstsein. Wunder und Hoffnung an den Grenzen der Medizin. 4 CDs (Sprecher: Joachim Schönfeld). Schwäbisch Hall: Verlag steinbach sprechende bücher.
Faulstich J (2010) Das Geheimnis der Heilung. München: Knaur mens sana.
Film zum Buch: Das Geheimnis der Heilung (ARD 2010).

Internet

www.das-geheimnis-der-heilung.de
www.das-heilende-bewusstsein.de
www.joachim-faulstich.de

26 Lebenspflege: Gute Gewohnheiten, die ein gesundes Leben fördern

Dr. med. Johannes Latzel

Krankheitsdiagnosen treffen uns manchmal wie ein Donnerschlag: unerwartet und völlig überraschend. Viele Menschen fühlen sich dann ihren Krankheiten ausgeliefert wie finsteren Mächten eines blinden Schicksals. Oft erkennen wir viel zu spät oder auch gar nicht, dass wir eine ganze Menge dazu beitragen können, Krankheiten zu vermeiden und gesund zu bleiben.

In meiner über fünfundzwanzigjährigen Erfahrung als Allgemeinarzt hatte ich Gelegenheit, bei Tausenden von Menschen zu beobachten, was Menschen krank machen und was sie gesund erhalten kann.

Dabei habe ich einige gute Gewohnheiten entdeckt, die ein gesundes Leben im Allgemeinen fördern. Menschen, die über lange Zeit oder gar lebenslang gesund bleiben, haben sich einige oder viele dieser Gewohnheiten meist mehr oder weniger intuitiv angeeignet. Ich möchte diese guten Gewohnten im Folgenden in aller Kürze beschreiben.

Sich genügend Schlaf gönnen

Ein Mensch, der sich – meist durch zu lange Aktivität spätabends – oft oder gar regelmäßig seines Schlafes beraubt, schwächt seine Lebenskraft. In der Natur folgt auf jeden Tag die Nacht: Ebenso gesetzmäßig braucht der Mensch nach einer Zeit des Wachseins die Regeneration durch den Schlaf. Das im Wachzustand Erlebte muss im Schlaf integriert und verarbeitet werden. Nur dann kann der Mensch am nächsten Morgen wieder frisch sein und auf einen neuen Tag zugehen. Aus meiner Sicht kehrt die Seele des Menschen in jeder Nacht zu ihrem Ursprung zurück und erhält dort von Neuem ihre Kraft.

Sich bewegen

Arbeitsplätze, die zu einer überwiegend sitzenden Lebensweise führen, Computer, die unsere Aktivitäten zu einem großen Teil des Tages oder auch der Nacht auf die Unterhaltung mit einem Bildschirm reduzieren, lassen oft vergessen, dass jeder Mensch für sein Wohlbefinden Bewegung braucht.

Viele Menschen bewegen sich nicht in dem Maße, wie es ihr Körper verlangt. Viele sind so beschäftigt, dass sie sich gar keine Zeit für Bewegung nehmen. So sind Krankheiten wie Fettstoffwechselstörungen, Herzerkrankungen, Gelenkerkrankungen, Erkrankungen der Wirbelsäule und der Muskeln sowie auch Depressionen auf dem Vormarsch.

Andere dagegen treiben beim Versuch, ihren Bewegungsmangel auszugleichen, so ehrgeizig Sport, dass sie sich damit überfordern und sich sogar manchmal Schaden zufügen.

Menschen, die gesund alt werden, haben es sich meist angewöhnt, sich regelmäßig auf entspannte Weise zu bewegen – durch Wandern oder Spaziergänge in der Natur, durch Radfahren, Schwimmen, Gymnastik, sanften Sport, Yoga, Qigong, Tai Chi oder ähnliches.

Sich vollwertig ernähren

Wer seine Ernährung weitgehend aus Fertigprodukten, viel Fleisch und Süßigkeiten zusammenstellt, wird möglicherweise tatsächlich eine Zeitlang die Auswirkungen nicht bemerken. Auf lange Sicht wird ihn solche Ernährung aber kaum gesund erhalten können.

Menschen, die lange gesund bleiben, essen nach meiner Beobachtung viel frisches Obst, Gemüse und Salat, begrenzen ihren Fleischkonsum, halten Maß mit Süßigkeiten, Kaffee und Alkohol und ernähren sich meist eher kohlenhydratarm.

Auch wenn es bekannte Ausnahmen wie den Altkanzler Helmut Schmidt gibt – nach meiner Erfahrung haben die meisten Menschen, die gesund alt geworden sind, auf Rauchen und Suchtmittel verzichtet oder haben diese, falls sie sie einst verwendet haben, wieder aufgegeben.

Auch die Quelle, aus der Nahrungsmittel kommen, spielt eine entscheidende Rolle. Fleisch aus Massentierhaltung, genmanipuliertes Getreide, mit Konservierungsstoffen lange haltbar gemachte, in Plastik verpackte und über Hunderte oder gar Tausende von Kilometer transportierte Nahrungsmittel stellen dem Körper eine ganz andere Art von Energie zur Verfügung als Produkte aus regionalem und biologischem Anbau.

Genügend gesundes Wasser trinken

Der menschliche Organismus besteht bekanntlich zu über 70 % aus Wasser. Wasser ist lebenswichtig für die Kommunikation der Körperzellen miteinander. Viele gesundheitliche Beschwerden, z. B. Kopfschmerzen, bessern sich oft schon dadurch, dass der Betroffene mehr Wasser trinkt. Manche Menschen nehmen als einziges Getränk Kaffee, konzentrierte Säfte oder gar Alkoholika zu sich – ihr Körper wird sich nicht genügend reinigen können, sie laufen Gefahr, sich mit der Zeit zu vergiften.

Menschen mit einer guten Gesundheit haben sich in der Regel angewöhnt, genügend Wasser einer guten Wasserqualität zu trinken. Wohltuend ist auch, den Stoffwechsel des Körpers durch Bäder, insbesondere durch Thermalbäder, zu aktivieren und den Körper durch regelmäßige Besuche in der Sauna zu entgiften.

Beziehungen pflegen und eine Aufgabe übernehmen

Schon in der Bibel steht zu lesen, dass es nicht gut ist, wenn der Mensch allein ist. Damit ist sicher nicht gemeint, dass es keine Zeiten des Alleinseins geben sollte. Aber ein Leben ohne Beziehungen lässt die Lebenskraft erlahmen. Der Mensch ist ein »Ens sociale«, ein Beziehungswesen. Menschen, die lange und gesund leben, haben meist einen Sinn für ihre Familie und pflegen dauerhafte Kontakte. Sie leben in sozialen Netzwerken und haben meist auch einen Kreis von engeren Freunden.

Innerhalb dieser Netzwerke sind sie auch bereit, Verantwortung für etwas zu übernehmen und sich bestimmten Aufgaben zu widmen. Bei älteren Menschen lässt sich beobachten, dass die Dauer des Lebens bei jenen länger ist, die sich für etwas oder jemanden engagieren – z. B. für ihren Partner, ihre Enkel, für eine kleine Aufgabe in einem Verein oder in der Gemeinde, in der Sorge für ein Haustier, in der Pflege ihres Gartens. Im Vergleich zu jenen, die sich ausschließlich versorgen lassen, wird die Lebensqualität bei jenen höher sein, die für andere Menschen Fürsorge übernehmen oder die sonst etwas haben, für das sie sich einsetzen und das ihrem Leben Sinn gibt.

Pausen machen und sich unverplante Zeit gönnen

Wir leben in einer hektischen und schnelllebigen Zeit. Sie führt uns in Versuchung, uns pausenlos zu beschäftigen. Manchmal saugen wir wie ein Vampir jegliche Kraft, die uns zur Verfügung steht, aus uns heraus, um Leistungsansprüche zu befriedigen. Dabei spielt es keine Rolle, ob diese Ansprüche von außen an uns gestellt werden oder ob sie aus unserem Inneren kommen. Obschon es niemals in der Geschichte der Menschheit so viel Reichtum und Wohlstand wie heute gegeben hat, jagen wir kollektiv wie besessen Träumen von noch mehr Konsum, einer noch besseren Karriere oder eines noch besseren Verdienstes nach.

In unser Geschäftigkeit und unserem Immer-zu-viel-zu-tun-Haben halten wir kaum einmal inne. Wir sind selten wirklich da, präsent, gegenwärtig im Augenblick. Wir treiben oft wie Blätter im Wind in den festen Bahnen unserer Anstrengungen, mit denen wir die vielen Ziele zu erreichen suchen, die wir uns gesetzt haben. Es ist uns dabei oft völlig unbewusst, dass wir uns weitgehend wie Automaten verhalten und längst nicht mehr das tun, was wir eigentlich von Herzen gern tun würden.

Immer mehr Menschen geraten in der westlichen Zivilisation in Erschöpfung, Burnout, Depression oder chronische körperliche Krankheiten.

Pausen, Zeiten des Nichttuns, des Nur-mal-da-Seins, sind deswegen dringend notwendig, um diesen Krankheiten vorzubeugen. Wir brauchen Räume und Zeiten, die es uns ermöglichen, aufzuwachen aus der Trance der krankmachenden Getriebenheit. Es geht darum, zu lernen, uns in unseren Aktivitäten auf das zu konzentrieren, was unserer Natur entspricht – und das zu lassen, was uns von uns selbst entfremdet.

Jedes Kind wird mit der Fähigkeit geboren, im Augenblick, um des Augenblickes willen zu leben. Als Erwachsene verlieren wir in unserer postmodernen Gesellschaft weitgehend diese Fähigkeit. Spätestens seit dem Kindergarten wurde sie uns meist regelrecht abtrainiert – und so müssen wir sie neu erlernen. Bewährte Techniken wie das MBSR-Stressbewältigungstraining nach Jon Kabat-Zinn, Yoga, Qigong, Tai Chi oder gut angeleitete Weisen der Atemmeditation können dabei sehr effektiv helfen. Hat ein Mensch die wohltuende Wirkung solcher Übungen einmal erfahren und es sich angewöhnt, täglich einige Zeit stillzusitzen oder sanfte Körperübungen zu praktizieren, wird er das schätzen lernen. Der Zuwachs an Lebensqualität, der sich mit der Zeit dabei entwickelt, ist mit Geld nicht zu bezahlen.

Lieben

Ein jeder Mensch strebt danach, glücklich zu sein. Aber viele Menschen suchen ihr ganzes Leben lang vergeblich nach dem Glück. Eine dunkle Ahnung sagt ihnen ganz richtig, dass das Glücklichsein und Liebe irgendwie miteinander verbunden sind. Und so mühen sie sich ab damit, sich so zu verhalten, dass sie von anderen oder gar von Gott geliebt werden. Sie bringen deswegen oft heroische Opfer und strengen sich oft über alle Maßen damit an. Und dennoch fehlt es ihnen am Glücklichsein.

In der hawaiianischen Philosophie fand ich eine bemerkenswerte Art, die Themen Glücklichsein und Liebe zu verknüpfen. Lieben wird dort schlichtweg gleichgesetzt mit »glücklich sein mit«. Liebe ist in dieser Weltsicht weder etwas, das ich von anderen erhalten muss, noch eine Leistung, die ich zu erbringen hätte. Sie ist eine Entdeckung. Ich kann wahrnehmen lernen, dass es Menschen oder Tiere oder Pflanzen oder sogar Dinge gibt, deren einfache Gegenwart – manchmal sogar nur die Erinnerung an ihre Existenz – mich von Natur aus, ohne jede Anstrengung, glücklich machen. Diese Art der Erfahrung von Liebe brauchen wir Menschen aus meiner Sicht so dringend wie das Brot zum Essen, das Wasser zum Trinken und die Luft zum Atmen.

Es geht bei der Frage, wie es möglich ist, glücklich zu sein, somit weniger – wie vielfach geglaubt – darum, dass man eine bestimmte Art von Zuwendung durch andere benötigen würde. Es geht vielmehr darum, ob es etwas oder jemanden gibt, dessen Gegenwart oder sogar nur dessen Existenz im eigenen Herzen das Gefühl von Glück hervorruft – mit anderen Worten, ob ich entdecken kann, dass ich etwas oder jemanden zu lieben vermag.

Wer im Laufe seines Lebens etwas entdeckt, mit dem er glücklich sein kann, wer jemanden kennenlernt, dessen Dasein er als beglückend erlebt, der hat gute Aussicht, alt zu werden und gesund zu bleiben. Die Kraft, die uns gesund erhält, ist tief verbunden mit der Kraft, die es uns ermöglicht, etwas oder jemanden zu lieben.

27 Rehabilitation: Medizinische und psychosoziale Hilfen bei Endometriose

Dr. med. Peter Cornelius und Dr. med. Christiane Niehues

Eine Rehabilitation hat das Ziel, Ihre Gesundheit bestmöglich wiederherzustellen und Ihnen das Leben mit gesundheitlichen Einschränkungen zu erleichtern. Auf Rehabilitationsleistungen haben Sie bei entsprechenden gesundheitlichen Problemen einen gesetzlichen Anspruch, für die die Träger der Rentenversicherung und der Krankenkassen gemäß Sozialgesetzbuch zuständig sind. Medizinische Maßnahmen können stationär, teilstationär oder ambulant durchgeführt werden. Stationäre Leistungen in einer Rehabilitationsklinik dauern meist drei bis vier Wochen. Sind Sie privat versichert, können Kur- und Rehabilitationsleistungen in Ihren Vertragsvereinbarungen enthalten sein.

Fragen Sie nach einer Anschlussrehabilitation

Eine besondere Leistung der medizinischen Rehabilitation ist die Anschlussrehabilitation (AR), früher Anschlussheilbehandlung (AHB) genannt. Im Katalog der AHB-Indikation sind auch »gynäkologische Erkrankungen« und »Zustände nach gynäkologischen Operationen« benannt. Um den Heilungserfolg zu optimieren und die Gesundheit schnellstmöglich wiederherzustellen, haben die Rentenversicherungsträger das Verfahren bei einer Anschlussrehabilitation vereinfacht und beschleunigt. Der Antrag wird bereits während des Aufenthaltes der Patientin im Akutkrankenhaus gestellt, schon die Klinikärztin entscheidet über die Notwendigkeit einer Anschlussrehabilitation und schreibt den medizinischen Befundbericht. Der Sozialdienst des Akutkrankenhauses hilft dabei, den Kostenträger zu ermitteln. Ist die DRV Bund Kostenträger, kommt es zur Direkteinweisung der Patientin. Die Chefärztin oder der Chefarzt der AHB-Klinik (Rehabilitationseinrichtung) überprüft die Aufnahme der Patientin anhand der vorliegenden Befundberichte. Meist wird die Patientin zu einem Zwischenaufenthalt von höchstens 14 Tagen nach Hause entlassen. Ist eine andere Rentenversicherung als die DRV Bund der Kostenträger der Rehabilitation, z. B. ehemalige Landesversicherungsanstalten oder Krankenkassen, wird unterschiedlich verfahren und z. B. der Antrag durch den medizinischen Gutachter des Kostenträgers geprüft. Der Kostenträger entscheidet dann über den Antrag und wählt die Klinik aus, wobei auch das Wunsch- und Wahlrecht zu berücksichtigen ist.

Bei der Suche nach einer für sie adäquaten Rehabilitationseinrichtung, sollte die an Endometriose erkrankte Patientin darauf achten, dass es sich bei der von ihr ausgewählten Rehabilitationseinrichtung um eine Endometrioserehabilitationseinrichtung handelt, in der die Endometriosepatientinnen nach einem indikationsspezifischen Therapiekonzept rehabilitativ behandelt werden.

Bundesweit gibt es zurzeit fünf Endometrioserehabilitationszentren, die durch die Stiftung Endometrioseforschung, die Europäische Endometrioseliga und die Endometrioseselbsthilfe (Endometriosevereinigung Deutschland e. V.) zertifiziert worden sind und deren Qualitätsanforderungen entsprechen. Dies sind die Rehabilitationsklinik Eisenmoorbad in Bad Schmiedeberg, die Rehabilitationsklinik Am Kurpark in Bad Schwartau, die Rehabilitationsklinik Röpersbergklinik in Ratzeburg und die Rehabilitationsklinik Median Rehazentrum in Schlangenbad sowie die städtischen Rehabilitationskliniken Bad Waldsee.

In vielen zertifizierten Einrichtungen erfolgen die Therapien, Seminare, Vorträge, therapeutische Anwendungen, sofern diese nicht als Einzeltherapien abgegeben werden, stets in der Endometriosegruppe, d. h. die Endometriose-Patientinnen sind bei den spezifischen Therapien ausschließlich mit anderen Endometriosepatientinnen zusammen. Das Konzept ist an den typischen Funktionsstörungen und gesundheitlichen Problemen bei Endometriose ausgerichtet, dementsprechend erfolgt hierbei keine Vermischung mit gynäkologischen Nachsorgepatientinnen oder mit Patientinnen, die nach anderen gutartigen gynäkologischen Erkrankungen, wie z. B. aufgrund einer Inkontinenzoperation, eine Rehabilitation absolvieren.

Indikationen für eine Rehabilitation

Für Sie als Patientin ist es gut, im Vorfeld von der Möglichkeit einer Anschlussrehabilitation zu wissen und die behandelnden Ärztinnen anzusprechen. Im Akutkrankenhaus ist die Anschlussrehabilitation meist nur nach Karzinomtherapien bekannt, häufig jedoch nicht bei gutartigen Erkrankungen wie der Endometriose.

Bei der Antragstellung im Akutkrankenhaus sollten Sie darauf achten, dass die Komplexität des operativen Eingriffs herausgestellt wird. So kann z. B. betont werden, dass zahlreiche Endometrioseherde, evtl. auch Teile des inneren Genitals entfernt und Narben gelöst wurden, dass es sich um einen zeitlich langwierigen und komplizierten Eingriff gehandelt hat, auch wenn er laparoskopisch, also durch eine Bauchspiegelung, durchgeführt werden konnte. Ein Eingriff ist mit Sicherheit als kompliziert einzuschätzen, wenn andere Fachärztinnen, etwa der Urologie oder Chirurgie, während der Operation hinzugezogen wurden. Dies ist der Fall, wenn Teile des Dickdarms entfernt wurden oder wenn im Bereich der Blase oder des Harnleiters operiert werden musste. Zu erwähnen sind hier auch Komplikationen nach der Endometrioseoperation, z. B. ein notwendiger Aufenthalt auf der Intensivstation, ausgeprägte Blutarmut, noch bestehende Blutergüsse oder eine deutlich verzögerte Rekonvaleszenz sowie multiple Voroperationen wegen Endometriose.

Eine weitere Leistung zur medizinischen Rehabilitation ist die »stationäre medizinische Rehabilitation«, früher Heilverfahren genannt. Hierbei muss kein Zusammenhang mit einem Aufenthalt in einem Akutkrankenhaus oder einem operativen Eingriff bei Endometriose bestehen. Eine Operation kann Jahre zurückliegen. Für eine solche stationäre medizinische Rehabilitation kommen Endometriosepatientinnen infrage, die unter wiederkehrenden und teils starken Schmerzen leiden und deren körperlicher und seelischer Gesundheitszustand insgesamt dadurch beeinträchtigt ist. Auch nach bzw. bei eingreifenden Hormontherapien und Kinderwunschbehandlungen kann dies der Fall sein. Da die Endometriose fast ausschließlich jüngere Frauen betrifft und häufig einen chronischen Verlauf hat, ist aus sozialmedizinischer Sicht eine erfolgreiche Rehabilitation wichtig, um die Erwerbsfähigkeit zu erhalten und die gesundheitliche Lebensqualität zu verbessern. Bei der Antragstellung ist es wichtig, die Diagnose Endometriose an erster Stelle im Antrag zu nennen, um in einer spezialisierten zertifizierten gynäkologischen Rehabilitationseinrichtung behandelt zu werden.

Körperliche und psychosoziale Rehabilitationsziele bei Endometriose

Bei einer Rehabilitation steht Endometriosepatientinnen eine breite Palette an Möglichkeiten zur Verfügung:

- Vermittlung von Kenntnissen über die Endometriose, ihre Diagnostik und Therapie
- Unterstützung bei der Krankheitsbewältigung
- Erlernen von Entspannungstechniken und Methoden der Schmerzbewältigung
- Steigerung der körperlichen Leistungsfähigkeit
- Stärkung der Bauchdecken-, Beckenboden- und Rückenmuskulatur, Korrektur der Körperhaltung, Verbesserung des Körpergefühls
- Hilfen im Umgang mit Sexualität und Partnerschaft
- Stärkung in der Rolle als informierte Patientin, Verbesserung der Arzt-Patientin-Kommunikation
- Erarbeitung neuer Lebensperspektiven
- Wiedereingliederung in den Beruf, soziale Absicherung
- Vermittlung von Kontakten und Selbsthilfegruppen

Eine ganzheitlich ausgerichtete stationäre Rehabilitation bei Endometriose umfasst körperliche, psychosoziale und berufliche Aspekte der Erkrankung. Ein Team von Therapeutinnen und Therapeuten verschiedener Fachrichtungen unterstützt und begleitet Sie kompetent auf Ihrem Weg der Gesundung. Die körperlichen Therapien gestaltet die Physiotherapie sowie die Sport- und Bewegungstherapie. Informationen über die Endometriose und deren Therapien werden überwiegend vom ärztlichen Dienst in Vorträgen, Gruppen- und Einzelgesprächen vermittelt. Für die psychischen und sozialen Aspekte der Endometriose sind Sozialdienst und Psychologie zuständig. Andere Erkrankungen können im Therapieplan mitberücksichtigt werden. Die Stationen werden in der Regel vom Pflegedienst organisiert, die Ihre Ansprechpartner für die alltäglichen Dinge und auch für medizinische Fragen sind. Als »informierte Patientin« werden Sie die Endometriose besser verstehen und managen lernen. Darüber hinaus bietet eine Rehabilitationsklinik ein vielfältiges Programm: Es gibt Vorträge und Seminare zu Gesundheitsthemen wie Ernährung und Stressabbau, Sie können eine Rückenschule besuchen und an einem umfangreichen Angebot im Freizeit- und Kreativbereich teilnehmen.

Alle Therapien werden individuell auf Sie abgestimmt

Am Beginn der Rehabilitation steht die gynäkologische und allgemeinärztliche Untersuchung verbunden mit einem ausführlichen Gespräch mit der Ärztin. Dabei werden die individuellen Ziele der Behandlung mit Ihnen gemeinsam erarbeitet und die Behandlungsschwerpunkte festgelegt. Therapien und Aktivitäten werden individuell auf Ihr körperliches und seelisches Befinden abgestimmt. Durch ärztliche Untersuchungen und Laborkontrollen wird der Heilungsverlauf überwacht.

Bei einer chronischen Schmerzsymptomatik und andauernder starker Erschöpfbarkeit werden möglicherweise die Schmerzmedikamente angepasst und es wird versucht, eine gute Balance zwischen Aktivierung und Entspannung zu finden. Eine psychologische Schmerztherapie mit Einzelgesprächen und Gruppentraining ist in das Programm integriert. Psychosomatische Zusammenhänge, persönliche Stärken, Stressfaktoren und Verletzbarkeiten werden manchmal im Verlauf erkennbar und Wege der Bewältigung können aufgezeigt werden. Mit Abstand von den normalen Alltagsanforderungen fällt es vielen Patientinnen leichter, sich intensiv mit der Erkrankung auseinanderzusetzen, ein Prozess, der mit Operation und Diagnosestellung erfahrungsgemäß lange noch nicht abgeschlossen ist. Auch der Austausch mit Mitpatientinnen erweitert den eigenen Horizont und unterstützt den Prozess der Krankheitsverarbeitung. Dazu eine Patientin:

> »Endlich konnte ich einmal zur Ruhe kommen und ohne Stress meine Situation überdenken. Ich hätte vorher nie gedacht, wie viel die speziellen Informationen und der Austausch mit anderen Betroffenen mich weiterbringen könnten. Zusätzlich weiß ich jetzt, dass mir Ausdauersport im Wasser gut tut.«

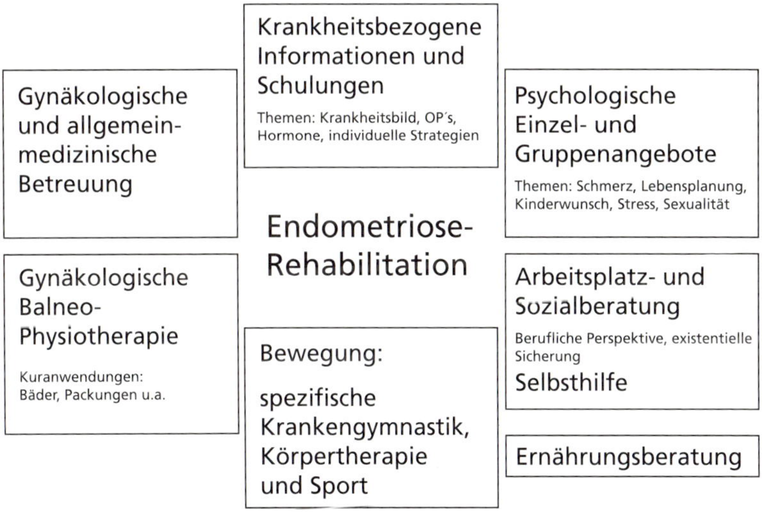

Abb. 27.1: Schaubild Endometrioserehabilitation

Internet

www.deutsche-rentenversicherung-bund.de (Internetseite der Deutschen Rentenversicherung)
www.eisenmoorbad.de (Kneippheilbad Bad Schmiedeberg)

28 Sozialmedizin: Welche Hilfen gibt es?

Dr. med. Corinna Marina Diehl und Dr. med. Christina Kreiner

Patientinnen mit Endometrioseerkrankungen können ggf. verschiedene Ansprüche auf Leistungen aus der Sozialversicherung haben, z. B. an Kranken- und/oder Rentenversicherung, an Arbeits- oder Versorgungsverwaltung bzw. nachrangig (subsidiär) auch an die Sozialhilfe. Die Voraussetzungen hierfür sind in den (Teil-)Büchern des Sozialgesetzbuches (SGB) gesetzlich genau geregelt. Um die Leistungen erhalten zu können, müssen Sie – meist auf eigene Initiative – einen Antrag stellen (Antragsprinzip), der möglichst durch ärztliche Befundberichte und/oder Befundunterlagen ergänzt werden sollte.

Gesetzliche Krankenversicherung (GKV)

Auch die gesetzliche Krankenversicherung (GKV) unterliegt (nach § 12 SGB V) dem Wirtschaftlichkeitsgebot. D. h., Leistungen müssen zugleich »ausreichend, zweckmäßig und wirtschaftlich« sein. Andernfalls dürfen Sie als Versicherte die Leistungen nicht beanspruchen, die Leistungserbringer (also z. B. Ärztinnen und Krankenhäuser) sie nicht erbringen und die Krankenkassen sie nicht bezahlen.

Kostenübernahme

Krankenhausaufenthalt

Ist ein stationärer Krankenhausaufenthalt erforderlich, so sollte Ihr niedergelassener Arzt Sie nach Möglichkeit in das (preisgünstigste) nächstgelegene geeignete Krankenhaus einweisen. Er kann im Einzelfall jedoch ein anderes Krankenhaus vorschlagen, wenn es eine medizinische, z. B. indikationsbezogene Begründung hierfür gibt oder er der Überzeugung ist, dass Sie nur dort nach dem Stand der medizinischen Forschung und Therapie angemessen behandelt werden können.

Wählen Sie selbst ein anderes Krankenhaus, können Ihnen die Mehrkosten ganz oder teilweise auferlegt werden. Erkundigen Sie sich deshalb rechtzeitig bei Ihrer Krankenkasse, in welchem Umfang Sie in diesem Fall Zusatzkosten (z. B. anfallende Fahrtkosten) selbst tragen müssen.

Kinderwunschbehandlung

Bauchspiegelungen (Laparoskopien) können heute sowohl in der Diagnostik als auch in der operativen Therapie, z. B. bei Endometriose, eingesetzt werden und werden in der Regel auch von den Krankenkassen bezahlt. Auch die Behandlung unerwünschter Kinderlosigkeit bei Endometriose kann z. B. eine laparoskopische Entfernung von Endometrioseherden erforderlich machen. Darüber hinaus können ggf. Medikamente verschrieben werden, die die Eierstöcke (Ovarien) anregen und den Eisprung unterstützen. Manchmal wird dies mit Verfahren der künstlichen Befruchtung kombiniert, darunter

- die »Intrauterine Insemination« (IUI), bei der ausgewählte Spermien mit einer Spritze direkt in die Gebärmutter eingebracht werden,
- die »In-vitro-Fertilisation« (IVF), eine Befruchtung außerhalb des Körpers im Reagenzglas
- oder der »Intratubare Gametentransfer« (GIFT), bei dem operativ Eizellen entnommen und zusammen mit den Samenzellen in die Eileiter eingebracht werden.

In § 27a SGB V (»Künstliche Befruchtung«) sowie in den entsprechenden Richtlinien des Gemeinsamen Bundesausschusses (GBA) der Ärzte und Krankenkassen (u. a. nach § 92 mit medizinischen Voraussetzungen wie Art und Umfang der Maßnahmen) sind wichtige Voraussetzungen aufgeführt, unter denen für Sie bis zu dreimal 50 % der Kosten einer künstlichen Befruchtung von der GKV übernommen werden können:

- Vorlage einer ärztlichen Bestätigung, dass eine künstliche Befruchtung erforderlich ist.
- Vorlage einer ärztlichen Bestätigung, dass zudem hierdurch hinreichende Aussicht auf Schwangerschaft besteht.
- Die zukünftigen Eltern müssen miteinander verheiratet sein.
- Es dürfen ausschließlich Ei- und Samenzellen der Ehepartner verwendet werden.

Beide Ehegatten müssen sich vor Durchführung der Maßnahmen von einer Ärztin, der die Behandlung nicht selbst durchführt, über eine solche Behandlung unter Berücksichtigung ihrer medizinischen und psychosozialen Gesichtspunkte unterrichten lassen und eine Ärztin muss sie an eine der Ärztinnen oder eine der Einrichtungen überweisen, denen eine Genehmigung nach § 121a erteilt worden ist. Frauen sollten zwischen 25 und 40 sowie gegen Röteln immunisiert, Männer zwischen 25 und 50 Jahre alt sowie beide Partner HIV-negativ sein.

Ausdrücklich wird hierbei die Endometriose in den GBA-Richtlinien nur als Indikation für IVF und GIFT erwähnt. Die Insemination ist jedoch auch bei »körperlichen Ursachen«, u. a. Schmerzen beim Geschlechtsverkehr, beschrieben.

Die IVF (IUI) wird nach GBA von der GKV normalerweise bis zu dreimal anteilig übernommen, ein intratubarer Gametentransfer (GIFT) bis zu zweimal. Wenn ab der 5. bis 6. Woche eine im Ultraschall bereits sichtbare Schwangerschaft bestand (»klinisch feststellbare Schwangerschaft«) und es leider danach dennoch nicht bis zur Geburt kam, wird dieser Versuch nicht angerechnet.

Nach den Richtlinien des Gemeinsamen Bundesausschusses (GBA) müssen Sie ihrer Krankenkasse vor jeder neuen künstlichen Befruchtung einen Behandlungsplan zur Genehmigung vorlegen.

Für Beamtinnen sind die Kosten für künstliche Befruchtungen gemäß § 6 Abs. 1 Nr. 13 BhV beihilfefähig, wobei die oben aufgeführten Zahlungsvoraussetzungen für eine künstliche Befruchtung (§ 27a SGB V) entsprechend gelten.

Ansprüche gegenüber der gesetzlichen Krankenversicherung (GKV) und Beihilfe sind in SGB V bzw. BVG genau definiert. Gegenüber der privaten Krankenversicherung (PKV) besteht dagegen nur ein vertragsabhängiger Anspruch. Sind Sie privat versichert, sind daher Ihre individuellen Vertrags- und Versicherungsbedingungen entscheidend.

Ist eine Schwangerschaft nicht möglich, sollte ggf. auch rechtzeitig an eine Adoption gedacht werden.

Alternativmedizin

Wenn Sie alternativmedizinische Therapien (z. B. Homöopathie, Traditionelle Chinesische Medizin) bei der Behandlung Ihrer Endometriose nutzen möchten, informieren Sie sich zuvor bei Ihrer Krankenkasse, ob oder ggf. welche Kosten übernommen werden, da sich die Leistungen der Krankenkassen hierbei teilweise unterscheiden. So haben einige gesetzliche Krankenkassen bei der homöopathischen Medizin mit bestimmten Praxen Verträge abgeschlossen, im Rahmen derer sie definierte Kosten für eine homöopathische Behandlung übernehmen.

Erfahren Sie von Ihrer Krankenkasse, dass sie die Kosten für eine alternative Therapie im Allgemeinen nicht übernimmt, kann dennoch ein schriftlicher Einzelantrag mit individueller Begründung auf Kostenübernahme bei der Krankenkasse vor Behandlungsbeginn hilfreich sein. Die Krankenkassen prüfen dann in einer Einzelfallentscheidung, ob die Kosten für Sie übernommen werden.

Sollte ihre Krankenkasse eine bestimmte alternative Behandlungsmethode nicht übernehmen, bestehen Möglichkeiten des Einspruchs gegen einen Ablehnungsbescheid wie auch die Klagemöglichkeit beim zuständigen Sozialgericht. Zuletzt kann ggf. auch ein Vergleich der Krankenkassenleistungen und ein Wechsel der Krankenkasse überlegt werden. Einige gesetzliche Krankenkassen bieten auch spezielle Wahltarife für alternative Medizin an. Auch Akupunkturbehandlungen zur Behandlung der Endometriose müssen Sie zurzeit leider in der Regel noch selbst bezahlen.

Leistungen und Risiken bei Arbeitsunfähigkeit

Eine parteiübergreifende parlamentarische Gruppe des britischen Parlaments führte im Jahre 2005 eine Umfrage zur Arbeitsunfähigkeit bei Endometriose durch, an der 7.025 Patientinnen teilnahmen. Es zeigte sich, dass 78 % der befragten Frauen, die unter Beschwerden litten, aufgrund ihrer Symptome dem Arbeitsplatz fernblieben – und zwar an durchschnittlich 5,3 Arbeitstagen pro Monat.

Wenn Sie wegen ein und derselben Erkrankung arbeitsunfähig werden, haben Sie in Deutschland in der Regel einen insgesamt sechs Wochen dauernden Anspruch auf Entgeltfortzahlung (§ 6 EntgFG) durch den Arbeitgeber. Bei längerer Arbeitsunfähigkeit wegen der gleichen Erkrankung können Sie für die Dauer von weiteren 72 Wochen von der Krankenkasse Krankengeld beziehen. Dies beträgt nach § 47 SGB V 70 % des erzielten regelmäßigen Lohnes bzw. Gehalts (Regelentgelt). Dieser Betrag kann nochmals um 12,45 % (bzw. um 12,7 % bei Kinderlosen) für Beiträge zur Sozialversicherung gekürzt werden. Insgesamt darf das aus dem Arbeitsentgelt berechnete Krankengeld 90 % des Nettoarbeitsentgelts nicht übersteigen.

Wenn Sie Krankengeld beziehen, besteht die Möglichkeit, dass Ihre Krankenkasse Sie auffordert, Ihre Arbeitsfähigkeit zusätzlich von einem Arzt des Medizinischen Dienstes (der Krankenkassen) (MD) überprüfen zu lassen. Sieht der Arzt des MD(K) Ihre Erwerbstätigkeit als erheblich gefährdet an, wird Ihnen die Krankenkasse nach § 51 SGB V eine Frist von zehn Wochen setzen, innerhalb der Sie einen Antrag auf Rehabilitationsmaßnahmen nach § 15 SGB VI beim zuständigen Rentenversicherungsträger stellen müssen, und zwar mit dem Ziel, hierdurch Ihre Leistungsfähigkeit im Erwerbsleben weiter zu verbessern oder wiederherzustellen. Andernfalls verlieren Sie den weiteren Anspruch auf Krankengeld, der sonst erst nach einer Arbeitsunfähigkeitsdauer von insgesamt 78 Wochen (»Aussteuerung« innerhalb von drei Jahren) verfallen würde.

Sind Sie lange krank, andauernd oder wiederholt arbeitsunfähig, häufig kurz krankgeschrieben oder durch Ihre Erkrankung stark leistungsgemindert und/oder Ihre Gesundheitsprognose sehr schlecht, kann der Arbeitgeber ggf. ohne vorherige Abmahnung auch eine Kündigung aussprechen. Eine solche Kündigung kann nach aktueller Rechtsprechung (selbst bei Schwerbehinderten) bei Interessenabwägung zugunsten des Arbeitgebers rechtskräftig sein, wenn die wirtschaftlichen Interessen des Arbeitgebers erheblich beeinträchtigt und gefährdet sind.

Gesetzliche Rentenversicherung (GRV)

Antragsvordrucke der Deutschen Rentenversicherungsträger für »Leistungen zur Teilhabe« oder »Teilhabe am Arbeitsleben« (Leistungen zur medizinischen oder beruflichen Rehabilitation), aber auch für Renten (z. B. Erwerbsminderungs-, Alters-, Witwen- und Waisenrenten) erhalten Sie bei allen gesetzlichen Rentenversicherungsträgern, Krankenkassen oder vielen regionalen Gemeinden.

Leistungen zur medizinischen Rehabilitation

Die gesetzlichen Rentenversicherungsträger der Deutschen Rentenversicherung (DRV) erbringen ihre Leistungen nach dem Grundsatz »Rehabilitation statt Frühberentung«. Maßnahmen der medizinischen Rehabilitation werden in Kapitel 27 dieses Buches beschrieben. Besteht während einer Rehabilitation kein Anspruch auf Fortzahlung des Arbeitsentgelts mehr oder ist dieser aufgrund der Vorerkrankung bereits geschmälert oder aufgebraucht, zahlt der Rentenversicherungsträger seinen Versicherten für die Dauer der Rehabilitationsleistung das sogenannte Übergangsgeld als (dem Krankengeld der GKV) vergleichbare Lohnersatzleistung.

Das Übergangsgeld beträgt für Versicherte ohne Kind 68 % des letzten Nettoarbeitsentgelts, mit einem Kind mit Kindergeldanspruch 75 %. Bei

Selbstständigen wird für die Berechnung 80 % des Einkommens im letzten Kalenderjahr zugrunde gelegt. Erhalten Sie während des Bezuges von Übergangsgeld zusätzliches Arbeitsentgelt oder erzielen Sie ein anderes Arbeitseinkommen (z. B. aus selbstständiger Tätigkeit), so können diese Einkünfte auf das Übergangsgeld angerechnet werden. Bei Arbeitslosigkeit wird das Übergangsgeld in Höhe der zuvor bezogenen Geldleistung gezahlt.

Auch Kinder können hierbei in ausgewählte Rehabilitationseinrichtungen mitgenommen werden. Andernfalls können für die Dauer einer (stationären) Rehabilitationsmaßnahme die Kosten für eine Haushaltshilfe übernommen werden. Voraussetzung hierfür ist, dass Ihre Kinder unter zwölf Jahre alt oder behindert sind oder dass es keine weitere Betreuungsperson gibt.

Leistungen zur Teilhabe am Arbeitsleben (Berufsfördernde Leistungen)

Wird Ihnen ärztlich bestätigt, dass Sie Ihren bisherigen Beruf (trotz medizinischer Rehabilitationsmaßnahmen) aus gesundheitlichen Gründen nicht mehr ausüben können, können Sie ggf. auch berufsfördernde Rehabilitationsleistungen von der Renten- oder Arbeitslosenversicherung erhalten. Diese sogenannten »Leistungen zur Teilhabe am Arbeitsleben« haben dann das Ziel, Sie wieder ins Arbeitsleben einzugliedern. Um berufsfördernde Rehabilitationsleistungen vom Rentenversicherungsträger zu erhalten, muss eine Mindestversicherungszeit von 15 Jahren bestehen oder aber eine Rente wegen verminderter Erwerbsfähigkeit bezogen werden. Weiterhin wird die Leistung meist dann durch die Rentenversicherung gezahlt, wenn sie während einer medizinischen Rehabilitation des Rentenversicherungsträgers notwendig erscheint, um Sie wieder ins Arbeitsleben einzugliedern, oder andernfalls eine Rente oder eine große Witwenrente wegen verminderter Erwerbsfähigkeit an Sie gezahlt werden müsste. Fehlen diese Voraussetzungen kann ggf. ein Anspruch auf berufsfördernde Leistungen gegen die Agentur für Arbeit bestehen.

Erwerbsminderungsrente

Von der DRV können ggf. auch Renten wegen teilweiser oder voller Erwerbsminderung gezahlt werden. Als teilweise erwerbsgemindert gilt, wer wegen Krankheit oder Behinderung nur weniger als sechs Stunden, aber noch mehr als drei Stunden täglich arbeiten kann. Voll erwerbsgemindert ist, wer weniger als drei Stunden täglich arbeiten kann. Die Rentenversicherung prüft dies anhand ärztlicher Befundberichte bzw. Unterlagen und fordert ggf. noch weitere medizinische Gutachten an.

Versicherungsrechtliche Voraussetzung für eine Rente wegen Erwerbsminderung ist eine Mindestversicherungszeit von fünf Jahren. Außerdem müssen Sie in den letzten fünf Jahren vor Eintritt der Erwerbsminderung mindestens drei Jahre Pflichtbeiträge gezahlt haben.

Versorgungsverwaltung

Teilhabe am Leben in der sozialen Gemeinschaft

Es ist auch möglich, einen Antrag auf Grad der Behinderung (GdB) nach SGB IX zu stellen, um zu prüfen, ob Ihnen ggf. eine Schwerbehinderung zuerkannt werden kann. Zuständig für solche möglichen Nachteilsausgleiche ist das regionale »Versorgungsamt«, je nach Bundesland ggf. auch »Amt für Versorgung und Soziales« o. ä. genannt.

Nach den »Versorgungsmedizinischen Grundsätzen« zur Versorgungsmedizin-Verordnung (Bundesministerium für Arbeit und Soziales, Mai 2020 – früher: Begutachtungsrichtlinie »Anhaltspunkte für die ärztliche Gutachtertätigkeit im sozialen Entschädigungsrecht und nach dem Schwerbehindertenrecht«) wird bei der versorgungsärztlichen Beurteilung der Endometriose die nachfolgende ▶ Tab. 28.1 zugrunde gelegt:

Tab. 28.1: Grad der Behinderung bei Patientinnen mit Endometriose

Patientinnen mit Endometriose	GdB
leichten Grades (geringe Ausdehnung, keine/nur geringe Beschwerden)	0–10
mittleren Grades	20–40
schweren Grades (= schwerbehindert) (z. B. Übergreifen auf Nachbarorgane, starke Beschwerden, erhebliche Beeinträchtigung des Allgemeinzustandes, Sterilität)	50–60

Wird bei Ihnen ein Grad der Behinderung von mindestens 50 festgestellt, gelten Sie als schwerbehindert und können nur noch im Einvernehmen mit den Integrationsämtern gekündigt werden. Sie haben einen Anspruch auf fünf zusätzliche Tage Urlaub und das Recht, sich auf Verlangen von Mehrarbeit (ggf. im Schichtbetrieb) freistellen zu lassen. Neben weiteren Vorteilen »zum Nachteilsausgleich« können Ihnen auf Antrag zusätzliche steuerfreie Pausch(al)beträge gewährt werden, die sich nach dem Grad der Behinderung richten. Beispielsweise werden 384 € bei einem GdB von 20 gewährt, 1.140 € bei einem GdB von 50, 2.840 € bei einem GdB von 100 und 7.400 € bei zusätzlichem Vorliegen der Merkzeichen Blind (»Bl«) oder Hilflos (»H«).

Pausch(al)beträge erhalten Sie, wenn Sie einen GdB von mindestens 50 haben. Auch wenn Sie nur einen GdB ab 20 erhalten haben, kann Ihnen schon ein Pausch(al)betrag gewährt werden, wenn Ihnen ein Recht auf Renten oder andere Bezüge zusteht oder Ihre Behinderung zu einer dauernden Einbuße der körperlichen Beweglichkeit geführt hat (Zusatz im Bescheid des Versorgungsamtes).

Sobald Sie einen Bescheid von Ihrem zuständigen Versorgungsamt erhalten haben, prüfen Sie diesen sofort auf Vollständigkeit und Richtigkeit, da auch hier nur innerhalb einer Frist von einem Monat Einspruch eingelegt werden kann. Nach Ablauf dieser Frist müssten Sie einen Neu- oder Verschlimmerungsantrag stellen.

Endometriosepatientinnen mit einem GdB von mindestens 30 können bei gegebenen Voraussetzungen auf Antrag beim Arbeitsamt mit Schwerbehinderten gleichgestellt werden. Wer einen solchen Antrag stellt, muss damit einverstanden sein, dass sein Arbeitgeber vom Arbeitsamt darüber unterrichtet wird. Durch die Gleichstellung können Sie berufsbezogene Vorteile der Schwerbehinderteneigenschaft erlangen (Ausnahme Zusatzurlaub, unentgeltliche Beförderung im öffentlichen Personennahverkehr, besondere Altersrente).

Wenn Sie einen Schwerbehindertenausweis besitzen, müssen Sie dies nicht immer bekannt geben, z. B. wenn Sie fürchten, dass Ihnen ggf. auch Nachteile entstehen könnten: Obwohl Sie durch Ihre Schwerbehinderung einen sog. »Schwerbehindertenarbeitsplatz« besetzen, für den Ihr Arbeitgeber sonst hohe monatliche Ausgleichszahlungen an das Integrationsamt leisten müsste, könnten (unkundige) Arbeitgeber von einer geplanten Einstellung Abstand nehmen oder ggf. Probleme bei Berufswechsel und beruflichem Fortkommen entstehen.

Adoption

Bleiben Ehen kinderlos, dürfen Ehepaare gemeinschaftlich ein Kind adoptieren. Hierzu muss einer der Partner mindestens 25 Jahre alt und der andere mindestens 21 Jahre alt sein. Die Adoption durch eine mindestens 25-jährige Alleinstehende ist rechtlich gesehen zwar möglich, jedoch in der Praxis eher selten, da Ehepaaren oft bessere Voraussetzungen zugebilligt werden.

Eine festgelegte obere Altersgrenze kennt das deutsche Adoptionsrecht nicht. In der Praxis wird meist aus der gesetzlichen Forderung nach einem natürlichen Eltern-Kind-Verhältnis geschlossen, dass Säuglinge und Kleinkinder nicht an Adoptiveltern über 35–40 Jahren vermittelt werden sollten. Älteren Bewerbern werden daher von den Vermittlungsstellen meist nur ältere Kinder im schulpflichtigen Alter oder Jugendliche zur Aufnahme vorschlagen. Wenn Sie an einer Adoption interessiert sind, sollten Sie rechtzeitig Kontakt mit dem zuständigen Jugendamt aufnehmen.

29 Kinderwunsch und Fruchtbarkeit bei Endometriose

Dr. med. Ewald Becherer und Priv.-Doz. Dr. med. Roxana M. Popovici

Endometriose kann die Ursache von Sterilität sein. Der negative Einfluss auf die Fruchtbarkeit kann aber nur ungenau quantifiziert werden. Grundsätzlich gilt, dass die Diagnose einer Endometriose nicht zwingend eine Unfruchtbarkeit nach sich zieht, umgekehrt aber bei vielen Sterilitätspatientinnen eine Endometriose, zum Teil auch unerkannt, vorliegt. So kann man die individuelle Fruchtbarkeit einer einzelnen Frau mit Endometriose meist nicht zuverlässig erfassen.

Wie fruchtbar sind wir Menschen eigentlich?

Von 100 Paaren werden normalerweise innerhalb von sechs Zyklen 80 Paare auf natürliche Weise schwanger und 90 Paare innerhalb von zwölf Zyklen. Fünf von den verbliebenen zehn Paaren haben die Aussicht, innerhalb der nächsten drei Jahre schwanger zu werden. Die nun verbliebenen fünf Paare, die nach insgesamt vier Jahren ohne Schwangerschaft geblieben sind, haben nur noch sporadische Aussichten, schwanger zu werden.

Statistisch gesehen nimmt die natürliche Schwangerschaftsrate pro Zyklus mit zunehmendem Alter deutlich ab. Während Frauen zwischen 19 und 24 Jahren eine Schwangerschaftschance von 30 % pro Zyklus aufweisen, sinkt die Wahrscheinlichkeit auf 18 % pro Zyklus für 25–33-Jährige und auf 13 % für Frauen zwischen 34 und 44 Jahren.

Eine weitere Einschränkung der Fruchtbarkeit sind Fehlgeburten. Das Fehlgeburtsrisiko beträgt bei Frauen in der Altersgruppe von 20–29 Jahren etwa 10 %. Es steigt im Alter von 30–34Jahren auf etwa 15 % an und beträgt im Alter von 35–39 Jahren etwa 25 %. Im Alter von über 40 Jahren erleiden sogar 30–50 % der Schwangeren eine Fehlgeburt.

Wie fruchtbar sind Frauen mit Endometriose?

Im Zusammenhang mit der Fruchtbarkeit wird üblicherweise die revidierte Klassifikation der American Fertility Society (heute: American Society for Reproductive Medicine) benutzt, die eine minimale Endometriose (Stadium I), eine milde (Stadium II), eine moderate (Stadium III) und eine schwere (Stadium IV) unterscheidet (rAFS-Score bzw. rASRM-Score).

Bis zu 5 % aller Frauen weisen eine Endometriose auf, bei Frauen, die einen unerfüllten Kinderwunsch haben, findet sich in bis zu 40 % aller Fälle eine Endometriose. Nicht immer ist die Endometriose ursächlich für den unerfüllten Kinderwunsch, und etwa die Hälfte bis etwas mehr als zwei Drittel der Frauen mit Endometriose werden ohne fassbare Einschränkung schwanger. Die monatliche Schwangerschaftsrate bei Frauen mit unbehandelter Endometriose in allen Stadien lag in einer Untersuchung aus dem Jahr 2004 bei 2–10 %, während sie bei gesunden Paaren mit 15–20 % angegeben wurde.

Bei Patientinnen mit minimaler oder milder Endometriose betrug in einer Untersuchung aus dem Jahr 1998 die monatliche Schwangerschaftsrate 18 %; im Vergleich hierzu betrug sie bei Frauen ohne Endometriose 24 %. In einer Veröffentlichung aus dem Jahr 2002 wurde bei milder und minimaler Endometriose die Wahrscheinlichkeit, innerhalb von sechs Monaten schwanger zu werden, mit 28 % angegeben. Patientinnen mit moderater und schwerer Endometriose hatten ohne Behandlung eine deutlich reduzierte Schwangerschaftsrate; sie lag bei 5–10 % innerhalb von zwölf Monaten. Bei Frauen mit moderater oder schwerer

Endometriose betrug die Lebendgeburtsrate ohne Behandlung nach 48 Monaten 15 %. Wenn beide Eileiter verschlossen sind oder fehlen, kann auf natürlichem Wege keine Schwangerschaft mehr zustande kommen.

Frauen mit Endometriose haben kein höheres Risiko, eine Fehlgeburt, eine Früh- oder eine Totgeburt zu erleiden. Auch haben sie kein höheres Risiko im Verlauf der Schwangerschaft an Schwangerschaftskomplikationen (z. B. Schwangerschaftsdiabetes, schwangerschaftsbedingte Blutdruckerhöhung oder verringertes kindliches Wachstum) zu erkranken. Und auch der Zustand des Kindes während der Schwangerschaft und Geburt wird durch die Endometriose nicht beeinflusst. Dennoch sollten Frauen mit tief infiltrierender Endometriose des Douglas, des Darms und großer Endometriome in der Schwangerschaft besonders gynäkologisch überwacht werden, da es hier zu äußerst seltenen, aber schwerwiegenden Komplikationen kommen kann.

Wie Endometriose die Fruchtbarkeit beeinträchtigt

Die Endometriose kann zu lokalen entzündlichen Veränderungen der Organe und Strukturen im kleinen Becken führen. Dadurch können Verwachsungen und Verklebungen entstehen, die die Durchgängigkeit oder Beweglichkeit der Eileiter einschränken oder sogar ganz aufheben können. Für die Befruchtung einer Eizelle ist am freien Ende des Eileiters ein ungestörter Ei-Aufnahme-Mechanismus notwendig, der durch Verwachsungen oder Verklebungen erheblich gestört sein kann. Dies kann dazu führen, dass die Spermien und die befruchtungsfähige Eizelle nicht zusammenfinden. Diese Veränderungen von Eileitern und Eierstöcken sind als Sterilitätsursachen zweifelsfrei anerkannt. Wenn sie jedoch fehlen, bleibt im individuellen Einzelfall einer Patientin mit unerfülltem Kinderwunsch und Endometriose unklar, inwieweit die nachfolgend genannten Faktoren wirklich als Sterilitätsursache herangezogen werden können. Sie kommen auch bei Frauen mit Endometriose vor, deren Fruchtbarkeit nicht gestört ist:

Endometriose bedingte Veränderungen in den Eierstöcken, wie z. B. Endometriosezysten oder immunologische Reaktionen im Eierstock, können die Hormonproduktion und die Eizellreifung stören. Dies tritt vor allem bei großen Endometriomen auf, oder wenn der Eierstock durch multiple Endometrioseherde durchsetzt ist. Kleine, solitäre Endometriosezysten am Eierstock sind meist kein alleiniger Grund für eine Sterilität, weisen aber durch Ihre Sichtbarkeit im vaginalen Ultraschall auf mögliche (im Ultraschall nicht sichtbare) weitere Herde hin, die zu Verwachsungen und oben beschriebenen mechanischen Störungen führen können.

Die Endometriose führt zu entzündlichen und immunologischen Veränderungen der Bauchhöhlenflüssigkeit und der sich darin befindlichen Zellen. Es kann ein für die Spermien ungünstiges Milieu entstehen, sodass diese vermehrt von Fresszellen des Immunsystems aufgenommen und zerstört werden. Gleichzeitig kann durch vermehrte Ausschüttung von entzündungsfördernden Substanzen der Transport der Spermien, Eizellen und Embryonen durch die Eileiter gestört sein.

Die Gebärmutterschleimhaut ist bei Endometriose-Patientinnen ebenfalls verändert. Studien an Gebärmutterschleimhaut von Frauen mit Endometriose haben veränderte Genexpressionsmuster im Vergleich zu Frauen ohne Endometriose festgestellt. Für die Praxis ist vor allem die nachgewiesene Progesteronresistenz des Endometriums relevant.

Durch Adenomyose, also Endometriose in der Muskelschicht der Gebärmutter, kann der gerichtete Spermientransport durch die Gebärmutter und die Eileiter gestört sein. Außerdem kann durch die Adenomyose und Veränderungen der Gebärmutterschleimhaut die Einnistung des Embryos gestört sein.

Eine Einschränkung der Fruchtbarkeit kann auch zustande kommen, wenn der Geschlechtsverkehr sehr schmerzhaft ist und infolgedessen weniger oder kaum mehr stattfindet.

Andere Ursachen für unerfüllten Kinderwunsch

Sowohl Frauen mit Endometriose als auch Frauen mit unerfülltem Kinderwunsch sind kein einheitliches Kollektiv. Umso wichtiger ist es auch andere Faktoren für den unerfüllten Kinderwunsch zu beachten und zwingend andere Ursachen abzuklären. Die Ursachen ungewollter Kinderlosigkeit verteilen sich zu jeweils einem Drittel, also etwa gleich häufig auf Mann und Frau. Bei etwa einem weiteren Drittel der Paare liegen die Ursachen bei beiden Partnern. Dies können bei der Frau neben anderen Funktionsstörungen in den Eileitern oder der Gebärmutter auch Funktionsstörungen im Hormonsystem (Eierstöcke, Schilddrüse oder Nebennierenrinde) sowie Unter- oder Übergewicht sein. Beim Mann können Störungen der Samenwege, eine Varikozele (Krampfaderbildung im Venengeflecht des Samenstrangs), eine Lageanomalie der Hoden (sie liegen dann z. B. im Bauchraum bzw. im Leistenkanal) in Betracht kommen, aber auch Hormon- oder Erektionsstörungen. Und schließlich können auch Allgemeinerkrankungen, genetische Faktoren, Einflüsse im psychisch-seelischen Bereich, Alkohol, Nikotin, Medikamente und Umweltfaktoren die Fruchtbarkeit bei beiden Geschlechtern einschränken.

Wege zur Diagnose

Die Bauchspiegelung ist die einzige Möglichkeit, eine Endometriose sicher zu diagnostizieren. Auch bei beschwerdefreien Frauen mit einer Einschränkung der Fruchtbarkeit ist eine Bauchspiegelung häufig sinnvoll, um die Ursache ihrer Fruchtbarkeitsstörung zu erkennen und eventuell zu behandeln. Bei dieser Bauchspiegelung sollten das Stadium der Endometriose festgelegt und alle sichtbaren Endometrioseherde beseitigt werden.

Aber bitte bedenken Sie: Ein identischer Endometriosebefund und die gleichen Beschwerden können sowohl bei einer Frau gefunden werden, die problemlos mehrfach schwanger wird, als auch bei einer Frau mit unerfülltem Kinderwunsch.

Somit ist es wichtig bei unerfülltem Kinderwunsch immer auch den Mann zu untersuchen. Leider kommt es immer wieder vor, dass Frauen mit einer Endometriose diagnostiziert wurden und über lange Zeit davon ausgehen, dass sie alleinig die Verursacher des unerfüllten Kinderwunsches sind. Dies verzögert mögliche Diagnosen beim Mann und somit auch effektive Therapieoptionen.

Ein Problem bei der Diagnosestellung ist die Adenomyose (Endometrioseherde in der Muskelschicht der Gebärmutter). Ihr Vorkommen und ihre Ausdehnung können weder bei der Ultraschalluntersuchung noch bei der Bauchspiegelung zuverlässig erfasst werden. Die unkoordinierten Kontraktionen der Gebärmutter, die mit der Adenomyose verbunden sind, beeinträchtigen den Transport der Spermien und der Eizelle in der Gebärmutter und im Eileiter. Untersuchungen geben Hinweise darauf, dass sie sogar häufiger für die Unfruchtbarkeit verantwortlich ist als die Endometriose im Bauchraum.

Mögliche Strategien der Behandlung

Die Behandlung von Frauen mit unerfülltem Kinderwunsch und Endometriose ist abhängig vom Schweregrad der Erkrankung, dem Alter der Patientin, der Dauer des unerfüllten Kinderwunsches und den Schmerzen. Weitere sehr wichtige Faktoren für die Entscheidung des Paares sind aber auch die Dringlichkeit und Wichtigkeit des Kinderwunsches, andere Sterilitätsursachen so wie die Bereitschaft, die möglichen körperlichen und geistig-seelischen Belastungen der Behandlungsmaßnahmen auf sich zu nehmen. Nicht zuletzt sind die finanziellen Möglichkeiten ein wichtiger Aspekt. Die Entscheidung kann also stets nur im Einzelfall getroffen werden. Als genereller Leitfaden, der jedoch im Einzelfall nicht unbedingt der richtige sein muss, kann folgende Empfehlung gegeben werden:

Nach einer erfolgreichen Bauchspiegelung, bei der alle sichtbaren Herde beseitigt wurden und gleichzeitiger Abklärung der männlichen Faktoren, können Patientinnen mit minimaler oder milder Endometriose, die jünger als 35 Jahre sind, während der nächsten sechs bis zwölf Zyklen versuchen, diese optimal zu nutzen, um schwanger zu werden. Gegebenenfalls sind eine kompetente Zyklusüberwachung und eine hormonelle Zyklusregulierung sinnvoll. Der »Verkehr nach Termin« kann jedoch zu erheblichen Belastungen der Sexualität führen.

Bei Frauen, die unabhängig vom Schweregrad ihrer Erkrankung älter als 35 Jahre sind, und bei jüngeren Frauen mit einer moderaten oder schweren Endometriose, sind frühzeitig die Techniken der assistierten Reproduktion, z. B. eine künstliche Befruchtung, zu erwägen. Wie frühzeitig, hängt vom Befund ab. Wenn die Eileiter verschlossen sind, ist jedes Warten vergeblich. Bei günstigen Verhältnissen kann man versuchen, die nächsten drei bis sechs Zyklen optimal zu nutzen.

Nach einer erfolgreich durchgeführten Operation kann eine medikamentöse Therapie mit Gestagenen, der Pille oder Gonadotropin-Releasing-Hormon-Analoga (GnRHa) die spontane Schwangerschaftsrate bei Sterilitätspatientinnen nicht verbessern, es geht nur Zeit verloren bis zu einem möglichen Schwangerschaftseintritt. Inwieweit es sinnvoll ist, die Durchgängigkeit eines verschlossenen Eileiters durch eine mikrochirurgische Operation wiederherzustellen, wird in Fachkreisen kontrovers diskutiert.

Wenn die chirurgischen Maßnahmen erfolglos bleiben oder nicht infrage kommen, eröffnen die assistierten reproduktionsmedizinischen Techniken (ART) neue Chancen auf ein Wunschkind. Darunter werden alle Techniken zusammengefasst, die über den natürlichen Geschlechtsverkehr hinausgehen:

- Intrauterine Insemination (IUI) – Samenübertragung:
  Das Sperma wird durch Masturbation gewonnen. Während der fruchtbaren Tage der Frau wird es mit einem dünnen Katheder in ihre Gebärmutter gebracht. Anschließend bewegen sich die Samenzellen durch den Eileiter und treffen an dessen Ende auf das zu befruchtende Ei. Bei Störungen des weiblichen Zyklus können die Eireifung hormonell stimuliert und der Eisprung hormonell ausgelöst werden. Da die Befruchtung der Eizelle auf natürliche Weise stattfindet, wird dieses

Verfahren nicht zur künstlichen Befruchtung gezählt. Die IUI ist eine hilfreiche Methode, wenn die Spermaqualität vermindert ist oder Faktoren am Gebärmutterhals die Fruchtbarkeit beeinflussen.

- In-vitro-Fertilisation (IVF) – Künstliche Befruchtung:
  Der deutsche Ausdruck »künstliche Befruchtung« ist eine Fehlinterpretation. Bei der IVF wird die Eizelle entnommen und außerhalb des Körpers natürlich von Spermien befruchtet. Dies kann sowohl im natürlichen Zyklus der Frau als auch im hormonell stimulierten Zyklus erfolgen. Im natürlichen Zyklus wird nur die eine Eizelle entnommen, die im entsprechenden Zyklus natürlich herangereift ist, im hormonell stimulierten Zyklus wird die Eizellreifung über zehn bis vierzehn Tage hormonell stimuliert.
  Wenn mehrere Eizellen ausreichend herangereift sind, werden sie in einer kurzen Narkose mittels einer Punktion durch die Scheide aus den Eierstöcken gewonnen. Die Eizellen werden mit den Samenzellen außerhalb des Körpers in einem Reagenzglas zusammengebracht, wo ohne weiteres Zutun die Befruchtung stattfindet. Die Spermien finden dabei den Weg zu den Eizellen selbst. Hierbei können mehrere Embryonen entstehen. Maximal drei Embryonen werden zwei Tage nach der Punktion mit einem dünnen Katheder in die Gebärmutter eingeführt (Embryonentransfer). Anschließend hofft man, dass sich mindestens einer dieser Embryonen korrekt weiterentwickelt und in einer Interaktion aus Wachstum des Embryos und Einnistungsbereitschaft der Gebärmutter zu einer Schwangerschaft führt.
- Intrazytoplasmatische Spermien-Injektion (ICSI):
  Dies ist eine Labortechnik der IVF, bei der ein Spermium unter dem Mikroskop mit einer ultrafeinen Pipette gezielt in die Eizelle injiziert wird. Die ICSI ist besonders bei eingeschränkter Beweglichkeit und verringerter Anzahl der Spermien eine gute Hilfe. Auch hier kann mit einer oder mit mehreren Eizellen gearbeitet werden.
- Kryokonservierung (oft als »Kryo« abgekürzt):
  Hierbei werden Eizellen im sogenannten Vorkernstadium eingefroren. Dies ist die früheste Phase eines Befruchtungsvorgangs, bei dem ein Spermium bereits in eine Eizelle eingedrungen, nicht aber mit ihrem Zellkern verschmolzen ist. Zu einem späteren Zeitpunkt können sie zu weiteren Behandlungszyklen der IVF wieder aufgetaut werden, sodass

keine erneute Eizellreifung und -punktion durchgeführt werden muss. Die Überlebensrate dieser Eizellen im Vorkernstadium liegt bei ca.70 %. Es können auch Spermien eingefroren werden.

Nach der Eizellentnahme, der künstlichen Befruchtung und der Kultivierung der Embryonen im Reagenzglas überleben bei Frauen mit Endometriose weniger Embryonen die Zeit bis zum Embryotransfer als bei Frauen ohne Endometriose. Außerdem führt die Endometriose zu geringeren Einnistungs- und Schwangerschaftsraten.

Aspekte der assistierten reproduktionsmedizinischen Techniken (ART)

Im sogenannten »Deutschen IVF-Register« (D.I.R.) werden die Behandlungsergebnisse der IVF-Behandlungen in den deutschen Kinderwunschzentren zusammengestellt und im Internet veröffentlicht. Für das Jahr 2014 lassen sich daraus Schwangerschaftsraten von 26 % pro Embryonentransfer und 22 % pro begonnener IVF-Behandlung ermitteln. Die Geburtenraten liegen bei 17 % pro Embryonentransfer und 15 % pro begonnenem Behandlungszyklus. Anders ausgedrückt: Statistisch gesehen ist die Geburt Ihres Kindes nach sechs Behandlungszyklen zu erwarten.

Diese Erfolgsraten müssen gegen einige Risiken und die Kosten abgewogen werden: Im Kapitel Sozialmedizin (▸ Kap. 28) werden die Möglichkeiten der Kostenübernahme durch die Gesetzliche Krankenversicherung beschrieben. Paare müssen mit einem Eigenanteil zwischen 1.000 und 2.500 Euro pro IVF-Versuch rechnen, im Schnitt sind es ca.1.600 Euro. Ca. 30 % der Schwangerschaften enden als Fehlgeburten und ca. 3 % als Eileiterschwangerschaften. Bei ca. 20 % der Geburten kommen Mehrlinge zur Welt, was unter natürlichen Bedingungen nur in ca. 1 % der Fall ist. Das Risiko für Fehlbildungen ist bei Kindern aus einer künstlichen Befruchtung im Vergleich zu natürlich gezeugten Kindern etwas erhöht.

Fehlbildungen kommen nach IVF bei jeder 12. Schwangerschaft vor, ansonsten bei jeder 15.

Bei rund einem Drittel der Frauen kommt es zu einem Überstimulationssyndrom. Es entsteht, wenn zu viele Eizellen heranreifen und sich in große Zysten umwandeln. Dabei kann es zu Schmerzen, Atemnot, Übelkeit, Blähungen, Wasseransammlungen im Bauchraum und in den Lungen, Leber- und Nierenfunktionsstörungen, Gerinnungsstörungen und Venenthrombosen kommen.

Bei IVF im natürlichen Zyklus der Frau kommt es weder zu Überstimulationssyndromen noch zu einer vermehrten Mehrlingsrate.

Sowohl die zeitlich, finanziell und emotional aufwendige reproduktionsmedizinische Behandlung als auch ein eventueller Verzicht auf weitere Behandlungen und ein dauerhaft unerfüllter Kinderwunsch stellen für sehr viele Paare eine starke psychische Belastung dar. Nach erfolgloser Behandlung verzichtet über die Hälfte der Paare aufgrund der hohen emotionalen Beanspruchung auf weitere Behandlungszyklen. Daher kann eine psychosoziale Kinderwunsch-Beratung sinnvoll sein; sie sollte jedem Paar angeboten werden.

Der Psychologe und Privatdozent Dr. Tewes Wischmann, der auf diesem Gebiet sehr engagiert ist, rät Frauen mit Endometriose und Kinderwunsch:

- Schätzen Sie die Erfolgschancen der Methoden der künstlichen Befruchtung realistisch ein.
- Ziehen Sie von Beginn an einen »Plan B« in Betracht.
- Bestehen Sie auf eine effektive Schmerztherapie.
- Weisen Sie es klar zurück, wenn man Ihnen pauschal eine psychische Erkrankung unterstellen will.
- Bereiten Sie sich auf emotionale Krisen vor und akzeptieren Sie diese.
- Lassen Sie sich nicht vom Kinderwunsch dominieren.
- Haben Sie keine Scheu vor einer psychosozialen Beratung.
- Sehen Sie eine erfüllte Sexualität nicht nur im Koitusvollzug.
- Erlernen Sie ein Entspannungsverfahren.
- Achten Sie unterschiedliches Erleben der Kinderlosigkeit bei Ihnen und Ihrem Partner.

Assistierte reproduktionsmedizinische Techniken (ART) bei Frauen mit Endometriose

Die Intrauterine Insemination (IUI) kann bei Frauen mit minimaler und milder Endometriose die Fruchtbarkeit verbessern. Sie setzt allerdings intakte Organe voraus und kann nur bei minimalen begleitenden Sterilitätsfaktoren eingesetzt werden, wie z. B. bei einem geringgradig eingeschränkten Spermiogramm. Insbesondere zusammen mit der hormonellen Stimulationsbehandlung der Eierstöcke, die ansonsten nicht unbedingt erforderlich ist, führt sie zu höheren Schwangerschaftsraten als ein rein natürliches Vorgehen. Es wird jedoch empfohlen, nur maximal drei Inseminationsversuche durchführen zu lassen. Anschließend – oder bei ungünstigeren Verhältnissen – sollte frühzeitig eine IVF durchgeführt werden.

Während der Vorteil der In-Vitro-Fertilisation (IVF) bei geringgradiger Endometriose nicht gesichert ist und damit über ihren möglichen Nutzen nur spekuliert werden kann, gilt sie bei starken anatomischen Veränderungen, z. B. bei Verklebungen der Eileiter oder ausgeprägten Verwachsungen, als die Therapie der Wahl. In einer großen Zusammenstellung verschiedener Untersuchungen wurde die Schwangerschaftsrate im Stadium I und II mit 21 % und im Stadium III und IV mit 14 % angegeben. Voroperierte Patientinnen haben durch IVF eine bessere Chance auf eine Schwangerschaft als durch eine erneute Operation. Inwieweit Eierstockzysten das IVF-Ergebnis beeinflussen, ist unklar. Derzeit ist man der Auffassung, dass sie vor einer IVF nicht operativ entfernt werden müssen.

Alternativen und Ganzheitlichkeit

Wie bei der Endometriose kommen auch bei der eingeschränkten Fruchtbarkeit und bei der Kombination von beidem neben den schulmedizinischen Verfahren auch Alternativen in Betracht. Voraussetzung ist, dass kein manifester Verschluss beider Eileiter ein natürliches Zusammenkommen von Spermien und Eizelle verhindert. Pauschale Empfehlungen sind allerdings nicht möglich.

In diesem Zusammenhang denken wir an die Lebenspflege und an Entspannungsverfahren wie beispielsweise Yoga und Qigong, mit denen Sie möglichst viel Vitalität, Entspannung und innere Harmonie in Ihr Leben bringen oder im Leben halten können. Bei den therapeutischen Verfahren denken wir vor allem an die Homöopathie und die Traditionelle Chinesische Medizin, da sie auf einem ganzheitlichen Ansatz beruhen. Darüber hinaus können je nach Behandlungsanliegen die Osteopathie, die Phytotherapie, die Physiotherapie mit speziellen Massagetechniken und die Reflexzonentherapie am Fuß eine wertvolle Hilfe sein.

Kommen für Sie auch ganzheitliche Überlegungen in Betracht? In der ganzheitlichen Medizin bilden die körperliche, die geistige und die seelische Ebene eine untrennbare Einheit. Auf allen drei Ebenen können Faktoren bestehen, die zum einen ganz allgemein Ihre Vitalität und Lebenskraft schwächen oder stärken, zum anderen vielleicht aber auch spezifisch mit dem Thema Kinderwunsch zu tun haben. In wissenschaftlich fundierten psychologischen Untersuchungen konnten keine Unterschiede zwischen Menschen mit unerfülltem Kinderwunsch und anderen Menschen ermittelt werden. Pauschalisierende Mutmaßungen sind also sicher fehl am Platz.

Dennoch kann es sich unseren Erachtens lohnen, ganz individuell danach zu schauen, ob es im eigenen Leben und in den verschiedenen Ebenen des Seins Besonderheiten gibt, wo der innere Frieden und die Freiheit etwas zu kurz kommen, wo sich hartnäckig bedrückende Emotionen halten oder wo sich Unfrieden mit bestimmten Menschen nicht auflösen mag. Falls wunde Stellen vorhanden sind, könnten Ihnen die in diesem Ratgeber beschriebenen Möglichkeiten der Kommunikation mit sich selbst eine wertvolle Hilfe sein. Das würde sich lohnen unabhängig davon, ob diese inneren Wunden und Narben mit dem Kinderwunsch zu tun haben oder nicht. Frei zu sein von einschränkenden Gedanken und Emotionen und in innerem und äußerem Frieden leben zu können, ist bei keinem von uns immer gegeben und für jeden von uns erstrebenswert. Da gibt es in der Tat keine Unterschiede.

Literatur

Gnoth C, Noll A (2009) Kinderwunsch: Natürliche Wege zum Wunschkind. München: Gräfe & Unzer Verlag.

Keck C (2008) Neue Wege bei unerfülltem Kinderwunsch: Wie Sie die moderne Medizin optimal für sich nutzen / Chancen erhöhen durch gezielte Behandlungsplanung. Stuttgart: TRIAS-Verlag.

Schweizer-Arau A (2013) Hoffnung bei unerfülltem Kinderwunsch: Die Fruchtbarkeit ganzheitlich fördern mit chinesischer Medizin. Wiggensbach. Stadelmann Verlag.

Schweizer-Arau A (2015) Der sanfte Weg zum Wunschkind: IVF (fast) ohne Hormone. München: Kösel-Verlag.

Teut M, Maul B, Rampp T, Sulistyo F (2008) Das Kinderwunsch-Buch. IVF, Naturheilkunde, Homöopathie und TCM bei unerfülltem Kinderwunsch. Essen: KVC Verlag.

Wischmann T, Stammer H (2010) Der Traum vom eigenen Kind: Psychologische Hilfen bei unerfülltem Kinderwunsch. Stuttgart: Kohlhammer.

Internet

www.familienplanung.de/kinderwunsch (Online-Informationen und Broschüren aus dem Medienpaket der Bundeszentrale für gesundheitliche Aufklärung, BZgA)

www.kinderwunschberatung.uni-hd.de (Heidelberger Kinderwunsch-Sprechstunde)

www.wunschkinder.net (empfehlenswertes, von Ärzten betreutes Internetforum)

www.klein-putz.net (empfehlenswertes, von Ärzten betreutes Internetforum)

www.bkid.de (Beratungsnetzwerk Kinderwunsch Deutschland; hier gibt es u. a. eine Liste mit psychosozialen Beraterinnen und Beratern)

www.deutsches-ivf-register.de (Zusammenstellung der Daten deutscher Kinderwunschzentren zu Assistierten reproduktionsmedizinischen Techniken)

30 Ergänzende Möglichkeiten zum Wunschkind

Birgit Zart

Frauen, die über einen längeren Zeitraum einen Kinderwunsch hegen, warten auf ein kleines Wunder des Lebens. Je sehnlicher sie ein solches Wunder erwarten, desto eher neigen sie unvernünftigerweise dazu, Monat für Monat alle ihre Joker und Trümpfe auszuspielen, um ja nur schwanger zu werden, wohl wissend, dass sie dabei Gefahr laufen, sich zu verausgaben. Außer dem Wünschen, Warten, Hoffen und Bangen ist es klug, sich für diese Zeit eine Strategie zurechtzulegen. So können Sie sich zunächst einmal selbst genau betrachten und prüfen, ob es noch Ressourcen gibt, die Sie aktivieren können, um sich Ihrem Wunschkind »entgegenzuentwickeln«, ihm entgegenzugehen.

Stärken Sie Ihre Ressourcen

Wenn Sie an einer Endometriose erkrankt sind, dann ist die Art und Weise des Umgangs mit dieser Erkrankung immer eine von mehreren dieser möglichen Ressourcen. Es ist *sehr* wichtig, den unerfüllten Kinderwunsch zunächst gedanklich von der Endometriose zu trennen. Endometriose und Kinderwunsch geraten gern »in einen Topf« und dann fällt es zunehmend schwerer, beides zu trennen und als unabhängige Probleme zu sehen. Die meisten an Endometriose erkrankten Frauen, denen ich begegne, äußern sich etwa so: »Meine Chancen, ein Kind zu empfangen, stehen schlecht, denn ich habe Endometriose.« Viele sagen nach einer Operation: »Nun muss ich mich beeilen, denn je frischer die Operation ist, desto größer sind meine Chancen, ein Kind zu empfangen.«

Ist eine Frau an Endometriose erkrankt, dann rückt diese Erkrankung mit all ihren Beschwerden und Behandlungsetappen in den Vordergrund. Das ist nur allzu verständlich. Doch wenn der Wunsch, schwanger zu werden, sich nicht bald erfüllt, dann müssen Sie schauen, in welchen Bereichen Sie diesen Wunsch unterstützen können. Die folgenden Beispiele sollen Denkanstöße geben.

Werfen Sie einen Blick auf Ihr Leben

Welche Vorfälle kann es im Leben einer Frau oder eines Paares gegeben haben, die die Vorstellung, ein Baby zu haben, schwächen? Gab es vielleicht ungewollte Schwangerschaften, Abtreibungen, Fehlgeburten oder stille Geburten? Besteht Angst vor einer Schwangerschaft, z. B. weil in der Verwandtschaft eine Frau bei der Geburt gestorben ist? In unserer Praxis erleben wir, dass auch viele Generationen nach einem Tod im Wochenbett die männlichen Nachkommen häufig Schwierigkeiten haben, zu zeugen. Vielleicht möchte die Frau auch einen tief in ihr bohrenden Mutterkonflikt klären, bevor sie selbst Mutter wird, um sicherzustellen, dass dieser Konflikt das Verhältnis zu ihrem zukünftigen Kind nicht stören kann. Vielleicht hat auch die Partnerschaft unter dem unerfüllten Kinderwunsch stark gelitten, dann kann man zunächst die Partnerschaft wieder in den Mittelpunkt des Lebens stellen. In Ihre Kinderwunschstrategie gehören jedoch auch Alltagsthemen, wie beispielsweise Antistress-Strategien, Ernährungstipps oder ganz einfach nur die Absicht, auch einmal etwas für sich selbst zu tun.

Vom Umgang mit Endometriose

Wichtig ist es, zu erkennen, dass die Endometriose nicht zwischen Mutter und Kind steht, sondern Sie auf ihrem Weg zum Kind begleitet. Das Leben mit einer Endometriose ist ein dynamischer Prozess, ist eine Entwicklung. In erster Instanz steht die gynäkologische Abklärung, um eine Diagnose zu bekommen. Es gibt immer noch eine überraschend große Zahl von Frauen, die den Verdacht auf eine Endometriose in sich tragen, eine klinische Diagnose aber nicht haben. Auch nach der Diagnose steht die medizinische Betreuung im Zentrum der Therapie. In zweiter Instanz stehen die betroffenen Frauen mit ihrer Selbstverantwortung. Sie machen sich auf den Weg, alternative Verfahren zu suchen, um ihre Symptome, insbesondere den Schmerz, zu lindern oder zu heilen. Hier heißt es, neue Dinge für sich auszuprobieren. Eine gute Schmerzbekämpfung ist mehr als nur die Einnahme eines möglichst wirkungsvollen Schmerzmittels. Es gibt eine große Auswahl schmerzstillender Therapien, von der Wärmflasche über warme Ölanwendungen und die Homöopathie bis hin zu starken arzneilichen Schmerzstillern. Jede betroffene Frau kann sich ihren ganz eigenen »Blumenstrauß an Möglichkeiten« zusammenstellen, wird allmählich zur Expertin im Management ihrer Beschwerden und kann immer sicherer in den Schmerz eingreifen.

Körper und Seele müssen sich erholen

Auf dem weiteren Weg wird manche Frau versuchen wollen, die Endometriose in eine Dynamik zu bringen, auf einen Weg der Besserung. Vielen Frauen haben die zahlreichen Untersuchungen, Behandlungen und vielleicht auch Operationen ein hohes Maß an Kraft abgefordert, sodass wir in unserer Praxis bei der Begleitung einer Endometriose-Patientin zunächst mit einer Phase der Rekonvaleszenz beginnen. Körper und Seele dürfen sich erst einmal erholen. Das ist oft gar nicht so einfach, denn die betroffenen Frauen haben einiges durchgemacht, das erst einmal verarbeitet sein will. Gespräche mögen hier schon gut tun, doch arbeiten wir auch gerne mit Entspannungstechniken. Mit der Verarbeitung der Gefühlswelt kommt wieder Ruhe in die Patientinnen. Der Bauch entspricht nicht länger einem »Feind«, sondern ist emotional wieder integriert und kann wieder als Teil des Selbst angenommen werden. Dies ist ein guter Zeitpunkt, um den Bauch zu stärken: Für uns ist hier die Fruchtbarkeitsmassage das Mittel der Wahl. Diese Massageform arbeitet direkt im Bauchraum. Sie ist eine sehr, sehr sanfte Anwendung, die die Selbstheilungskräfte des Körpers wieder verstärkt ins Spiel bringt.

Fruchtbarkeitsmassagen steigern das Wohlbefinden

Die Aufmerksamkeit auf den Bauch bei dieser Massage wird als eine positive und entspannte Erfahrung erlebt und regelrecht genossen. Es entsteht eine bessere Durchblutung des Bauches, die ein angenehmes und heilsames Wärmegefühl erzeugt. In den Tagen nach der Massage kommt es zu einer Reaktion des Bauches, die meist mit einem Gefühl des Muskelkaters verglichen wird. Tatsächlich kräftigt die Massage den Bauch und er wird schon nach einigen Massagen von den Frauen als geschmeidiger empfunden, gleichzeitig weicht das Gefühl von innerer Erschlaffung einem Gefühl innerer Fitness.

Gowri Motha, Londoner Gynäkologin und Begründerin dieser Massageform, gelang es mit einer Folge von etwa sechs Massagen, Lageanomalien der Gebärmutter ihrer Kinderwunschpatientinnen zu repositionieren, was sie per Ultraschall kontrollierte. In unserer Praxis beschreiben die meisten Frauen nach einer solchen Massage ihren Bauch als »lebendiger«. Menstruation und Eisprung weichen in der Massagezeit vorrübergehend von dem alten Rhythmus ab und werden dann nach und nach kräftiger. D. h., aus einer schwachen und sich länger hinziehenden Blutung kann eine kurze, stärkere werden. Oder der Eisprung lässt sich zeitlich präziser bestimmen. Die Beschwerden der Endometriose verschlimmern sich dadurch nicht. Der Körper findet in eine Regelmäßigkeit, Schmierblutungen verschwinden, ein eventuell vorhandener Mittelschmerz lindert sich oder verschwindet schließlich ganz und die Frauen berichten von einer positiven Entwicklung der Partnerschaft und Sexualität.

Je größer und umfangreicher die Beschwerden einer Endometriose sind, desto sanfter, kürzer und seltener wird anfangs massiert. Die Frauen richten sich hier ganz nach ihrem Gefühl. Es ist uns ein großes Anliegen, die Patientinnen, ihre Lebenspartner oder eine gute Freundin in die Massagetechnik einzuweisen, sodass sie selbstständig und nach Bedarf angewendet werden kann.

Stärken Sie die Gebärmutter

Weshalb tritt manch eine Endometriose nach einer Schwangerschaft in den Hintergrund? Und weshalb kann durch eine lange Kinderwunschzeit eine Endometriose entstehen? Im Augenblick sind wir alle noch auf der Suche nach einer Antwort. Eine Annäherung an diese offenen Fragen kann vielleicht durch die Betrachtung der emotionalen Ursachen der Endometriose gelingen. In unserer Praxis werden Entspannungstechniken gelehrt. So bitten wir beispielsweise unsere Patientinnen oft, die Hände auf den Bauch zu legen und sich ihre Gebärmutter als Organ vorzustellen. Wir warten ab, bis dieses innere Bild entstanden ist, und fordern dann auf, zu erspüren, welche Gefühle, Erinnerungen oder Bilder hochkommen. Hier fällt auf, dass die Themen der Gebärmutter stets um die Mutter der Betroffenen kreisen und um die eigene Mutterschaft. Negative Erinnerungen und Gefühle, die aufkommen, könnte man mit der Überschrift »Schwächung des weiblichen Selbstvertrauens« versehen.

Lösen Sie innere Konflikte

Doch nicht nur im inneren Erlebnis fällt dies auf, auch in der homöopathischen Anamnese, die immer auch die Krankheitsgeschichte der Eltern und Großeltern mit erfasst, häufen sich »Schwächungen der Gebärmutter«. Sie haben sich nicht unbedingt immer in einer Endometriose gezeigt, sondern auch in Form von Myomen, starkem Prämenstruellen Syndrom (PMS) oder gar Gebärmutterentfernungen. Dies war Grund genug für uns, immer und immer wieder die Gebärmutter zu stärken, und zwar auf emotionaler Ebene. Dies geschieht durch die Auflösung von Mutterkonflikten der Patientinnen und auch durch die Bearbeitung von Konflikten zwischen ihren Müttern und Großmüttern. Auf diesem Weg können Mittel der Naturheilkunde, der Homöopathie und der Phytotherapie eine zusätzliche Hilfe sein. Insgesamt können unsere Patientinnen im Laufe dieses Prozesses eine Besserung der subjektiven Beschwerden erreichen. Und dies mit einem Therapieansatz, der sich vielleicht sagen lassen muss, dass er wissenschaftlich noch nicht fundiert ist, der aber die Lebensqualität unserer Patientinnen definitiv verbessert.

Literatur

Zart B (2006) Gelassen durch die Kinderwunschzeit: Loslassen lernen und empfangen. München: Ariston Verlag.

Zart B (2008) Kinder-Wunsch-Reisen: Meditationen (Audio CD). München: Ariston Verlag.

Zart B (2010) Fruchtbarkeitsmassage: Der sanfte Weg zur Empfängnis. München: Südwest Verlag.

Internet

www.die-fruchtbarkeitsmassage.de
www.frauenworte.de (Frauenworte e. V.)
www.kinderwunschhilfe.de

31 Den eigenen Weg finden

Dr. med. Ewald Becherer

Endometriose ist ein komplexes Geschehen. Die Definition der Erkrankung Endometriose beschreibt einen Befund, nämlich das Vorkommen von gebärmutterschleimhautähnlichem Gewebe außerhalb der Gebärmutterhöhle. Auch die Stadieneinteilungen beziehen sich ausschließlich auf einen Befund, der bei einer Operation erhoben wird. Diese Definition charakterisiert die Erkrankung der betroffenen Frau jedoch nicht ausreichend, denn der Schweregrad der Erkrankung korreliert nicht mit dem Schweregrad des Befundes. Befund, Beschwerden und Erkrankung zeigen verschiedene Variationsmöglichkeiten.

Variationsmöglichkeiten von Endometriose

Endometrioseherde können manchmal gefunden werden bei Frauen, die noch nie diesbezügliche Beschwerden hatten. Dann sind diese Herde ein harmloser Nebenbefund, der keine Erkrankung darstellt, und die betroffenen Frauen sind nicht behandlungsbedürftig.

Aber bei sehr vielen Frauen ist dieser Befund verbunden mit sehr starken Beschwerden, bei manchen sogar mit Organschädigungen. Meist sind es die starken Schmerzen, die aus dem Befund eine schwere Erkrankung machen und bewirken, wie schwer eine Patientin erkrankt ist. Es kommt sowohl vor, dass eine geringe Befundausprägung bei Frauen mit sehr starken Beschwerden gefunden wird, als auch, dass eine starke Befundausprägung nur geringe Beschwerden macht. Bei ein und derselben Patientin können die Beschwerden im zeitlichen Verlauf unterschiedlich stark sein. Es gibt Phasen, in denen die Beschwerden besser erträglich sind und Zeiten, in denen sehr starke Schmerzepisoden vorherrschen.

Die Schmerzwahrnehmung wird nicht nur durch die Endometrioseherde selbst beeinflusst, sondern auch von verschiedenen anderen Faktoren, wie beispielsweise die aktuellen Lebensumstände, die Gedanken und Gefühle. Somit beeinflussen diese Faktoren über die Schmerzstärke auch die Schwere der Erkrankung, obwohl sie vom Befund unabhängig sind. Wer auch diese anderen Faktoren in den Blick nimmt und nicht nur den Befund mit seiner Stadieneinteilung, erhält zusätzliche Behandlungsmöglichkeiten.

Außerdem gibt es Frauen mit ähnlichen Unterbauchschmerzen ganz ohne einen solchen Befund. Diese Patientinnen haben andere Erkrankungen, bekommen andere Diagnosen und andere Therapien.

Endometrioseherde schützen nicht vor anderen Erkrankungen. So können außer den oben beschriebenen gesunden Frauen auch Frauen mit einer anderen Erkrankung harmlose Endometrioseherde in sich tragen, die eigentlich ein bedeutungsloser Nebenbefund ohne Krankheitswert sind und die betreffende Frau dadurch nicht erkrankt ist. Verschiedene Schmerzerkrankungen oder auch über einen längeren Zeitraum bestehende Schmerzempfindungen können eine ausgeprägte Verspannung der Beckenmuskulatur hervorrufen, die mit zyklischen Schwankungen auftreten und auch Schmerzen beim Verkehr verursachen kann. Wenn man bei einer solchen Patientin bei einer Bauchspiegelung die Endometrioseherde entdeckt, kann der Operateur zu einer diagnostischen Fehleinschätzung kommen, wenn er die Gesamtsituation der Patientin nicht kennt oder nicht ausreichend beachtet. Mitunter ist die Diagnose Endometriose eine Fehldiagnose, die eine falsche Therapie und einen problematischen Krankheitsverlauf zur Folge hat.

Daher ist es ratsam, nicht nur auf den Befund und seine Stadieneinteilung zu schauen, sondern den ganzen Menschen im Blick zu haben, die Beschwerden, die schmerzbeeinflussenden Begleitfaktoren, die Lebensumstände und die Möglichkeit anderer Erkrankungen bzw. deren Ko-Existenz. Dadurch wird nicht nur die Diagnostik fundierter, sondern es weitet sich auch das Spektrum der Behandlungsmöglichkeiten. Der *Befund* hat einen Namen – aber beim *Schmerz* ist es nicht so eindeutig.

Sie können selbst wählen, welche Aspekte der Erkrankung Sie in Betracht ziehen und welche Behandlungsoptionen für Sie nicht infrage kommen. Ihre Betrachtungsweise ist die Grundlage für Ihre individuelle Behandlungsstrategie.

Behandlungsmöglichkeiten bei Endometriose

Endometriose ist oft eine chronisch-rezidivierende Erkrankung, sodass eine therapeutische Langzeitstrategie erforderlich ist, die auf einem möglichst breiten Behandlungsfundament beruht. Zum gynäkologischen Therapiespektrum gehören die Operation, die medikamentöse Therapie mit Hormonen und die medikamentöse Schmerztherapie. Das sind gute und oft unumgängliche Therapien, die bei sehr vielen Patientinnen eine enorme Besserung oder Beschwerdefreiheit bewirken. Je nach dem was man im komplexen Erkrankungsgeschehen der Endometriose in Betracht zieht, kommen weitere Behandlungsmöglichkeiten hinzu, die wir Ihnen in diesem Ratgeber vorstellen. Die wissenschaftliche Medizin mit ihren verschiedenen Fachdisziplinen kennt bei Endometriose mehr Behandlungsmöglichkeiten als nur das gynäkologische Therapiespektrum. Die Endometriose ist zwar eine gynäkologische Erkrankung, beschränkt man sich aber auf das gynäkologische Therapiespektrum, lässt man andere evidenzbasierte Behandlungsoptionen und damit Möglichkeiten zur Verbesserung der Lebensqualität ungenutzt.

Operationen sind eine wertvolle Therapieoption bei Endometriose, die nicht selten das Leiden einer Patientin beenden können – manchmal aber nur für eine gewisse Zeit, denn ohne Anschlusstherapie können die Beschwerden wiederkommen. Häufige Operationen sollen unbedingt vermieden werden. Einige Experten versuchen mittlerweile so lange und so oft es möglich ist, ohne Operation auszukommen, nicht selten wird sogar auf eine Operation zur Diagnosesicherung verzichtet.

Die etablierten hormonellen Therapien sind recht verlässlich, wirken aber über eine Unterdrückung körpereigener Vorgänge, in dem sie die körpereigene Produktion der Geschlechtshormone Östrogen und Progesteron verringern und das Ausbleiben der Periodenblutungen anstreben. Dadurch sollen die Herde ausgetrocknet und die Patientin beschwerdefrei werden oder bleiben. Wenn dies nicht gelingt, kann man manchmal die Medikation umstellen und erreicht dadurch eine Verbesserung. Wenn trotzdem immer noch Beschwerden bestehen, sollte eine erneute und umfassende Diagnostik erfolgen, am besten in einer speziellen Endometriose-Sprechstunde, wobei auch die Frage gestellt werden sollte, ob die Therapie wirklich zur eigentlichen Erkrankung und den Begleitfaktoren der individuellen Patientin passt oder nur zum Befund.

Manche Patientinnen wollen keine hormonelle Therapie. Endometriose ist jedoch eine Erkrankung, die einer wirkungsvollen Therapie bedarf. Wenn man sich gegen eine Hormontherapie entscheidet, ist im alternativen Therapiespektrum ein großes Engagement erforderlich.

Die Schmerztherapie umfasst mehr als nur die bedarfsweise Einnahme eines Schmerzmittels. Bei immer wieder auftretenden Schmerzen wird eine dauerhafte Selbstmedikation *nicht* empfohlen, sondern sich in einer Praxis für spezielle Schmerztherapie vorzustellen. Dort können Ärzte nicht nur eine auf die Schmerzintensität und Schmerzart speziell angepasste Medikation verordnen, sondern auch in einem sogenannten »multimodalen Therapiekonzept« unterschiedliche Behandlungsansätze miteinander kombinieren, um einen optimalen Behandlungserfolg zu erzielen.

In der wissenschaftlich fundierten Schmerztherapie körperlich entstandener Schmerzen ist die psychologische Schmerztherapie ein wichtiger Behandlungsteil, weil dadurch die Schmerzverarbeitung positiv beeinflusst werden kann, sodass die Schmerzen weniger stark empfunden werden.

Wenn Schmerzen beim Geschlechtsverkehr bestehen, kann die Sexualtherapie dazu beitragen, die Schmerzen zu überwinden. Dies geschieht im Rahmen einer Körpertherapie (nicht durch Psychotherapie).

Auch die Psychotherapie kann bei der Therapie der Endometriose einen hilfreichen Beitrag leisten. Sie hilft bei der Krankheitsverarbeitung und der Bewältigung der Krankheitsfolgen, wie z. B. bei psychischen Belastungen durch die Erkrankung und die Therapie, bei Problemen mit der Fruchtbarkeit, in der Partnerschaft oder im weiteren sozialen Umfeld, einschließlich der Berufstätigkeit. Die Psychotherapie kann man verstehen als eine Kommunikation mit sich selbst, mit seinem Inneren und mit teilweise zunächst verborgenen Einflüssen, Empfindungen und Informationen. Sie ist nicht die Therapie der Psyche, sondern die Behandlung des ganzen Menschen (also auch des Körpers) über die Verbundenheit mit sich selbst.

Dem Ziel über die Verbundenheit mit sich selbst weitere diagnostische und therapeutische Möglichkeiten zu entdecken, dienen auch andere Therapierverfahren, wie beispielsweise die Systemische Autoregulationstherapie, Hypnotherapie, Kinesiologie, Energetische Psychologie oder Visualisierungstechniken der Methode Wildwuchs. Sie sind in der üblichen schulmedizinischen Therapie der Endometriose nicht etabliert, weil es wenig wissenschaftliche Untersuchungen dazu gibt. Sie sind oft wirkungsvoller als eine reine Gesprächspsychotherapie.

Mithilfe der Systemischen Autoregulationstherapie (SART, jetzt Sinosomatics genannt) konnten zwei bedeutsame Beobachtungen wissenschaftlich nachgewiesen werden: Zum einen gibt es bei vielen Patientinnen mit Endometriose traumatische bzw. belastende Lebensereignisse oder Beziehungen in der Vorgeschichte, die dem Bewusstsein manchmal nur mit Hilfe zugänglich, im Körpergedächtnis aber unbewusst präsent sind. Anscheinend begünstigen diese Lebensereignisse das Auftreten der Endometriose und vielleicht auch das Fortbestehen bzw. das Rezidiv der Erkrankung. Zum anderen konnte durch Sinosomatics gezeigt werden, dass durch eine Körpertherapie (bei Sinosomatics sind es Methoden der Traditionell Chinesischen Medizin) diese Verknüpfungen gelöst werden können und die Patientinnen beschwerdefrei werden. Daraus lässt sich ableiten, dass solche Lebensereignisse oder Beziehungen eine Relevanz für die Endometriose haben können. Möglicherweise ist dadurch eine ursächliche Therapie möglich.

Ob auch andere Methoden einer tiefergehenden psychosomatischen Diagnostik und einer Körpertherapie eine ähnliche Wirkung erreichen, ist wissenschaftlich nicht belegt. Sich darauf einzulassen, ist aber ein Versuch wert, und positive Erfahrungen mit diesen Verfahren ermuntern dazu. Möglicherweise kann eine auch Traumatherapie helfen, diese Verknüpfungen zu lösen, z. B. EMDR (Eye Movement Desensitization and Reprocessing, übersetzt: Desensibilisierung und Verarbeitung durch Augenbewegung) oder Somatic Experiencing (übersetzt: Körperliches Erleben, ein körperorientierter Ansatz zur Stress- und Traumalösung). Weitere Informationen zu diesem Aspekt finden Sie im Beitrag zur ganzheitlichen Medizin (▶ Kap. 20).

In der Schulmedizin werden Untersuchungs- und Behandlungsmethoden empfohlen, wenn sie durch aufwendige und aussagekräftige Studien geprüft worden sind. Zu den alternativen und ergänzenden Behandlungsmöglichkeiten bei Endometriose gibt es einige wissenschaftliche Studien, dennoch werden sie in der etablierten Gynäkologie deutlich weniger angewendet. Außerdem hängen einige nicht-medikamentöse Therapieverfahren stark vom Können der Therapeuten ab, was Empfehlungen erschwert. Neben der wissenschaftlichen Schulmedizin gibt es das Prinzip der »Erfahrungsheilkunde«, das besagt, dass immer wieder – mitunter schon seit sehr langer Zeit – mit bestimmten Verordnungen oder Methoden gute Erfahrungen gemacht worden sind, auch wenn dazu keine guten Studien vorliegen.

Ein Beispiel dafür, wie die wissenschaftliche Medizin Beobachtungen aus der Erfahrungsheilkunde übernehmen kann, sind die Ernährungstherapie und die Anwendung von Nahrungsergänzungsmitteln. Über eine entzündungshemmende Ernährung und Nahrungsergänzung kann das entzündliche Geschehen in der Umgebung der Endometrioseherde eingedämmt und die Prostaglandin-bedingten Muskelkontraktionen der Gebärmutter abgeschwächt werden, was zur Schmerzlinderung beiträgt. In der Erfahrungsheilkunde wird dieser Ansatz schon seit längerem verfolgt. In letzter Zeit werden nun zunehmend wissenschaftliche Forschungsergebnisse publiziert, die auf wirksame Einsatzmöglichkeiten der antientzündlichen Therapieansätzen bei Endometriose hinweisen. Die Untersuchungen sind bisher größtenteils mit Zellkulturen im Reagenzglas oder in Tierversuchen gemacht worden. Konkrete Empfehlungen zu Medikamenten und Dosierungen, die auf verlässlichen wissenschaftlichen Untersuchungen mit Patientinnen beruhen, gibt es noch nicht.

Möglicherweise können Omega-3-Fettsäuren, Curcumin, Grüntee-Extrakt EGCG, Resveratrol, Weihrauch-Extrakt, Brennnessel-Extrakt, Knoblauch-Extrakt, Pinienrinden-Extrakt Pycnogenol, Ingwer-Extrakt und Quercetin hilfreich sein. Weitere Informationen hierzu finden Sie in Kapitel 14 »Umwelt und Nahrungsergänzungen«.

Auch zahlreiche pflanzliche Wirkstoffe wirken nachweislich entzündungshemmend und krampflösend, wie Kamille, Fenchel, Ingwer, Zimt oder Lavendel.

Das Kapitel 13 »Ernährung und Endometriose« beschreibt weitere, wissenschaftlich belegte Ansatzmöglichkeiten der Ernährung, wie z. B. die Wirkung über das Mikrobiom oder einer glutenfreien Ernährung.

Die Lebenspflege, d. h. eine gesundheitsfördernde Lebensgestaltung, ist von je her eine wichtige Säule der Naturheilverfahren und damit der Erfahrungsheilkunde. Als »Mind-Body-Medizin« wird sie in den letzten Jahren wissenschaftlich erforscht. Sie ermöglicht es, die Vitalität und Lebenskraft ressourcenorientiert zu stärken und vielleicht sogar das Befinden so weit zu verbessern, dass die Beschwerden abnehmen. Indem man sich mit sich selbst (Körper, Geist und Seele) befasst, kann man prüfen, welche Einflüsse das persönliche Wohlbefinden und die Lebenskraft stärken und welche sie schwächen. In der tiefen Verbundenheit mit seinem Inneren kann man erfahren, was einem fehlt oder wovon man zu viel hat und was es braucht, um in Mind und Body gesund zu sein.

Zur Mind-Body-Medizin kann man auch die Mindfulness based stress-reduction (MBSR, übersetzt: Achtsamkeitsbasierte Stressreduktion), die meditativen Bewegungsverfahren (Qigong, Taichi und Yoga), die Entspannungsverfahren und die Mediation zählen. Verschiedene Studien haben die Wirksamkeit dieser Verfahren zur Schmerzreduktion gezeigt. So zeigte sich beispielsweise, dass 20-minütige Yoga-Einheiten während der zweiten Zyklushälfte mit Fokus auf die Körperhaltungen Kobra, Katze und Fisch die Schmerzdauer und -schwere bei Dysmenorrhoe reduzieren kann.

Verstärkte Muskelkontraktionen der Gebärmutter sind vermutlich an der Entstehung der Endometriose beteiligt und verursachen Menstruationsschmerzen. Eine Beruhigung der Gebärmutter kann erreicht werden mit Neuraltherapie, Osteopathie und Reflexzonentherapie am Fuß. Neben verschiedenen pflanzlichen Arzneien wirken folgende Medikamente krampflösend: Kalzium (500–1.000 mg täglich), Magnesium (täglich 300–600 mg als organisches Salz mit Citrat, Orotat oder Aspartat, ab zehn Tage vor der Menstruation), »Heiße 7« (Schüssler Salz Nr. 7 Magnesium phosphoricum in D6; zehn Tabletten in einem Glas mit warmem Wasser, 3 x täglich ein Glas trinken), Bryophyllum 50 % von Weleda (3 x 2 Messerspitzen täglich), Vitamin B1 (in der zweiten Zyklushälfte täglich 100

Milligramm) und die komplexhomöopathische Arznei DHU Magnesium posphoricum Pentarkan (Dosierung siehe Packungsbeilage).

Für die Behandlung durch Methoden der Traditionellen Chinesischen Medizin braucht man einen erfahrenen Therapeuten. Was man jedoch selbst anwenden kann, ist die Akupressur. Bei der Akupressur wird durch einen Finger oder Daumen Druck auf die gleichen Stimulationspunkte ausgeübt, die in der Akupunktur verwendet werden und die man sich zeigen lassen kann. Die Wirksamkeit von Akupunktur und Akupressur zur Therapie der Dysmenorrhoe wurde in Studien bewiesen.

Auch zur Homöopathie gibt es wissenschaftliche Untersuchungen. In einer von der Carstens-Stiftung geförderten Studie aus 2003 konnte die Wirksamkeit der klassischen Homöopathie bei Endometriose gezeigt werden, bei der nach der Ähnlichkeitsregel eine individuell passende Arznei verabreicht wird. Hierzu braucht man einen erfahrenen Homöopathen.

Eine brasilianische Studie aus 2017 zeigte eine Abnahme endometriosebedingter Beschwerden durch homöopathisch potenziertes Östrogen, das ohne homöopathische Anamnese versucht werden kann. Hierbei wurde potenziertes Östradiol in der Potenzreihe C12, C18 und C24 nacheinander für jeweils acht Wochen (täglich 2 x 3 Globuli oder Tropfen) gegeben. Da diese Potenzen bei uns kaum gebräuchlich sind, kann man ggf. auf die eher erhältlichen Potenzen C12, C15 und C30 ausweichen.

Die Klassische Homöopathie oder die Traditionelle Chinesische Medizin wollen im Unterschied zur etablierten Hormontherapie die körpereigenen Vorgänge nicht unterdrücken, sondern ausgleichend regulieren. Die krankmachenden und heilsamen Vorgänge sind aber insbesondere im Hinblick auf die Einheit von Körper-Seele-Geist manchmal schwer zu erfassen und zu verändern, weswegen diese Therapien weniger verlässlich sind als die unterdrückenden Verfahren und sehr abhängen von der Offenheit der Patientin, dem Können des Therapeuten und der Intensität des gemeinsamen Arbeitens. Das Ziel geht über eine bloße Symptomkontrolle hinaus in Richtung Heilung.

Die Auswahl Ihres individuellen Behandlungsansatzes hängt somit nicht nur davon ab, wie viel wissenschaftliche Evidenz für eine Methode oder fachliche Expertise eines Therapeuten für Sie persönlich vorliegen sollte, sondern auch davon, was Sie behandeln wollen: anatomisch fassbare

Endometrioseherde, den Schmerz oder evtl. die Manifestation eines Leidens im ganzheitlichen System von Körper, Seele und Geist.

Wer sich einen individuellen Behandlungsplan zusammenstellen will, benötigt Zeit. Manchmal müssen verschiedene Behandlungsoptionen ausprobiert werden, bis man die für sich passenden findet. Um sich diese Zeit nehmen zu können, kann man zunächst mit einer vorgeschlagenen hormonellen Therapie beginnen. Wer dann eine alternative oder ergänzende Therapie in Betracht zieht, sollte parallel mehrere Behandlungskomponenten berücksichtigen. Eine angepasste Ernährung und die Lebenspflege (Mind-Body-Medizin) sind die Grundlagen. Hinzu kommen antientzündliche Medikamente bzw. Nahrungsergänzungen sowie Anwendungen oder Medikamente, die die Gebärmuskulatur beruhigen. Und ganz besonders wichtig sind Behandlungen, die die wechselseitigen Beeinflussungen von Körper, Seele und Geist sowie ihre Verknüpfungen in den Fokus nehmen.

Gesund werden ist möglich

So wie die Erkrankung Endometriose selbst, zeigt auch der Verlauf verschiedene Variationsmöglichkeiten. Bei etwa einem Viertel aller Patientinnen mit diesem Befund nimmt die Erkrankung einen chronisch-rezidivierenden Verlauf, während sie bei vielen Frauen nur eine vorübergehende Erscheinung ist. Das Befinden (und vielleicht auch der Befund) ist veränderbar! Das kann spontan, situativ, zeitweise, langfristig, unabsichtlich und absichtlich geschehen.

Das Phänomen, dass die Erkrankung irgendwann in einen inaktiven Zustand übergehen kann oder sogar ausgeheilt erscheint, ist schulmedizinisch nicht erklärbar. So ist ungeklärt, ob dies ein zufälliges Spontangeschehen ist oder ob es möglicherweise auf einer bewussten oder unbewussten (Selbst-)Behandlung beruht. Gesund zu werden, scheint also möglich zu sein. In Ihrem Entschluss, in allen Bereichen Ihres Lebens Gesundheit zu schaffen und heil zu werden, liegt eine starke Kraft.

Das Vertrauen in die eigenen Möglichkeiten und der Glaube an die Heilung versetzen Berge und bringen Sie in Bewegung. Sich selbst heilen, ist wie Fahrradfahren lernen: Nicht stehen bleiben, ab und zu mal wieder aufstehen und lenken und vor allem im Gleichgewicht sein. Es gibt aber einen wichtigen Unterschied: Sie brauchen sich nicht ums Bremsen zu kümmern.

Register

A

B

C

D

E

F

G

H

I

K

L

M

N

O

P

Q

R

S